国医养生堂

活到天年的智慧

傅静题

第 2 版

U0245483

主　编　罗兴洪

副主编　李　慧　李闻涓　赵　霞　侯宁宁

编　委　朱　汇　任晋生　刘　伟　李　慧　李闻涓

　　　　张俊超　陈　颖　罗兴洪　罗子洲　周百灵

　　　　赵　霞　侯宁宁　钱海波　郭廷文　葛　楠

人民卫生出版社

图书在版编目（CIP）数据

活到天年的智慧 / 罗兴洪主编 . —2 版 . —北京：人民卫生出版社，2015

（国医养生堂）

ISBN 978-7-117-20969-4

Ⅰ.①活… Ⅱ.①罗… Ⅲ.①养生（中医）Ⅳ.①R212

中国版本图书馆 CIP 数据核字（2015）第 134808 号

人卫智网	www.ipmph.com	医学教育、学术、考试、健康，
		购书智慧智能综合服务平台
人卫官网	www.pmph.com	人卫官方资讯发布平台

版权所有，侵权必究！

国医养生堂
活到天年的智慧
第 2 版

主　　编：罗兴洪

出版发行：人民卫生出版社（中继线 010-59780011）

地　　址：北京市朝阳区潘家园南里 19 号

邮　　编：100021

E - mail：pmph @ pmph.com

购书热线：010-59787592　010-59787584　010-65264830

印　　刷：北京汇林印务有限公司

经　　销：新华书店

开　　本：710×1000　1/16　印张：22

字　　数：327 千字

版　　次：2012 年 7 月第 1 版　2015 年 8 月第 2 版
　　　　　2020 年 12 月第 2 版第 3 次印刷（总第 5 次印刷）

标准书号：ISBN 978-7-117-20969-4

定　　价：48.00 元

打击盗版举报电话：010-59787491　E-mail：WQ @ pmph.com

质量问题联系电话：010-59787234　E-mail：zhiliang @ pmph.com

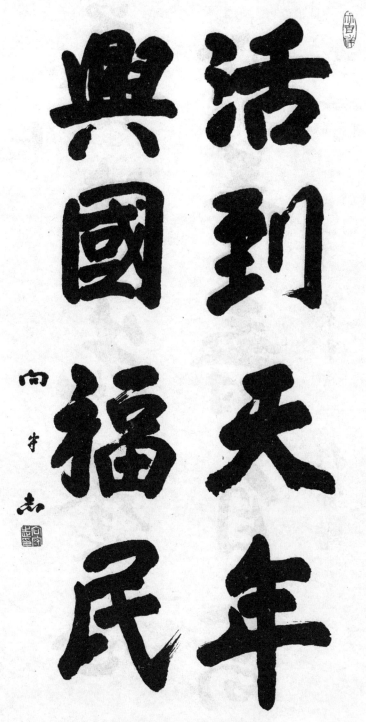

活到天年 兴国福民

99岁老将军向守志上将为本书题词

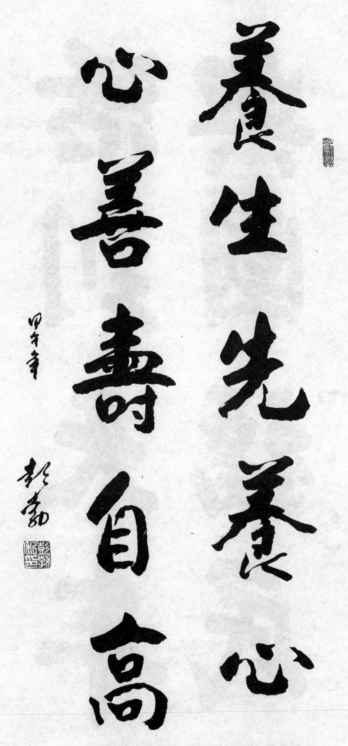

養生先養心 心善壽自高

甲午年

彭勃

95岁老将军彭勃中将为本书题词

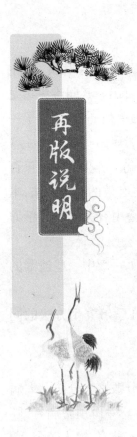

再版说明

随着社会的进步、经济的发展、人民安居乐业，人的寿命越来越长，人们也更加关注健康养生，健康已逐渐成为一种产业，越来越多的人从事着健康产业。学习、了解正确的养生理论和养生方法对于养生尤为重要。

养生是一个系统的工程，影响人类健康的八大因素：遗传因素，环境因素，体重因素，血压因素，烟酒因素，饮食因素，运动因素，心理因素。第一、二条是基础因素；第三、四、五条是条件因素；第六、七、八条是关键因素。合理膳食是长寿之窍；适量运动是长寿之药；心理平衡是长寿之道。

《活到天年的智慧》是一本继承中医传统养生理论，紧跟养生时代脉搏的实用养生专著，于2011年出版发行后，就受到广大读者朋友的高度认可，成为许多读者床头、案头必备书。有很多热心读者来电或来函咨询养生问题，交流养生心得，畅谈读后感想，表达对本书出版的感谢，有的还提出了一些修改意见和建议。每每收到这样的电话或邮件时，我均耐心解答、反复推敲、详细记录，为本书的再版做准备。

此次再版，从如下几点对原书进行了修订：

1. 增加了"因天秩序，顺时养生"一章。养生应该顺应自然的规律，养成良好的生活习惯，才能有利于健康，二十四节气气候不同，一天十二时辰活动各异，故要"因天秩序，顺时养生"，即要顺应四季、二十四节气、十二时辰的养生之法。

2. 增加了养生误区一章。当今社会,由于大家关心养生,因此,养生专家如雨后春笋般突现,养生方法是层出不穷、花样百出。其间难免鱼龙混杂,出现许多养生误区,给健康养生带来隐患,本书单列一章,详述了一些养生误区,以警醒世人。

3. 收集了养生谚语和历代典籍中的养生名言警句。养生谚语是千百年来人民群众养生经验的高度总结,是实践证明行之有效的养生方法,本次收集整理了所有养生谚语,并收集整理了历代典籍中有关养生的精辟论述,分类列于各章之后,便于学习、领会和应用。

4. 修正了一版中一些表述不精准的地方,补充了一版中一些遗漏的内容,使得本书日臻完善、更具有权威性。

5. 收集了更多养生的图片,图文并茂,让读者在学习养生方法的同时,有种美的享受,也有助于对养生理论的理解。

6. 对版式进行了修改,更利于阅读和珍藏。

有病要早治,无病要保养。三分治病七分养,九分锻炼十分防。大病要养,小病可抗。大水没来先垒坝,疾病没来先预防。一份预防病方,胜过百份药汤。千保健,万保健,心态平衡是关键。闲人愁多,馋人苦多,懒人病多,恶人罪多;忙人闲多,智人善多,仁人寿多,圣人德多。养生的关键是养心,要有正确的养生方法,并能持之以恒。

本书再版发行后,希望能有助于人们的健康长寿,让更多的人,活得健康、活得长久,福如东海长流水,寿比南山不老松!但由于作者的知识和水平有限,也许其间仍不泛遗漏和错误之处,还望读者海涵,并给予指出,以便以后再版时更正,以造福更为广大的人民群众,促进人类健康事业的发展。

三乐堂堂主兴洪
2014 年初冬于上海虹桥机场

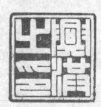

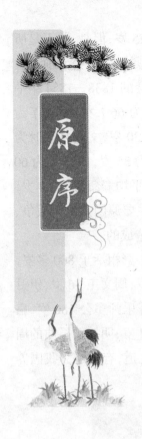

原序

自然赋予人的寿命期限称为寿限，又称"天年"。《内经》讲"上古之人，其知道者，法于阴阳，和于术数，饮食有节，起居有常，不妄作劳，故能形与神俱，而尽终其天年，度百岁乃去"。

养生之"养"是指护养、保养、调养；"生"指生命、生存、生长；中医养生是研究人类生命规律、衰老机制以及养生原则和养生方法，以自我调摄为主要手段，以推迟衰老，延年益寿为目的的多种保健方法的综合。简言之，"养生"就是"保养生命，养护生命"。

随着经济的发展、社会的进步和经济日益繁荣，人民安居乐业，温饱问题解决后，人们对健康的渴望与日俱增，越来越关心如何生活得更好、生存得更久，每人都"真的还想再活500年"，而越来越重视学习养生之道，以图尽享天年。

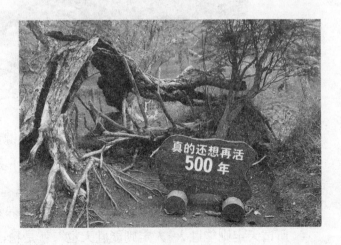

　　现代研究表明人的寿命（即天年）大致在 120~175 岁,但是,并不是所有的人都能活到天年。青铜器时期时人的平均寿命是 18 岁,公元前 5 世纪是 20 岁,封建社会中世纪是 33 岁,到资本主义社会的 1838—1854 年平均寿命为 40.5 岁,1900—1905 年为 49.2 岁,1945 年为 66.7 岁,1974 年为72 岁;而在欧洲不同时代的平均寿命,古罗马为 29~30 岁,文艺复兴时为35 岁,18 世纪为 36 岁,19 世纪为 40~45 岁,1920 年为 55 岁,1935 年为 60岁,1952 年为 68.5 岁。在北京,1979 年统计城区男性平均寿命为 71.84 岁,女性平均寿命为 74.2 岁。过去的人平均寿命较短,主要原因是由于战争、饥饿、瘟疫、灾荒、疾病等,但也有因不懂养生之道而造成的。

　　在我中国古代享年 80 岁以上的名人有很多,其中彭祖活了 800 多岁,伏羲氏享寿 194 岁,炎帝享寿 155 岁,据说黄帝 240 岁,周文王 96 岁,伊尹享年百岁,姜太公 80 岁遇周文王才开始创业,西汉音乐师窦公 180 岁,扁鹊 104 岁,孙思邈 102 岁,清医学家李清据说享寿 257 岁,明初擅昆曲的周寿谊享寿 160 岁……这些长寿之人,大都懂得养生之道,有的还为我国养生理论的形成作出了卓越贡献。

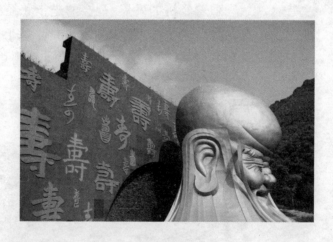

　　中医养生理论认为,影响寿命的因素很多,关键是"养能合道",主要包括先天禀赋、精神情志、后天调摄、气候与地理环境。张景岳在讲先天禀赋时说:"夫人生器质既禀于有生之初,则具一定之数,似不可以人力强者,第禀得其全而养能合道,必将更寿;禀失其命而养复违和,能无更夭。"

　　"所谓天定则能胜人,人定则能胜天也",就是精神情志在养生方面的体现。精神的摄养方面要"恬淡虚无,漠然无所动于中,志闲而少欲,心安而不惧","外不劳形于事,内无思想之患",才能"真气从之,精神内守","得神则昌,失神则亡"。因此古人讲养生之道:"上策养心、中策养气,下策养身","仁者寿、德者福、善者健","疗身不若疗心"。"养心莫善于寡欲","养肝在乎戒忿","养肾之法,在于寡情欲,节房事"。要"常存安静心,常存正觉心,常存欢喜心,常存善良心,常存和悦心,常存安乐心"。享受"学习之乐、工作之乐、助人之乐、生活之乐、静坐之乐、赏花之乐、玩月之乐,观画之乐,听泉之乐,吟唱之乐"等天地之乐事,才能长寿。

适应外界自然环境的变化,避免外邪的侵袭,养生时要"顺四时而适寒暑"、"春夏养阳,秋冬养阴"、"虚邪贼风,避之有时";同时要注意饮食起居的调节、起居有常,春夏"夜卧早起",秋季"早卧早起",冬季"早卧晚起";"饮食有节"不可"以酒为浆,以妄为常"。此外,生命在于运动,要注意锻炼身体,劳逸适度,避免"久行伤筋,久视伤血,久立伤骨,久卧伤气,久坐伤肉"。饮食要注意"食宜早些,食宜缓些,食宜少些,食宜淡些,食宜暖些,食宜软些"等六宜。

总之,养生保健基本原则是:节饮食、慎风寒、惜精神、戒嗔怒。从"协调脏腑、保阳益阴;畅通经络、调和气血;清静养神、节欲保精;调息养气、持之以恒"出发,通过"顺四时而适寒暑、和喜怒而安居处、节饮食而慎起居、坚五脏而通经络、避虚邪而安正气"等方法来养生。

因此,养生是一个综合调养的系统工程,需要着眼于人与自然的关系,综合考虑脏腑、经络、精神、情志、气血、饮食、起居、房事等多种因素,将养生贯注于日常生活的各个细节,贯穿于从怀胎到天年终其一生的整个过程,通过持之以恒、坚持不懈的努力,全方面的调养,才能达到保养生命、健康精神、增进智慧、延长寿命的目的。

养生还需注意:①养宜适度,养不可太过,也不可不及,按照生命活动的规律,做到合其常度,恰到好处。②养勿过偏,主张动静结合、劳逸结合、补泻结合、形神共养,从机体全身着眼进行调养,不可失之过偏。③审因施养,养宜有针对性,要根据实际情况,具体问题具体分析,因人、因时、因地不同而分别施养,不可一概而论。

概言之,养生:重在适合,贵在坚持。

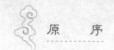

　　然而现在一些人看到世人对养生的需求，无论学医还是不学医的，都在写养生方面的专著，或在电视节目上大谈养生之道，现在微信上养生的经验、秘方更是满天飞。其间不乏有真才实学，独到见解者，但更多的是滥竽充数、哗众取宠、语不惊人誓不休之人。如有人宣称一根葱就能治疑杂症，吃一把绿豆就能长寿，用背在墙上撞就能治心脑血管疾病，想到丹田有个轮子在转就能治百病，将公鸡的血注入人体就能治疗癌症，有病不需求医，只需要按按这里、拍拍那里就能治病……如此等等，不一而足。因其所讲方法简便、无需花钱而盲从者众。有不明事理者从之，长寿自难求，甚或丢掉性命，岂不悲哉。

　　为了还养生本来面目，我们特组织了来自南京中医药大学、江苏省中医院、成都中医药大学、海南医学院、先声药业、太极集团有限公司等一批专家学者，以我国数千年的传统养生理论为基础，结合多年的教学、临床、养生实践而编著此书，以释"活到天年的智慧"，希望能对世人的养生有所帮助。然而因受知识面和写作水平所限，其中难免有失偏颇之处，还望读者海涵和行家斧正。同时也对古今从事养生理论研究和实践之士表示诚挚谢意。

三乐堂堂主兴洪

2010 年中秋于湘楚

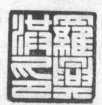

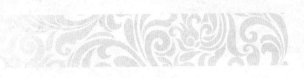

目录

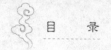

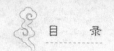

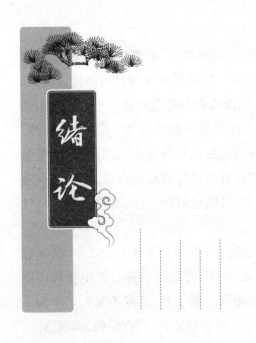

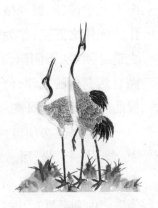

养生总要

一曰啬神,二曰爱气,

三曰养形,四曰导引,

五曰言语,六曰饮食,

七曰房室,八曰反俗,

九曰医药,十曰禁忌。

此养生精要指出了养生的十个要点,即保养精神;不耗损元气;运动形体,注意锻炼;经常呼吸吐纳,屈伸俯仰,活动关节;注意语言;饮食有节;房事有度;不沾染庸俗之气;合理进行药物调理;注意各种禁忌等。其中前四项为古代气功道教的内容,后六项为日常生活的内容,细致全面,值得研究。唯阴平阳秘,精神乃治;形与神俱,尽终天年。

现代研究表明,影响长寿的因素中,15%是由基因决定的,即15%是由先天决定的,8%是由自然环境决定的,7%是由社会因素决定,其他因素约占5%,另外65%是由生活习惯决定。生活习惯包括了锻炼、起居、饮食、房事等。

除了先天影响的15%是由禀承父母来之外,其他的85%实际上都是养生保健可以注意或调理的,因此,养生保健对一个人的健康是比较

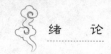

重要的。

中医养生理论是以"天人相应"、"形神合一"的整体观出发，去认识人体生命活动及其与自然、社会的关系。特别强调人与自然环境，人与社会环境的协调，讲究体内气化升降，以及心理与生理的协调一致。并用阴阳形气学说、脏腑经络理论来阐述人体生老病死的规律。把"精、气、神"作为人体之三宝，作为养生保健的核心，进而形成养生的原则，提出养生之道必须"法于阴阳，和于术数"、"起居有常"，即顺应自然，保护生机遵循自然变化的规律，使生命过程的节奏，随着时间、空间的移易和四时气候的改变而进行调整。

养生保健必须整体协调，和谐适度，寓养生于日常生活之中，贯穿在衣、食、住、行、坐、卧、饮之间，事事、处处、时时都有讲究。养生要和谐适度，使体内阴阳平衡，守其中正，保其中和。情绪要"不卑不亢"，"不偏不倚"，"中和适度"，"养生以不伤为本"，要节制饮食、节欲保精、睡眠适度、形劳而不倦。

人类健康长寿并非一朝一夕、一功一法的摄养就能实现，而是要针对人体的各个方面，采取多种调养方法，持之以恒地进行审因施养，才能达到目的。因此，养生一方面强调从自然环境到衣食住行，从生活爱好到精神卫生，从药饵强身到运动保健等，进行较为全面的、综合的防病保健。另一方面又要因人、因时、因地制宜，全面保健。例如，因年龄而异，注意分阶段养生；顺乎自然变化，四时养生；重视环境与健康长寿的关系，注意环境养生等。又如传统健身术的运用原则，提倡根据各自的需要，可分别选用动功、静功或动静结合之功，又可配合导引、按摩等法。这样，不但可补偏救弊、导气归经，有益寿延年之效，又有开发潜能和智慧之功，从而收到最佳保健养生效果。

养生保健伴随每个人的一生，人生自妊娠于母体之始，直至耄耋老年，每个年龄阶段都需要养生。人在未病之时，患病之际，病愈之后，都需要养生。对不同体质、不同性别、不同地区的人也都有不同的养生方法。因此，养生的适应范围是非常广泛的，它应引起人们的高度重视，提高养生保健的自觉性，把养生保健活动看作人生活动的一个重要组成部分。

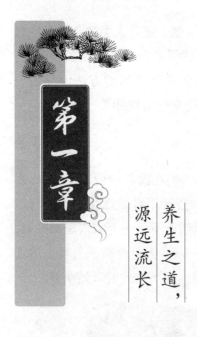

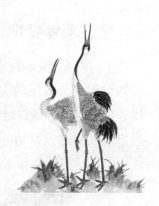

第一章

养生之道，
源远流长

养生，又称摄生、道生，最早见于《庄子·内篇》。所谓养，即保养、调养、培养、补养、护养之意；所谓生，就是生命、生存、生长之意。

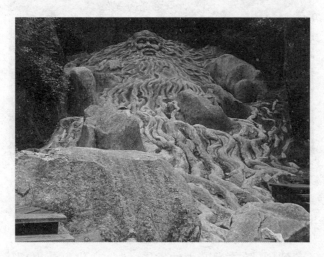

长寿彭祖图

养生就是根据生命发展的规律，通过养精神、调饮食、练形体、慎房事、适寒暑等各种方法来保养身体，减少疾病，增进健康的一种综合性的强身益寿活动。

3

养生之道，自古以来为民众保健防病所重视。随着人类社会的进步和科学文化的发展，摄生养性的内容已逐步形成了丰富多彩的中国养生学。中国古代的养生之道以其博大精深的理论和丰富多彩的方法而闻名于世，它的形成和发展与数千年光辉灿烂的传统文化密切相关，影响深远。

一、上古时期，开始萌芽

上古时期，劳动促进人类社会的进步。人们在漫长的劳动实践中，逐步认识到人与自然的关系及生命规律，并学会运用自然规律去支配自然界，"……弦木为弧，剡木为矢，弧矢之利，以威天下……上古穴居而野处，后世圣人易之以宫室，上栋下宇、以待风雨……"从而改善了人类生活环境，增长了智慧，强壮了身体，延长了寿命，养生思想在此时开始萌芽。

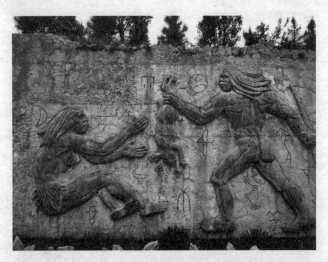

上古狩猎图

二、先秦时期，已有雏形

从夏，经商到周，随着生产力的发展，科学文化事业也相应发展，出现了"诸子蜂起，百家争鸣"。在先秦的学术争鸣中，人们关于世界本源、生命学说及人生现象等方面，有了较为客观的认识，在养生保健方面，提出了主动改善个人、环境卫生，合理调配饮食等措施，并有相应制度，以加强防病保健。

（一）周易通天通地，更显养生理论

《周易》以阴、阳来阐述宇宙间事物的变化规律，即所谓："一阴一阳之谓道"。

《周易》上通天文，下通地理，中通万物之情，穷天人之际，探讨宇宙、人生必变、所变、不变的机理，进而阐明人生知变、应变、适变的大法则。阴阳学说，天人相应学说等即源于易经。顺应自然、调和阴阳，未病先防等的养生原则，亦源于易经。《易·系辞下》所说："君子安而不忘危，存而不忘亡；治而不忘乱，是以身安而国家可保也"，"惧以终始，其要无咎，此之循易之道也"。这种居安思危，未变先防的思想，正是中医养生理论的渊源。

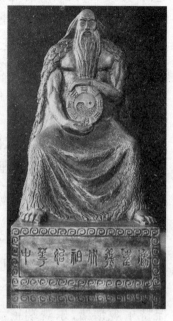

演周易

（二）道家养生，千古流传

以老、庄为代表的道家所主张的"道"，是指天地万物的本质及其自然循环的规律，道即是其基本法则。《道德经》中说："人法地，地法天，天法道，道法自然"，就是关于"道"的具体阐述。所以，人的生命活动符合自然规律，即"是谓深根、固抵，长生久视之诺，才能够使人长寿"。这是道家养生思想的根本观点。

道家思想中，"清静无为"、"返璞归真"、"顺应自然"、"贵柔"及"动形达郁"的主张，对中医养生保健有很大影响和促进。道家主张清静无为，贵在养心，要心神宁静，不轻举妄动。《道德经》讲"少私寡欲"，因为"祸莫大于不知

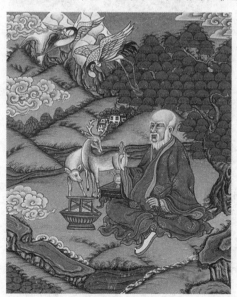

长寿仙翁

足,咎莫大于欲得","水静犹明,而况精神"。事物强大了,就会衰老。大风来临时,坚硬的树容易折断,而柔弱的小草往往能得以生存。所以,老子主张无欲、无知、无为,恢复到人生最初的单纯状态,即所谓"返璞归真"。道家认为"形神互依",故养生需要"形神兼养",倡导去物欲致虚静以养神,但也要重视养形作用。在《庄子·刻意》说:"吐故纳新,熊经鸟申,为寿而已。此道引之士、养形之人,彭祖寿考者所好也"。

(三) 管子养生,倡精气神

管子提出了其养生的理论:

1. 提出"道"即"精气"的观点,认为"精"是生命的物质基础,故主张存精以养生,指出"精也者,气之精者也","精存自生,其外安荣,内脏以为泉源"。

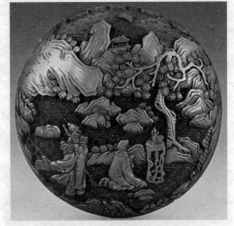

2. 重视精神调养,"凡人之生也,必以平正"。即以"平正"养生,保持乐观情绪,乐观端正,节五欲去二凶,去好过等。

3. 主张虚静、恬愉以养心神。认为只有"去欲则宣,宣则静矣;静则精,精则独立矣;独则明,明则神矣"。

4. 认为"静胜躁","静则得之,躁则失之"。

长寿图

5. 提倡"老则长虑",若"老不长虑,困乃竭"。即老人如不经常动脑思考问题,就会很快变得呆顿,成老年痴呆,并导致迅速衰老。

(四) 儒家养生,重形神食

儒家在养生学方面形成了一套完整的思想和观点:

1. 精神调摄,寡欲养心

养心与养形是养生的重要内容,然而精神与形体之间,具有统帅支配作用的是精神。养生首先要强调精神调摄,而最好的方法是减少物质欲望,即所谓"养心莫善于寡欲"。

孔子还提出了君子三戒,即"少之时,血气未定,戒之在色;及其壮也,血气方刚,戒之在斗,及其老也,血气既衰,戒之在得"。

2. 劳逸适度,护养身体

合理安排生活,注意起居有时、劳逸适度、饮食有节等,是护养身体的基本原则。反之,如果不注意这些原则,"寝处不适,饮食不节,逸劳过度者,疾共杀之"。

3. 饮食卫生,关系养生

孔子对于饮食卫生十分重视,为了保证身体健康,他提出了饮食保健的原则:"食不厌精,脍不厌细"。

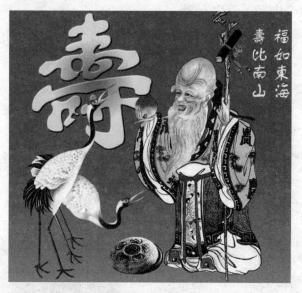

福如东山,寿比南山

即:饮食精,则营养丰富,脍宜细,则味道美,可增进食欲,有利于消化吸收。并且,提醒人们一定要食新鲜、清洁的食物,以防止疾病的发生。此外,他还提出了调和饮食五味,要顺应四时的原则。

（五）先秦杂家多,养生理论丰

先秦杂家比较多,其养生理论也非常丰富,综合起来大约有如下思想:

1. 毕敬之务,在乎去害,即人要活到自然的寿限而长寿,需要通过养的方法去除危害生命的因素。

2. 趋利避害,顺应自然,即要认识和掌握自然规律,发挥人的主观能动作用,趋利避害。"天生阴阳,寒暑燥湿,四时之化,万物之变,莫不为利,莫不为害。圣人察阴阳之宜，辨万物之利，以便生，故精神安乎形而年寿得长焉"。

3. 养生的三害："五味太过，五者充形则生害，此其一，乃饮食为害；七情太胜，过胜则伤神，乃情志为害，此其二；六淫太过，太过则伤精，乃六淫为害，此其三；知其三害而避之，使之无过，自然神安而形壮，年寿得长。"知本求因、趋利避害、颐养神形，是杂家养生思想的重要观点。

4. 动形以达郁，百病则不生。生命在于运动，《吕氏春秋》认为人的精气血脉以通利流畅为贵，若郁而不畅达，则百病由之而生。

（六）《黄帝内经》，养生专著

《黄帝内经》是世界上现存最早、最完整的一部医学著作。在养生学方面也是集大成的。其养生思想极其丰富，基本原则是"顺自然，保正气"。主要观点有：

1. "法于阴阳"。顺应天时，顺应四季气候以养生，保护生机，提倡"春夏养阳，秋冬养阴"。

2. "和于术数"。主张动以养形导引、按摩、气功、无所不包。

3. "食饮有节"。包括饮食和五味不能偏嗜。

4. "起居有常，不妄作劳"。指四季的作息制度与劳逸的适度，以防"过用病生"。

5. "恬淡虚无"。注意精神调摄，同时已认识到长生不死是不可能的，寿命的极限（即天年）是"度百岁乃去"。

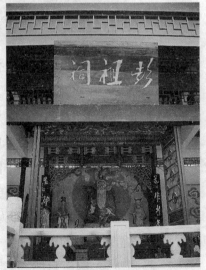

三、汉唐时期，发展提高

汉唐时期的养生学思想得到了较大的发展和提高。

（一）仲景养生思想，养慎调味倡导引

东汉时期著有《伤寒杂病论》的医家张仲景，从病因学角度提出了的养生观点。

彭祖祠

1. 养慎

养慎即调护机体以顺应四时之变，仲景认为："若人能养慎，不令邪风干忤经络……病则无由入其腠理"。明确指出，注意四时变化，外避虚邪贼风，是防病保健的一个重要方面。

2. 调和五味

仲景特别强调饮食与养生的关系，"凡饮食滋味以养于身，食之有妨，反能为害……若得宜则益体，害则成疾，以此致危"，因而"服食节其冷热、苦酸辛甘"。明确指出，饮食之冷热、五味之调和，以适宜为度，方可起到养生作用。反之，于身体有害。

3. 提倡导引

仲景倡导导引吐纳，主张用动形方法防病治病，如《金匮要略》中云："四肢才觉重滞，即导引吐纳……勿令九窍闭塞"。

（二）华佗养生，动形养生

华佗从理论上阐述了"动形养生"的道理："人体欲得劳动，但不当使极尔，动摇则谷气得消，血脉流通，病不得生，譬犹户枢不朽是也"。

华佗提倡导引健身术，总结归纳出模仿虎、鹰、熊、狼、鸟五种动物动作的导引法，即"五禽戏"。方法简便，行之有效，大大促进了导引健身的发展。

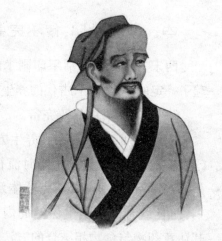

华佗

（三）王充养生，先天禀赋

东汉时期的王充，提出了禀气的厚薄决定寿命长短的观点，指出："若夫强弱夭寿……夫禀气渥则其体强，体强则其寿命长；气薄则其体弱，体弱则命短，命短则多病寿短"。

王充还认为，生育过多，往往影响下一代健康："妇人疏字者子活，数乳者死。……字乳亟数，气薄不能成也"。即少生少育则禀受父母之精气强，故子女健壮而寿命亦长；反之，"数乳"多生则禀受父母之精气薄弱，故子女体衰而寿命短，因而提倡少生少育。

(四)《神农本草经》,倡药补强生

成书于东汉时代的《神农本草经》,共载中药 365 种,分为上、中、下三品。其中,上品药物为补养之品,计 120 种,多具有补益强身、抗老防衰之功效,提倡以药物增强身体健康,如人参、黄芪、茯苓、地黄、杜仲、枸杞等,均为强身益寿之品。后世医家据此创制了不少抗老防衰的方药。

(五) 道教养生术,重吐纳练丹

道教注重养生,崇信神仙,也注重养生。道教养生之术很多,如外丹、内丹、服气、胎息、吐纳、服饵、辟谷、存思、导引、行跻、动功等,这是将古代所流行的养生之术,吸收发挥的结果。

(六) 佛家养生,重在养心

佛学本身所追求的最终目标是"彻悟成佛",佛学中含有与佛教教义结合在一起的有关养生健身的思想、观点和方法,特别注重无欲、四大皆空的养心养生。

四、宋元时期,传承完善

两宋、金元时期,活字印刷术的使用和发展,对医学的著述和传播也起了一定的促进作用,古代的养生学说,因此得到了较好的传承和提高。

(一) 养生方法,日臻完备

宋元时期,养生理论和养生方法也日益丰富发展。北宋官方出版的《圣济总录》,大量论述了当时流行的"运气"学说,《太平圣惠方》,不仅是一部具有理、法、方、药完整体系的医书,而且载有许多摄生保健的内容,尤其注意药物与食物相结合的方法,记述了各种养生的药粥、药酒等。

(二) 老年养生保健,得到充实发展

在唐代孙思邈重视老年保健的基础上,宋元医家、养生家寻求新的老年保健方法,全面认识老年人的生理病理特点,丰富老年人的治疗保健原则和方法,促进了老年医学的发展。成形了"强

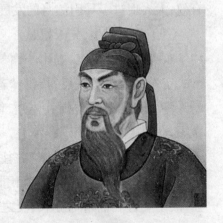

孙思邈

调精神摄养，主张饮食调养，提倡顺时奉养，重视起居护养，注意药物扶持"的完整老年养生理论。

（三）食养方法，丰富多彩

1. 四时五味，保养脏法

《保生要录·饮食门》提出"四时无多食所旺并所制之味，皆能伤所旺之胜也。宜食相生之味助其旺气"。认为"旺盛不伤，旺气增益，饮食合度、寒温得益，则诸疾不生，退龄自永矣"。

2. 食养食疗，有新进展

元代饮膳太医忽思慧撰《饮膳正要》一书，是一部古代营养学专著。它从健康人的实际饮食需要出发，以正常人膳食标准立论，制定了一套饮食卫生法则。

五、明清时期，高峰鼎盛

明清时期很多医家非常重视实践，勇于创新，先后出现了很多著名养生专家。在这一时期，是中医养生保健专著的撰辑和出版的鼎盛时期，出版和刊行的养生类著作空前之多，西方医药学传到中国的也空前增多，这对养生的发展起到了促进作用。

（一）发展"命门"学，用药补命门

在明代，随着命门学说的发展，产生了以赵献可、张景岳为代表的温补派，他们反对滥用寒凉药物主张用温补药物峻补命门。

（二）综合调养，养生方法

明清时期的养生家强调全面综合调理，尤其重视调理方法的研究和阐述，包括：①调养五脏法；②药饵、饮食保健法；③综合调理法。

（三）防病保健，动静结合

早在先秦时期就已初步提出了动静结合的养生方法，但动静结合的养生

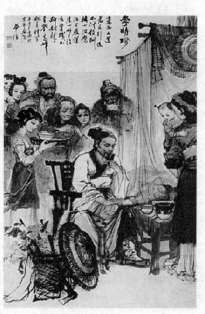

李时珍

理论和方法真正形成理论是在明清。李梴在《医学入门》中指出："精神极欲静，气血极欲动"。方开《摩腹运气图考》指出："天地本乎阴阳，阴阳主乎动静，人身一阴阳也，阴阳一动静也。动静合宜，气血和畅，百病不生，乃得尽其天年"。人身之阴需要静，人身之阳需要动，从而提出了"静以养阴，动以养阳"的主张。人体要保持"阴平阳秘"的健康状态，就必须动静适宜，切忌过动过静，否则就会造成阴阳偏颇，导致疾病。

(四) 动形养生，导引健身

历代养生家都十分重视运动养生，导引、气功、按摩共同成为动形养生的三大支柱。对于导引之术，历史悠久，源远流长。明代以后，由于武术的发展和《道藏》的成书，推动了导引术的进步和发展，在《遵生八笺》载有八种导引，在国内外广为流传。

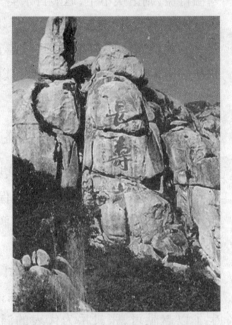

长寿

(五) 重视颐养老年人

自从唐代孙思邈提出"养老大例"之后，研究养生保健的对象都非常重视老年人，尤其是在明清时期更为普及。明清的养生专著大都联系到老年人的养生和长寿问题。而且还有不少养老专著，如《安老怀幼书》、《老老恒言》等，曹庭栋根据自己的长寿经验，参阅了三百多家的养生著作，针对老人的特点，进行了全面的论述，具体而实用。

六、近代与现代，养生新局面

1840 年鸦片战争以后，中国逐步地变成了一个半殖民地，半封建的社会。与此同时，逐渐兴起全盘否定中华民族文化遗产的思潮，对中医及其养生理论采取民族虚无主义态度，使中医学横遭摧残。中国养生学也因之而濒于夭折，养生著作很少，理论和方法亦无任何进展。

新中国成立后，中医药学获得了新生，特别是在改革开放以来，随着社会的安定、经济的发展、人民生活水平的提高，人们越来越重视养生保健，养生理论和养生方法得到较大发展，论文、专著和网络成为养生保健传播的重要载体，小区、公园、体育馆、运动场、美容院、足疗室、健身房、养生会馆成为养生保健的重要场所，养生保健出现了蓬勃发展的新局面。

七、养生总则名句

（一）养生总则谚语

1. 一勤百巧深，一懒百病生。
2. 贪吃又贪睡，添病又减岁。
3. 有病早医治，无病须防治。
4. 不染烟和酒，活过九十九。

（二）养生总则歌谣

1. 养生不是吃药，养生不是进补，养生不是广场舞。
2. 嗜酒、好色，贪财、纵气。轻则伤身，重则丧命。
3. 无病要预防，有病要早治。防病不得病，早治病好愈。
4. 天天走步，青春常驻。烟酒不尝，身体必强。一顿吃伤，十顿喝汤。
5. 身怕不动，脑怕不用；树怕皮薄，人怕有病；树老怕空，人老怕松。
6. 欲得长生，肠中常清；胃中常空，气血畅通；肠胃无滓，面色如花。欲得身健，经常锻炼。
7. 酒是穿肠毒药，色是刮骨钢刀。财是下山猛虎，气是惹祸根苗。酒色财气四道墙，人人都在里边闯。若能跳到墙外去，不是神仙也寿长。
8. 管住嘴，迈开腿；七分饱，八杯水；九千步，子午睡；三分酒，不要醉；不攀比，不受罪；能对比，准富贵；有头脑，没心肺；养心汤，一百岁。
9. 闲人愁多，馋人苦多，老人话多，忙人福多，德人寿多。肥人湿多，瘦人火多，圣人乐多，庸人忧多，勤人福多，懒人病多，善人寿多，恶人罪多。
10. 酒多气血皆乱，味薄心神自安，夜睡却胜早睡，晚餐不如早餐。耳鸣直须补肾，目暗必须治肝。节饮自然健脾，少思必定神安。出汗莫当风立，腹空莫让茶穿。

11. 少食多餐，益寿延年。饮食有度，少病添寿；欲得长生，讲究卫生。指甲常剪，疾病不染；春捂秋冻，不生杂病。烟酒不沾，身体康健；锻炼有素，青春长驻。

12. 养生五准则。一个中心：以健康长寿为中心；两个基本点：心情好一点，运动多一点；三个适度：饮食适度，劳作适度，动静适度；四项基本疗法：药疗，食疗，心疗，理疗；五项法则：法于术数，和于阴阳，饮食有节，起居有常，不妄劳作。

13.《养生三字经》北宋·苏轼

软蒸饭，烂煮肉；

温羹汤，厚毡褥；

少饮酒，惺惺宿；

缓缓行，双拳曲；

虚其心，实其腹；

丧其耳，立其目；

久久行，金丹熟。

14. 养生十六宜

发宜常梳，面宜常擦，目宜常运，耳宜常弹。

舌宜舔腭，齿宜常叩，津宜数咽，浊宜常呵。

背宜常暖，胸宜常护，腹宜常摩，谷道宜常撮。

肢节宜常摇，皮肤宜常干，便溺宜禁口，足心宜常擦。

15. 一世歌

人生七十古来少，前除幼年后除老。

中间青壮年几时，又有老小和烦恼。

过了中秋月不明，过了清明花不好。

一日清闲一日福，一日忧愁一日恼。

世上钱多赚不尽，世上官多做不了。

钱多官多忧愁多，落得自家白头早。

春夏秋冬弹指间，钟送黄昏鸡报晓。

请君细看眼前人，一年一度埋荒草。

帝王将相今何在，荒冢野草无人扫。

16. 长生歌

与君直说长生理，世上能有几人知。

争名逐利心如火，哪个回头问道机。

哀哉忙忙世上人，个个不醒似梦里。

夜眠昼走岂知老，贪恋荣华秋复春。

秋复春兮去如飞，不学长生待几时。

长生有路无人走，只在眼前人不知。

君不知兮为君指，还丹大要在神水。

真人炼就结成铅，真铅结汞龙凤髓。

腻如膏，白如雪，神仙留下真秘诀。

炼归元海号还丹，万神灵兮三尸灭。

三尸灭兮寿数多，把定灵关降龙虎。

三千功行自能灵，返老还童归洞府。

运匹配，逆顺取，坎男离女喜同归。

自古神仙诀尽同，人人认取本来宗。

朝朝只在君家舍，何劳外觅走西东。

劝君急急早须修，莫待红颜变白头。

忽然至宝离身去，永劫千生何处求。

17. 孙真人长寿歌

清晨一盘粥，夜饭莫教足。

撞动景阳钟，叩齿三十六。

大寒与大热，切莫贪色欲。

坐卧莫当风，频于暖处浴。

食饱行百步，常以手摩腹。

再三防夜醉，第一戒神嗔。

安神宜悦乐，惜气保和纯。

怒甚偏伤气，思多太损神。

神疲心易役，气弱病相萦。

勿使悲欢极，当令饮食均。

亥寝鸣云鼓，晨兴漱玉津。

妖神难犯己,精气自全身。

若要无诸病,常当节五卒。

寿夭休论命,修行在各人。

若能遵此理,平地可朝真。

18. 十寿歌

一要寿,横逆之来喜忍受;二要寿,勤俭持家常守旧;

三要寿,生平莫遣双眉皱;四要寿,浮名莫与人争斗;

五要寿,倾吐心曲交朋友;六要寿,不图安逸徒步走;

七要寿,欣赏风景山水游;八要寿,心灵密闭无情窦;

九要寿,多吃果菜少吃肉;十要寿,戒酒莫令滋味厚。

19. 五点登高寿

休闲郊外走,路上遇五叟。

年皆逾期颐,精神很抖擞。

诚心前拜问,何以得高寿?

一叟前致词:天天饭后走;

二叟前致词:不知忧与愁;

三叟前致词:多素少吃肉;

四叟前致词:戒烟少饮酒;

五叟前致词:勤劳自动手。

做到这五点,必能人长寿。

20. 十叟长寿歌:

昔有行路人,海滨逢十叟。

年皆百余岁,精神加倍有。

诚心前拜求,何以得高寿?

一叟拈须曰,我勿嗜烟酒。

二叟莞尔笑,饭后百步走。

三叟额首频,淡泊甘蔬粝。

四叟柱木杖,安步当车久。

五叟整衣袖,服劳自动手。

六叟运阴阳,太极日月走。

七叟摩巨鼻,空气通窗牖。

八叟抚赤额,沐浴令颜黝。

九叟抚短鬓,早起亦早休。

十叟轩双眉,坦坦无忧愁。

善哉十叟辞,妙诀一一剖。

若能遵以行,定能益人寿。

21. 良好习惯长寿歌

干净整洁衣为先,老式能穿,新式能穿。

科学饮食日三餐,粗茶香甜,淡饭香甜。

朴实大方居室雅,睡亦安然,坐亦安然。

体育运动贵坚持,慢跑喜欢,快走喜欢。

琴棋书画益寿年,今天练练,明天练练。

老朋新友聊聊天,古今新鲜,中外新鲜。

有害嗜好别沾边,钱财莫贪,烟酒莫贪。

知足常乐度晚年,天天快活,年年快活。

22. 习惯养生歌

坚持运动不间断,早也锻炼,晚也锻炼。

粗茶淡饭不择食,粗也香甜,细也香甜。

新衣旧衣不挑拣,新也可穿,旧也可穿。

夫妻矛盾讲忍让,坐也安然,睡也安然。

邻居和睦喜气添,你也喜欢,我也喜欢。

常与知友聊聊天,古也讲讲,今也谈谈。

读书阅报莫间断,日也念念,夜也看看。

遇事不钻牛角尖,身也舒坦,心也舒坦。

心底无私天地宽,名也不争,利也不贪。

无忧无虑养天年,不是神仙,胜似神仙。

23. 养生保健歌

身体动为纲,饮食素为常。

起居有规律,劳逸要适当。

餐饮七分饱,穿戴三分凉。

瓜果天天有,糖盐酒少量。

达观淡名利,奢望勿多想。

亲邻都和睦,互敬互相帮。

哈哈笑口开,烦恼一扫光。

活到一百岁,寿星咱敢当。

24. 养生一字诀

早起一杯水,清肠又润胃。常吃一点蒜,抗癌不会乱。

多食一点醋,不用上药铺。多吃一点姜,益寿保健康。

每天一苹果,医生远离我。如吃一顿伤,十顿要喝汤。

多练一身功,老年如青松。炼出一身汗,小病不用看。

无病一身福,长寿万事足。想活一百多,心胸要宽阔。

25. 清字长寿歌

相传长沙东乡曾隐居过一位122岁的老翁,他留下了一首清字长寿歌,歌词是:

清白的一生德性好,清爽的一身勤洗澡。

清醒的头脑睡得早,清新的空气常晨跑。

清淡的饮食求温饱,清洁的房间多打扫。

清香的烟酒不沾好,清宁的环境无烦恼。

清心的生活情欲少,清亮的眼睛人未老。

26. 药王养生法

药王(孙思邈)养生,六种方法

心态平静:六欲不纵,七情节制,心态安逸,自然欢愉;

抑情节欲:上士别睡,中士异被,服药百裹,不如独卧;

常务小劳:养生之道,辛勤操劳,按摩四肢,活动身体;

强调食养:不知食宜者,不足以全生,五谷皆食,营养均衡;

重视药饵:不知药性,不能祛病,有病先食医,不愈再药饵;

居住环境:山清水秀,草茂树绿,鸟语花卉,返璞归真。

做到六条,长命百岁。

(三)养生总则名句

1. 法于阴阳,和于术数,饮食有节,起居有常,不妄作劳,故能形与神

俱,而尽终其天年,度百岁乃去。——《黄帝内经素问·上古天真论篇第一》

2. 得神者昌,失神者亡。——《素问·移精变气》

3. 阴平阳秘,精神乃治;阴阳离决,精气乃绝。——《素问·阴阳应象大论》

4. 百岁之寿,益人年之正数也,犹物至秋而死,物命之正期也。——《论衡》东汉·王充

5. 养生以不伤为本。——《仙经》三国·左慈

6. 我命在我,不在天。——《仙经》三国·左慈

7. 治身养性谨务其细,不可以小益为不平而不修,不可以小损为无伤而不防。——《抱朴子》晋·葛洪

8. 虽常服药物,而不知养生之术,亦难以长生也。——《养性延命录》南朝·梁·陶弘景

9. 善养生者,则治未病之病,是其义也。——《备急千金要方》唐代·孙思邈

10. 善服药者,不如善保养。——《养老奉亲书》宋·陈直

11. 与其救疗于有疾之后,不若摄养于无疾之先。——《丹溪心法》元·朱震亨

12. 善养生者养内,不善养生者养外。——《寿世保元》明·龚廷贤

13. 精、气、神,养生家谓之三宝。——《理虚元鉴》明·汪绮石

14. 慈、俭、和、静四字可以延年。——《摄生三要》明·袁坤仪

15. 元气实,不思食;元神会,不思睡;元精足,不思欲;三元全,陆地仙。——《养心要语》明·胡文焕

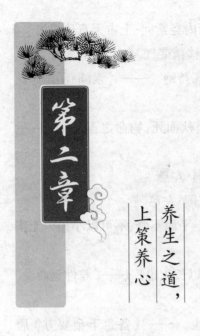

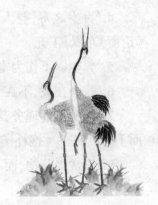

第二章

养生之道，上策养心

一、养生先养心 心善则寿长

养生必须先养心。很多重病和绝症都是因为不良心态引起的,恨、愁、怨、妒、怒、悲、思、恐、忧、惊、贪等不良心态都会引起疾病,当这些不良心态没有了,病也就好了。

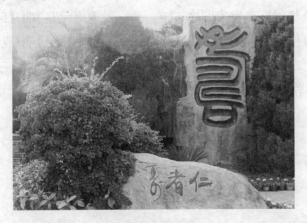

仁者寿(三亚南山)

不管是健康的人还是身患疾病的人,心态都是第一位的。有的人多愁善感,在感情的纠纷中不能自拔,神情恍惚,伤心伤脾胃;有的人因妒而盲目攀比,总觉得自己付出太多得到太少,事事不如人,以致悲观丧气,精神抑郁;有的人因怨心太重,总觉得自己不被重视,以致心灰意懒,颓废变态;还有的贪,什么都想得到而不择手段,整日提心吊胆,害怕东窗事发,或者晚节不保;有的人整日活在仇恨之中,恨期绵绵,病程不解……这些不良的心态,都会伤及人的健康,损坏美好的生活。对肿瘤患者而言,比较放得开的人,活的时间就长,而越是紧张、心怀恐惧的人,越不利于他的病情好转、越容易出问题俗语讲,80%的癌症患者是被吓死的。

因此养生,首先应当养心。这里所谓养心,不是指保护好心脏,而是指调控好心态,包括思想、感情、情绪、意念等。养心是指修身养性,是指精神情志的调养与道德修养。儒家认为养心、修心、育心在修身、齐家、治国、平天下中非常重要。人的心态需要保持平和,犹如人的体温必须保持正常一样。

《内经》认为,"恬淡虚无,真气从之,精神内守,病安从来,是以志闲而少欲,心安而不惧,形劳而不倦";心态平和,则正气存内,那么抵御外邪的能力就强,也就不会得病。从长寿人群看,他们的居住环境,个人饮食习惯各有不同,但他们都是心情豁达、恬淡的人,是心态良好的人。

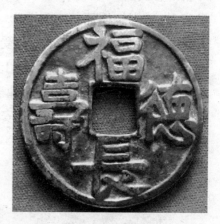

德福寿长

养生不能只从物质层面进行考虑,儒、释、道三家都非常重视修身养性,重视心身双修、性命双修。孟子认为"养心莫善于寡欲"。《淮南子》主张,"静漠恬淡,所以养性也",淡泊无为,涵养人的自然本性。所以孔子说"大德必得大寿","智者乐,仁者寿,德者福";道家也认为"德全者形全,形全者神全"。"修身以道,修道以仁,克己复礼"。

传说郭康伯遇到一神仙,神仙传授他一保身之术是:自身有病自心知,身病还将心自医。心境静时身亦静,心生还是病生时。

因此养心可以养性,养性可以延命,延命可以长寿。

二、养心有良法，劝君多习之

养心贵在静心，静心的至高境界是乐心。养心务必要养德，德高才能神凝气定。养心重在养神，养神是净化人的灵魂。

（一）儒家养心，仁德静恕

1. 坦荡忠恕养心

儒家注重养心。孔子养心提倡"不忧不惧"，"内省不疚何忧何惧"。如果一个人扪心自问，反躬自省，了无愧疚，那就没有忧惧！荀子讲"君子博学而日参省乎己，则知明而行无过矣"。一个人时刻反省自己，不做坏事，不受他人的指摘，做到了无遗憾愧疚，晚上睡觉时想想自己上不愧于天，下不愧于人，

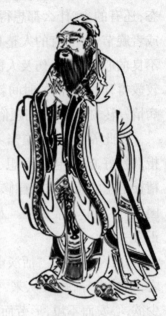

求仁而得仁 又何怨

求仁得仁 仁者寿

坦坦荡荡，凡事尽心尽力了，心安理得，夜半不怕鬼敲门，没有了恐惧忧愁，养了心，也就养了生。

孔子认为，养心还要"君子三达德"，即：仁者不忧，智者不惑，勇者不惧。

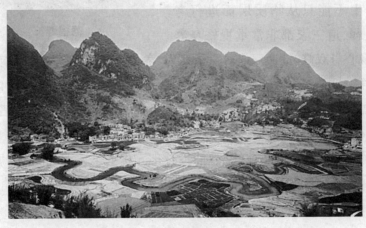

天然寿字

"忧"、"惑"、"惧"都是负面情绪、不良的心态，要用"仁"、"智"、"勇"去克服、去平衡，一个人仁爱之心更宽广，自然就少忧思；一个人智慧判断更理性，自然就少疑惑；一个人有大勇在心，他就少恐惧。所以孟子说："吾善养浩然之气……其为气也，至大至刚，以直养而无害，则塞于天地之间。"虽千万人，我也不怕而敢去，这就是养心而没有恐惧。

　　儒家认为要秉乎于心，我们的心理要去建设，要蓬勃，要健康。曾子讲："夫子之道，忠恕而已矣。"他认为老师孔子这一生做人做事的道理就一条，那就是两个字"忠"和"恕"。什么是忠恕呢，宋代大儒朱熹对忠恕的解释是"中心为忠"，也就是心不偏不倚，真正的忠诚，不是要你忠于一个外在的制度，忠于他人，忠于标准，而是要忠诚地面对自己内心的良知。"如心为恕"，人怎样才能变得宽容，不是要求自己咬牙去忍耐和忍受，而是与他人换位思考，当他人心如我心的时候，你自然就宽容了。"尽己之谓忠，推己之谓恕"。一个人好好尽到自己的心，那就是忠，一个人用自己这颗心推及他人，那就是宽恕。如果我们都能做到尽己和推己，有一颗"心"在，那我们的精神疾患就会少很多。

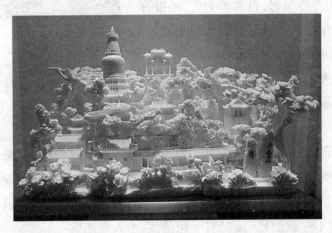

观美景养心

　　读书除了能"书中自有颜如玉，书中自有黄金屋"而学到知识外，读书还能养性、养心。读《论语》可以学到智慧的思考，阅《史记》可以感受历史的严肃，诵李白的诗而豪放，看清照的词而悲凉，读琼瑶的书让人多愁善感，看二月河的书教人处事之道，看《二号首长》学习政治智慧，这些都是儒教养心，"腹有诗书气自华"，读书能养心，也能养生。

2. 以仁养心

仁，是孔子思想的核心。其基本思想是"己所不欲，勿施于人"和"己欲立而立人，己欲达而达人"，自己不想要的东西，或者是自己不想别人对自己的态度、方式、方法、说话的语气等，都不要给其他人。

同时要做到恭、宽、信、敏、惠、智、勇、忠、恕、孝、弟等。"恭"指对人谦逊、尊敬；"宽"是指要心胸宽广，能包容别人的过错。"信"指要诚实守信，言出必行。"敏"指勤勉，敏于行，要能善于理解别人的意思，帮助他人；"惠"指柔顺，贤惠；"智"要有智慧、智谋，做好事情；"勇"要不畏强暴，要勇敢地与邪恶做斗争；"忠"有忠诚、尽心竭力，对朋友要忠诚，对上级要忠诚，对人生伴侣要忠贞不二；"恕"有仁爱、宽宥，要能宽恕别人的过错，不记仇；"孝"为善待父母，百善孝为先，要报答父母的养育之恩；"弟"同悌，为敬爱兄长，爱护兄弟姐妹。

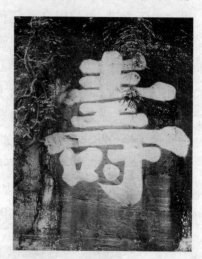

寿字

一个人如果能仁全如此，做到"温良恭俭让，仁智礼义信"，其心境必定是欣慰和宽松，而不是懊恼、愤恨和作奸犯科后的恐惧，因此，"仁者寿"。

善良者能获得内心的温暖，缓解内心的焦虑，故而少疾，恶意者终日在算计与被算计之中，气机逆乱，阴阳失衡，故而多病而短寿。难怪《戒庵老人漫笔》记载"一士取科第不以正，然与正人相来往，外貌虽轩昂，而心中实绥，竟不一载而死"，故"君子坦荡荡，小人常戚戚"。

《中外卫生要旨》认为："常观天下之人，凡气之温和者寿；质之慈良者寿；量之宽宏者寿；言之简默者寿。盖四者皆仁之端也。"

现代研究表明，善恶会影响一个人寿命的长短。助人为乐、与他人相处融洽的人，寿命显著延长；而心怀恶意、损人利己、与他人相处不融洽的人，得病的概率要高很多。

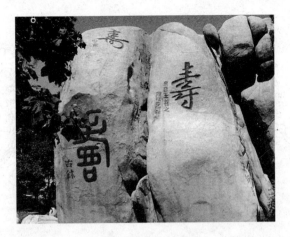

寿字

3. 以德养心

荀子讲"积善成德，而神明自得，圣心备焉"。所以做善事，有高尚的品德，就可养成圣心，故养心者先要养德，德的前提是做善事。"德不修则寿易损"、"日思夜忧，人心易离，养生之戒"。荀子说"乐易者常寿长，忧险者尚夭折"。孙思邈说："德行不克，纵服玉液金丹，未能长寿。"

中医认为德高者五脏淳厚，气血匀和，阴平阳秘，所以能健康长寿。庄子说，有道德修养的人"平易恬，则忧患不能入，邪气不能袭"；管子讲："人能正静，皮肤裕宽，耳目聪明，筋信而骨强"；荀子也说"有德则乐，乐则能久"；孔子精辟指出："大德必得其寿。"唐代大医孙思邈认为"道德日全，不祈善而有福，不求寿而自延，此养生之大旨也"。

一个人若不重视自己的德行修养，则脑子里就会为追逐名利私心所桎梏，整天胡思乱想，寝食不安。在这种情况下，即使吃山珍海味灵丹妙药，也是无法延年益寿的，反而会加速机体的衰老。西医学研究表明，经常做坏事的人，其身心常处于受谴责的心惊胆战状态；在这种强刺激下，身体是不可能强壮的。有悖于社会道德准则的人，就会心常戚戚。

缺乏道德修养，唯利是图，整人害人的人，既要经常暗算别人，又要提防别人对自己的报复，终日陷入紧张、愤怒和沮丧的情绪状态之中，大脑

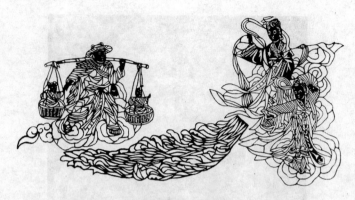

牛郎织女分别苦

得不到休息,身体各系统功能活动失调,免疫力下降,是极易得病的。而心地善良、乐于助人的人,心境始终平静,精神乐观,思想愉快,机体运行是在正常的均衡状态下运行,没有外来干扰,良好的心理和精神能促进体内分泌更多的有益激素、酶类和乙酰胆碱等,这些物质能把血液的流量,神经细胞的兴奋调节到最佳状态,从而增强机体的抗病力和抗癌能力,正气存焉,邪气不可干,促进人的健康与长寿。

有研究表明,有贪污受贿罪行的人,癌症、心脏病、脑出血发病率远远高于正常人群。可见,道德养心不仅是品质的要求,而且是养生的重要手段。

4. 以静养心

养心贵在静心。心乃一身之主,情绪由心产生。一个人如果终日思前想后、朝思暮想、朝三暮四、忧心忡忡、心无所依、情无所寄;或欲壑难填、贪心不足、患得患失;或浮躁不安、跃跃欲试、费尽心机、蠢蠢欲动、心绪不宁,心难以安,心力交瘁,难免会百病丛生。

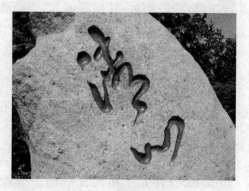

清心养心

不良情绪会导致疾病,要消除不良情绪,就是要学会清心、静心。不急不躁,纵泰山崩于前而不动,心如止水,气如凝岳。心静才能气顺,气顺才能健身。静心的最佳途径是炼心，静心的至高境界是乐心。"看庭前花开花落，去留无意，望天边云卷云舒，宠辱不惊"，这就是闲适的静。如果心平静如水，内心宽阔明亮，胸怀天下，顺应自然，不矫情、不刻意、不造作，返璞归真，率直地去生活，就可以静以养心。

静利于守神。静坐养神，摒除杂念，气顺心平，呼吸自然，使心不妄动，神归其宅，回到孩童心境，通过导引吐纳与澄心静默之法，达到入静境界。这时身体安静，肌肉松弛，精神集中，万虑俱寂，真气流行，随意来复，心身处于完全舒适状态。这就是儒家所谓的"定而后能静"。

月有阴晴圆缺，天有风和日丽，也有雨雪冰霜，人生在世，常会遇到不顺心的事，遇到不顺心的事时，心就难以静下来，此时，可以通过学习、娱乐、沟通、交流等"易性"来静心，以排除内心的悲愤忧愁等不良情绪。如"取乐琴书，颐养神性"，或"看书解闷，听曲消愁，有胜于服药"，或"止怒莫若诗，去忧莫若乐"，或"劳则阳气衰，宜乘车马游玩"，或"情志不遂……开怀谈笑可解"、"在乎山水之乐也"等。因此，静心可以通过图书、音乐、戏剧、舞蹈、书法、绘画、赋诗、填词、雕塑、种花、垂钓、散步、登山、旅游、游泳、独处、静坐等方式，转移自己的注意力，而静以养心。

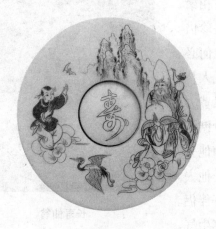

福禄寿

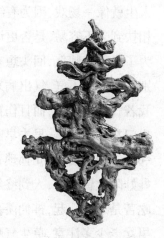

根雕寿字

5. 明理以养心

在人类历史长河中，有许多人总结了一些养心的方法，并编成诗词歌赋，以利于记忆。阅读这些养心的优秀文章，可以帮助我们养心。如明末清初著名哲学家王夫之总结与力行的"六然"、"四看"即可借鉴。

"六然"指"自处超然、待人蔼然、无事澄然、处事断然、失意泰然、得意淡然"，即为人要超凡脱俗，超然达观，不拘泥于世俗；要与人为善，和蔼相亲；澄然明志，宁静致远；处事当机立断，不优柔寡断；不顺心时不灰心丧志、患得患失，泰然处之；得意的时候又不居功自傲、忘乎所以。

"四看"指"大事难事看担当、逆境顺境看襟怀、临喜临怒看涵养、群行群止看识见"，也就是看一个人遇到大事时能担当得起；在顺境和逆境时是不是能有宽广的胸襟、是否能承受得起；遇到喜事和愤怒时是不是有涵养，能否宠辱不惊；与大家在一起时是不是有主见，而不同流合污、人云亦云。

"知足不辱，知止不耻，当行则行，当止则止。"养心是道德品质、气质修养、文化水平、经验阅历的集中表现。养心就是养善心，这是做人做事的基础，也是养生防病的前提。

常见的不良心态是生气，生气是拿别人的错误惩罚自己，但无论是谁都有不顺心而生气的经历，有人为了劝诫人们莫生气而养心，写了"莫生气"：

人生就像一场戏，因为有缘才相聚。
相扶到老不容易，是否更该去珍惜。
为了小事发脾气，回头想来又何必。
别人生气我不气，气出病来无人替。
我若气坏谁如意，而且伤神又费力。
出门在外少管事，早去早归少惦记。
邻居亲朋不要比，儿孙琐事随他去。
娃娃降生皆欢喜，人到终年任他去。
吃苦是乐在一起，神仙羡慕好伴侣。
男女老少多注意，莫生气啊莫生气。

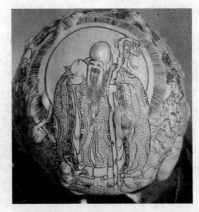
长寿仙翁

总的来说，儒家认为养心需要从以下几个方面去做：①对自己不苛求；②对亲人的期望不要过高；③不要处处和人争斗；④暂离困境；⑤适当让步；⑥对他人表示善意；⑦找人倾诉烦恼；⑧帮助别人做事；⑨积极娱乐；⑩知足常乐。

（二）医学养心

中医理论有"夏养心"之说，《黄帝内经》四气调神大论认为："夏三月，此谓蕃秀。天地气交，万物华实，夜卧早起，无厌于日，使志勿怒，使华英成秀，使气得泄，若所爱在外，此夏气之应，养长之道也；逆之则伤心，秋为痎疟，奉收者少，冬至重病"。

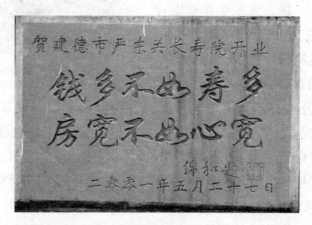

钱多不如寿多

一年四季中，因夏季属火，又因火气通于心、火性为阳，所以，夏季的炎热最易干扰心神，使心神不宁，引起心烦。而心烦就会使心跳加快，心跳加快就会加重心的负担，诱发疾病。因此，夏季养生重养心。

静养心。养心首先要做到心静，心静自然凉，静则生阴，只有阴阳协调，才能保养心脏。尤其不能大喜大悲，过喜伤心，同时要避免过于怒、忧、思、悲、恐、惊。

慢养心。人体的五脏中，肾有两个，一个坏了还有一个。肝脏、肺脏也都有两叶，唯独心只有一个，所以心至为宝贵，同时因它昼夜不停地工作，又被视为"人体最累的器官"。

夏天，天气炎热，血液循环加速，心脏容易负担过重，所以夏天慢养心要讲究不能累心。因为只有心先慢下来、呼吸频率降低，心脏才能得到休息，方利于夏季养生。

低温养心。夏天温度高易导致血流加速、心跳加快而加重心脏负担，所以夏天养生还要躲避高温。中医认为，夏天出汗多，汗为心之液，血汗同源，汗多易伤心之阴阳。加之夏天温度高、出汗过多，不仅易导致心脑缺血，还易引起血液浓缩及血液黏稠度增高而加重心脏负担，所以夏天养心要减少活动强度、避免高温环境。

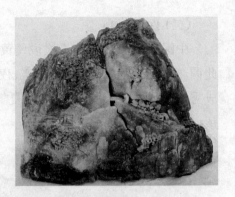

仁者乐山

食养心。夏天宜多吃养心安神之品。如：茯苓、莲子、百合、大枣等。同时，还要多吃养阴生津之品，如：藕粉、银耳、西瓜、鸭肉等。除此，夏天不妨吃点"苦"。因为苦入心，可养阴清热除烦，如苦瓜、绿豆等。

运动与养心。锻炼的方式以静为主，以动为辅，动静结合，使人体适应夏季气候变化，增强体质，提高抗暑的能力。暑热逼人多流汗，易伤心血；暑热和暑湿损伤脾胃，使脾胃功能减弱，会导致食欲不佳，体倦乏力。因此，夏季应采取"不劳形神，不伤津液"的方式进行锻炼。

(三) 佛家养心，空净通达

佛教认为，心得清净，净光通达，智慧现前。因此供养十方诸佛，不如养一个无心之人。心常空空，意常淡淡，对一切不分辨、不执著，是最好的养心方式。

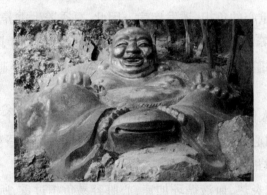

笑口常开

无妄想时，一心是一佛国；有妄想时，一心是一地狱。众生造作妄想，以心生心，故常在地狱。菩萨观察妄想，不以心生心，故常在佛国。若不以心生心，则心心入空，念念归静，从一佛国至一佛国。若以心生心，则心心不静，念念归动，从一地狱历一地狱。若一念心起，则有善恶二业，有天堂地狱；若一念心不起，即无善恶二业，亦无天堂地狱。为体非有非无，在凡即有，在圣即无。圣人无其心，故胸臆空洞，与天同量。

以和平愿力来养心。每个人的心里有和平的愿望，和平的力量，就能用和平的心，去创造和平，造福社会。

以般若福慧来养心。如果我们的心里没有般若智能，没有福德善念，就像一个工厂没有资源，没有原料，就不能生产好的产品。假如我们的心中充满"般若的泉水"、"智能的泉水"，就能涓涓不断地流出智能和福报。

以菩提禅净来养心。人有时候有妄想，有烦恼，有是非，有差别，所以要有菩提正觉，要用禅定来养心，要用念佛的清净心来养心。就如一缸浑浊的水，把明矾放进去就清净了。对于我们妄念杂染的心，要用正念去清净，用菩提去清净，用念佛去清净，我们的心自然就清净了。

以空无包容来养心。有时候我们的心量狭小，不能容物，假如心胸像虚空宇宙，就能包容世界万物。所谓宰相肚里能撑船，我们要能容纳异己的存在，这样心胸才会宽广。

以明心养心。禅宗讲"明心见性"，就是要明白自己的心，要清楚当下的每一刻，这样才能够明心见性，凡事也就容易成功了。

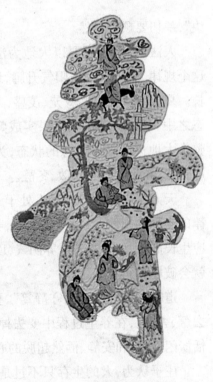

长寿

以用心养心。有的人常常被心所用，自己不会用心。所谓"心为形役"，我们的心常被七情六欲所左右，被外界的色、声、香、味、触、法所左右，因而引起贪念及憎恨，所以我们要懂得用心，才不会起无明。

（四）道家养心，道法自然

老子曰："人法地，地法天，天法道，道法自然，自然之道，乃长生之

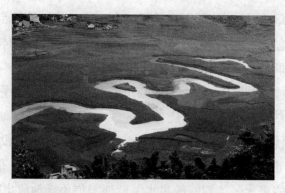

河流自然流出的寿字

诀"，一切要顺应自然。

　　人法地，就是人要以大地为法则。春生、夏长、秋收、冬藏，心要顺应这个规律。春天，大地阳气升腾，地力恢复，人就要去耕种，去顺应百花生长。夏天，万物蓬勃、葱茏、茂盛，人体与整个大地都处在一种"旺盛"的状态之中。秋收冬藏，秋天果实成熟，是收获的季节；冬天，大雪覆盖大地，整个大地进入滋养休息的状态，为来年的恢复做好准备。人的心也要顺应自然：春萌、夏动、秋敛、冬静。

　　天人相应，天即自然，人处于天地之间，生活于自然之中，必受自然规律的支配和制约。"以自然之道，养自然之身"。春夏季节保养阳气，以适应生长需要，秋冬季节保养阴气，以适应收藏需要。如果违背了这一规律，就会破坏真元之气。

　　道家提倡"致虚极，守静笃"。要静心以养，摒弃一切欲念，主张"去甚、去奢、去泰"，在养生过程中要去掉那些极端的、奢侈的、过分的要求，追求恬淡闲适、平和安静、洒然超脱的心境。

　　庄子认为，人的生存只不过是世界纷繁现象的一种，生老病死不过是人生必经的过程，与世界的万物相同。所以，《庄子·秋水》写道："生而不说，死而不祸，知终始之不可故也。"告诫人们不要因为生死的变化而欢喜或悲伤，提倡养生要清静无为，重视精神修养，以使内心无所欲求，保持良好的精神境界。

　　庄子还提出通过少私、寡欲、静心、超然四个方面来养心养生。他认为，私是万恶之源，百病之根。一个人如果私心缠身，必定斤斤计较，患得患失,日思夜虑,不得其安。这就必然会形损精亏,积劳成疾。欲不可绝,但也不可纵,纵欲必然会"闯祸染病"。一个人如果少情欲,则不会欺男霸女;节物欲,则不会图财害命;寡官欲,则不会投机钻营。只有知其荣,守其辱,安其分,图其志的人,才会身心健康,安然处世。一个人如果终日不得安宁,思想不得止息,定会百病丛生。

只有心平气和,"头空、心静、身稳",有很强的自控能力,才能少受外界干扰,保持平静的心态和健康的体魄。

三、仁者寿,德者福

养生必先养德,人只有"仁"方能长寿。中国古代养生家早就提出"仁者寿"的养生理论。在道德修养与健康养生的关系方面,我国历史上的许多思想家和养生家都把养性和养德放在养生的重要位置,甚至看成是"养生之根"。

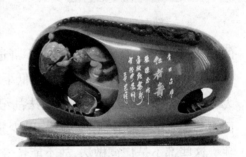

仁者寿

"仁者寿"出自《论语·雍也》:"知(同智)者乐水;仁者乐山。知者动,仁者静。知者乐,仁者寿。"意思是:聪明有智慧的人喜欢水,仁爱的人喜欢山;聪明的人像水一样永远是活泼好动的,不断地探索知识,求得快乐;仁爱的人有涵养,像山一样平静,一样稳定,不为外在的事物所动摇,他以爱待人接物,像群山一样向万物张开双臂,站得高,看得远,宽容仁厚,不役于物,也不伤于物,不忧不惧,所以能够长寿永恒。

二人相对为"仁",两个人在一块相处,最大的原则是互相友爱,不做对不起对方的事,唐代韩愈概括为"博爱之谓仁"。"仁者"就是"仁爱"、"仁厚"、"仁义"的人,"老吾老以及人之老,幼吾幼以及人之幼"的人、道德高尚的人。"仁者爱人"就是说,仁者是友爱别人,不是害别人。

仁德方能润身,只有道德高尚的人,才会心理安定,意志不乱,得以高寿。鲁哀公曾问孔子:"知者寿乎?仁者寿乎?"孔子回答道:"然,知者乐,仁者寿。"孔子概括了人有三种死法:疾病死,服刑死,争战死。而这些人

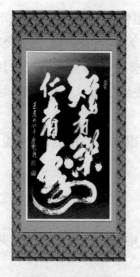

智者乐，仁者寿

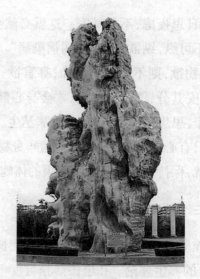

仁者乐山

的死都与道德有密切关系：睡觉不舒适、饮食不知道节制、过度的劳作或悠闲过度，都会得疾病而死；地位低下的人如果每天想着争权夺利、贪得无厌不知道满足，就会做一些违法乱纪的事，这样的人最后会因触犯刑法而被处死；自不量力，脾气暴躁，以少犯众，以弱欺侮强大，往往会死于争斗。这些都不是仁德做法，故不能长寿。

"知者不惑，仁者不忧，勇者不惧"（《论语·子罕》）即："聪明有智慧的人，遇事不迷惑；仁爱的人不会因环境不好而动摇，不患得患失，没有忧烦；勇敢的人，坚持正义，为人民做好事，没有什么可怕的。"心里安定才能正气内存。

世界卫生组织提倡要首先把修养纳入健康的范畴，健康不仅仅要体能好，更重要是的要精神和情志正常，故将道德修养作为精神健康的内涵。健康的人，或者希望自己健康的人，要注意自身道德的修养。善良的品行、淡泊的心境，才有利于维持良好的心态，正气所存，邪不可干，保持心理平衡，才能健康长寿。

不仁之人以自己为中心，权欲重、私欲重，不择手段地追求名利；假言伪行，装腔作

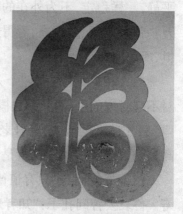

福字

势，煞费心机，坑害国家和人民，还总觉得自己吃亏，成天苦闷不堪；每天煞费苦心地想害别人，同时也怕别人害自己，整天过得提心吊胆，担心东窗事发，常常夜不能寐，或半夜惊起，在街上走路都会频频回顾，害怕有人砸黑砖或打闷棍。这样的人即使侥幸暂不被正义所惩罚，也会因气血不畅而疾病缠身，又岂能长寿也哉?!

仁人道德高尚，有一片爱心，胸怀广阔，淡泊名利，心理平衡，气定神闲。"君子坦荡荡，小人常戚戚"，西汉理学家董仲舒讲："外无贪而内清净，心和平而不失中正，取天地之美以养其身"，其身自然气血调和，不易发生疾病，因而能够长寿。唐代孙思邈《千金要方》中也讲："性既自善，内外百病悉不自生，祸乱灾害亦无由作，此养性之在经也。""百行固备，虽绝药饵，足以暇年；德行不克，纵服玉液金丹未能延年。"

所以说"仁者寿，德者福"！

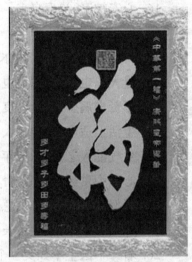

康熙书写的福字

四、养心养生锦囊妙句

(一) 养心养生谚语

1. 饭养人，歌养心。

2. 名医难治心头病。

3. 要享福，常知足。

4. 不气不愁，活到白头。

5. 常乐常笑，益寿之道。

6. 常说常笑，阎王不要。

7. 多愁多病，越愁越病。

8. 房宽地宽，不如心宽。

9. 居功自傲，灾祸难逃。

10. 忙人事多，病人心多。

11. 适当用脑，延缓衰老。

12. 说说笑笑，通通七窍。

13. 笑口常开，百病不来。

14. 笑口常开，青春常在。

15. 笑口常开，少病少灾。

16. 心安神泰，福寿自来。

17. 遇事不恼，长生不老。

18. 百病起于情，情轻病亦轻。

19. 量大福也大，机深祸也深。

20. 妻贤夫病少，好妻胜良药。

21. 生活上适度，精神上大度。

22. 生气催人老，快乐变年少。

23. 心乐为良药，神伤致骨枯。

24. 遇怒不要恼，遇难莫急躁。

25. 知足者常乐，善笑者长寿。

26. 看一个医生不如交一个朋友。

27. 生理卫生强身，心理卫生强心。

28. 养生必先养德，大德必得其寿。

29. 治病必先治神，药疗必先心疗。

30. 千保健，万保健，心态平衡是关键。

31. 上策养心，中策养气，下策养身。

32. 千保健，万保健，乐观方才是关键。

33. 他人气我我不气，气出病来无人替。

34. 笑一笑，十年少；愁一愁，白了头。

35. 心病还将心药医，心不快活空服药。

36. 心胸里头能撑船，健康长寿过百年。

37. 忠诚是长寿之本，善良是快乐之源。

（二）养心养生歌谣

1. 豁然大度，基本吃素。劳逸结合，早晚散步。

2. 一日三笑，人生难老；一日三恼，不老也老。

3. 遇事不恼，长生不老。不气不愁，活到白头。

4. 心治则百络皆安,心忧则百节皆乱;
　心乐则百年长寿,心悲则百病缠身。

5. 大事难事,看担当;逆境顺境,看胸襟;
　临喜临怒,看涵养;群行群止,看见识。

6. 闲人愁多,馋人苦多,懒人病多,恶人罪多;
　忙人闲多,智人善多,仁人寿多,圣人德多。

7. 人大言,我不语;人多烦,我不戚;
　人悸怖,我不怒;人争利我不欲。
　淡然无为,神气自满。身体自健,寿命自延。

8. 肚大口笑对联

上联:大肚能容,容天下难容之事;

下联:开口常笑,笑天下可笑之人。

横批:肚大口笑。

上联:开口便笑,笑今笑古,凡事付之一笑;

下联:大肚能容,容天容地,与人何所不容。

9.《养心歌》

北宋·邵雍

得岁月,忘岁月;得欢悦,忘欢悦。

万事乘除总在天,何必愁肠千百结?

放一宽,莫胆窄,古今兴废言可彻。

金谷繁华眼里尘,淮阴事业锋头血。

陶潜篱畔菊花黄,范蠡湖边芦月白。

临潼会上胆气豪,丹阳县里萧声绝。

时来顽铁有光辉,运退黄金无艳色。

逍遥且学圣贤心,到此方知滋味别。

粗衣淡饭足家常,养得浮生一世拙。

10.《却病歌》

明代·石天基

人或生来气血弱,不会快活疾病作。病一作,心要乐,心一乐,病都却。

心病或将心药医,心不快活空服药。且来唱我《快活歌》,便是长生不老药。

11.《五行养生格言》

清·金武样

宠辱不惊，肝木自宁；

动静以敬，心火自定；

饮食有节，脾土不泄；

调息寡言，肺金自全；

淡泊寡欲，肾水自足。

12.《莫恼歌》

清代·石成金

莫要恼，莫要恼，烦恼之人容易老。

世间万物怎能全，可叹痴人愁不了。

帝王将相今何在，处处野冢埋荒草。

放着快活不会享，何苦自己等烦恼。

莫要恼，莫要恼，烦恼会把疾病招。

双亲膝下俱承欢，一家老小要和好。

粗布衣，菜饭饱，这个快活哪里讨？

富贵荣华眼前花，何苦自己找烦恼。

13.《乐学歌》

清·石成金

人心本是乐，自将私欲缚。

私欲一萌时，良知还自觉。

一觉便消除，人心依旧乐。

乐是乐此学，学是学此乐。

不乐不是学，不学不是乐。

呜呼？

天下之乐，何如此学。

天下之学，何如此乐。

14.《长笑歌》

清·石成金

人要笑，人要笑，笑笑就能开怀抱。

笑笑疾病渐除消，笑笑衰老成年少。

听我歌，当知窍，极好光阴莫丢掉。

堪笑痴人梦未醒，劳苦枉作千年调。

从今快活似神仙，哈哈嘻嘻只是笑。

15.《不气歌》

清·阎敬铭

他人气我我不气，我本无心他来气；

倘若生病中他计，气下病时无人替；

请来医生把病治，反说气病治非易；

倘若不消气中气，诚恐因病将命弃；

我今尝过气中味，不气不气真不气。

16.《心命歌》

清·袁树姗

心好命也好，富贵直到老。心好命不好，天地终有保。

命好心不好，中途夭折了。心命俱不好，贫贱受烦恼。

心乃命之源，最要存公道。命乃形之本，穷通难自料。

信命不修心，阴阳恐虚桥。修心不听命，造物终须报。

李广诛降卒，封侯事虚杳。宋祁救蝼蚁，及第登科早。

善乃福之基，恶乃祸之兆。阴德与阴功，存忠更存孝。

富贵有宿因，祸福人自招。救困与扶危，胜如做斋醮。

天地有洪恩，日月无私照。子孙受余庆，祖宗延寿考。

我心与彼心，各欲致荣耀。彼此一般心，何用相计较。

第一莫欺骗，第二莫奸狡。萌心欲害人，鬼神暗中笑。

命有五分强，心有十分好。心命两修持，便是终身宝。

17. 良好心态歌

充满爱心，仁慈为怀。温存善良，乐善好施。

公正无私，不偏不邪。胸心开阔，宽容待人。

崇尚道德，遵法守规。诚恳老实，科学行施。

乐于奉献，不计报酬。豁达大度，不拘小节。

以德报怨，用心报恩。良好心态，利于健康。

18. 莫生气

人生就像一台戏，因为有缘才相聚。

相扶到老不容易，确实应该更珍惜。

为了小事发脾气，回头想想又何必。

别人生气我不气，气出病来无人替。

亲朋邻居不攀比，儿孙琐事由他去。

彼此敬重好伴侣，吃苦享乐在一起。

19. 莫烦恼

人生在世少烦恼，经常烦恼人易老。

世间万事怎能全，莫因不足常烦恼。

纵是富贵与王侯，虚度年华埋荒草。

创造欢乐尽情享，莫可寻事自烦恼。

月有阴晴因缺时，人生之路有坎坷。

凡事多往好处想，遇到困苦能解脱。

20. 宽心谣

日出东海落西山，愁也一天，喜也一天。

遇事不钻牛角尖，人也舒坦，心也舒坦。

每月领取养老钱，多也喜欢，少也喜欢。

少荤多素日三餐，粗也香甜，细也香甜。

新旧衣服不挑拣，好也御寒，赖也御寒。

常与知己聊聊天，古也谈谈，今也谈谈。

内孙外孙一样看，儿也心欢，女也心欢。

全家老少互慰勉，贫也相安，富也相安。

早晚操劳勤锻炼，忙也乐观，闲也乐观。

心宽体健养天年，不是神仙，胜似神仙。

21. 修心最为好

心好命也好，富贵直到老。命好心不好，福禄皆枯燥。

心好命不好，转祸以福报。心命俱不好，遭殃遇大祸。

心可改变命，最好讲仁道。命实从于心，吉福人可找。

信命不修心，天地自相保。半世数十春，唯善最可保。

好心有好报，作恶罪难逃。天天做好事，自在更逍遥。

奉劝世上人，修心最为好。心好人才好，寿长有福报。

22. 不生气之歌

人生在世不容易，遇事千万别生气，

身体健康最宝贵，气坏身体没人替。

人生就像一场戏，今世有缘才相遇。

你我相处不容易，我们都应去珍惜。

你心我心善良心，大家相处要和气。

为了小事就生气，回想起来又何必。

大千世界万般有，哪能一切都如意。

人生遇到不如意，心理平衡自调理。

人生就像一场戏，演好角色靠自己。

社会就像大舞台，社会和谐好戏来。

惹我生气我不气，气急败坏遭非议。

暗生闷气无人知，气出病来无人替。

怒发冲冠更可怕，气大伤身命归西。

大事原则要坚持，小事不必发脾气。

万事不能都如意，难得糊涂要铭记。

若遇烦恼不顺心，最好自我来调理。

促膝谈心可消气，心情舒畅笑眯眯。

心宽忍让好脾气，胸怀博大好身体。

23. 养心十二点：

嘴巴甜一点，微笑多一点。脑子活一点，行动快一点。

心态静一点，手脚勤一点。良心善一点，肚量大一点。

脾气小一点，毛病少一点。金钱有一点，心情好一点。

24. 拥有"十心"得高寿

欲求快乐康而寿，开心悦志解百愁。

嘻嘻哈哈无烦忧，病魔定会绕道走。

不如意事常八九，宽心大度泯恩仇。

牢骚满腹不可有,沾光取巧要弃丢。

淡泊寡欲莫贪求,静心安神得高寿。

富贵名利莫伸手,事事知足乐悠悠。

出言行事须宽厚,善心常存德当修。

堂堂正正心无忧,坦坦荡荡无愧疚。

忧愁烦恼谁无有,交心畅谈无烦忧。

多找知己聊聊天,自寻乐趣广交友。

夫妻之间要和睦,爱心相伴共携手。

互谅互让勿别扭,恩恩爱爱到白头。

病魔缠身莫低头,信心十足与病斗。

食疗药疗与神疗,三管齐下渡关口。

强身健体贵在动,恒心持之寿长久。

流水不腐枢不蠹,何必苦把仙方求。

人老不为老所忧,童心常驻眉不皱。

修饰打扮老来俏,神采奕奕春常留。

人到暮年志不休,壮心不已精神抖。

春花凋落秋菊艳,何须暮年叹白头。

25. 养心养生保健歌

心无病,防为早,心理健康身体好。气平衡,要知晓,情绪稳定疾病少。

调心理,寻逍遥,适应环境病难找。练身体,动与静,弹性生活健心妙。

要食养,八分饱,脏腑轻松自疏导。七情宜,不暴躁,气愤哀怒要去掉。

人生气,易衰老,适当宣泄人欢笑。想得宽,童颜少,心胸狭窄促人老。

事不急,怒不要,心平气和没烦恼。品书画,溪边钓,选择爱好自由挑。

与人交,义为高,友好往来要做到。动脑筋,不疲劳,恬睡养心少热闹。

有规律,健身好,正常生活要协调。生命壮,睡足觉,劳逸结合真需要。

性情温,自身药,强心健身为至宝。

(三) 养心养生名言

1. 仁者寿,德者福——《礼记·中庸》

2. 圣人胜心,众人胜欲,君子行正气,小人行邪气。——《淮南子》西汉·刘安等

3. 夫精神志意者，静而日充者壮，躁而日耗者老。——《淮南子》西汉·刘安等

4. 仁人之所以多寿者，外无贪而内清静，心平和而不失中正，取天地之美以养其身。——《春秋繁露》西汉·董仲舒

5. 喜怒哀乐之发……可节而不可止也，节之而顺，止之而乱。——《春秋繁露》西汉·董仲舒

6. 安则物之感我者轻，和则我之应物者顺，外轻内顺，而生理备矣。——《苏沈良方》宋·苏轼、沈括

7. 心乱则百病生，心静则万病息。——《卫生宝鉴》元·罗天益

8. 惜气存精更养神，少思寡欲勿劳心。——《寿世保元》明·龚廷贤

9. 老人之情，欲豪畅，不欲郁郁闷闷，可以养生。——《类修要诀》明·胡文焕

10. 戒暴怒以养其性，少思慈以养其神，省言语以养其气，绝私念以养其心。——《续附·养生要诀》明·胡文焕

11. 省思虑则心血不耗，发不易白。——《医先》明·王文禄

12. 知恬逸自足者，为得安乐本。——《遵生八笺》明·高濂

13. 物来顺应，事过心宁，可以延年。——《寿世保元》明·龚廷贤

14. 读书悦心，山林逸兴，可以延年。——《寿世保元》明·龚廷贤

15. 读书悦心，山林逸兴，可以延年。——《寿世保元》明·龚廷贤

16. 要长寿，读书花月随前后。——《类修要诀》明·胡文焕

17. 恼一恼，老一老；笑一笑，少一少。——《养心要语》明·胡文焕

18. 斗一斗，瘦一瘦；让一让，胖一胖。——《类修要诀》明·胡文焕

19. 事从容则有余味，人从容则有余年。——《呻吟语》明·吕坤

20. 善养生者，先除欲念。——《男女绅言》明·陈继儒

21. 琴医心，花医肝，香医脾，石医肾，泉医肺，剑医胆。——《幽梦续影》清·朱锡绶

22. 人生如天地，和煦则春，惨郁则秋。——《医述》清·程杏轩

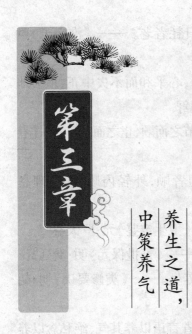

第三章

养生之道，中策养气

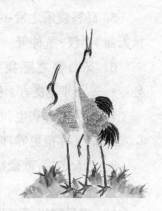

养生需要懂得爱气，养气。中医认为气是感应传递信息的载体。

"气聚则生，气壮则康，气衰则弱，气散则亡。"阴气（精、血、津、液）主物质，阳气（元气、卫气、宗气、营气、脏腑之气、经脉之气）主功能，阴阳二气相互转化。

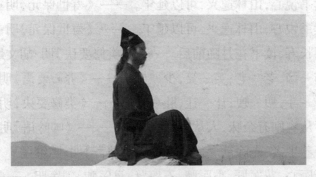

道士练气图

脏腑间各种生命信息，可以借助于气、经脉或三焦而相互传递，以保持其功能与内环境的协调统一。外部体表感受到的各种信息和刺激，也可通过气的感应而向内在的脏腑传导。如针刺、艾灸和按摩等刺激就是通过经络之气的感应，传递至内脏而发挥其整体调节作用的。

一、天地合气，产生生命

（一）人之生也，气之聚也

气是构成世界的本原，人也是由气构成的，《庄子·知北游》："人之生也，气之聚也，聚则为生，散则为死……通天下一气耳。"《论衡》："万物之生，皆禀元气。"

《素问·宝命全形论》讲得更直接："天地合气，命之曰人。"王冰注："气者，生之母也。"

中国古代哲学认为人是由气形成的，同时也认为人的一切活动离不开气。气运动不息，变化不止，将气的运动，称为气机；气机的运动形式，为升降出入；因为气的运动而产生的各种

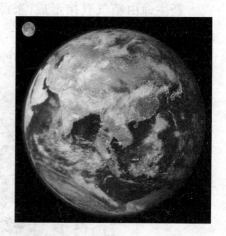

宇宙

变化，称为气化。所以《素问·五常政大论》说："气始而生化，气散而有形，气布而蕃育，气终而象变，其致一也。"《素问·六微旨大论》："出入废则神机化灭，升降息则气立孤危。故非出入，则无以生长化老已；非升降，无以生长化收藏。是以升降出入，无器不有。"气聚有形，气散无形，如果气散，生命也就没有了。所以《正蒙·太和》讲："太虚不能无气，气不能不聚而为万物，万物不能不散而为太虚。循是出入，是皆不得已而然也"。《景岳全书》也说："人之生死由乎气。"

《易传·乾·文言》说："同声相应，同气相求，水流湿，火就燥，云从龙，风从虎，圣人作而万物睹：本乎天者亲上，本乎地者亲下。"

人之所以能与自然界的万物相互沟通、传递信息，源于其物质构成的

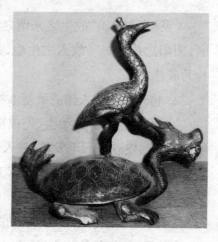

龟鹤长寿

基础是同源同构的;同类事物间存在着"类同则召,气同则和,声比则应"(《吕氏春秋·应同》)的关系。

(二) 气之所存,生命所在

1. 精气是人体生命的原动力

新生命由精气直接形成,来源于父母先天精气的相合;精气先身而生,具有遗传特性,形成原始胚胎,并转化为胚胎自身之精气,成为人体生长发育和繁衍后代的物质基础与原动力。

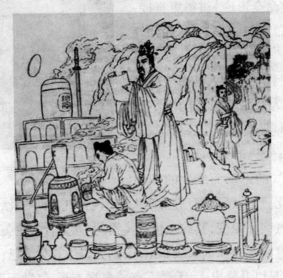

秦始皇求长生不老药

《灵枢·本神》:"故生之来谓之精,两精相搏谓之神。"张介宾讲:"两精者,阴阳之精也……故人之生也,必和阴阳之气、父母之精,两精相搏,形神乃成。"

2. 精气是构成人体的最基本物质

《灵枢·经脉》:"人始生,先成精,精成而脑髓生,骨为干,脉为营,筋为刚,肉为墙,皮肤坚而毛发长,谷入于胃,脉道以通,血气乃行。"

《灵枢·天年》:"血气已和,营卫已通,五藏已成,神气舍心,魂魄毕具,乃成为人。"

3. 精气是维持人体生命活动的最基本物质

《素问·六节藏象论》:"天食人以五气,地食人以五味。五气入鼻,藏于心肺，上使五色修明，音声能彰。五味入口，藏于肠胃，味有所藏，以养五气，气和而生，津液相成，神乃自生。"

4. 气是感应传递信息的载体

人体的各种生命信息，可通过升降出入气机的运行来感应和传递，外在的信息感应和传递于内在脏腑，内在脏腑的各种信息反映于体表，以及内在脏腑各种信息的相互传递，皆可通过体内的无形之气为载体进行感应和传递。

如生理上有所谓"心气通于舌"，"肝气通于目"等体内特殊的联系通道；病理上则借助于这些特殊通道，可以了解脏腑的虚实与病变。

二、气分元营卫宗中，生命活动全靠气

"与生之来谓之精"，就生命形成而论，有了"精"，才能形成并不断发生"升降出入"气化作用，则精在气先，气由精化。其中，先天之精可化为先天之气；后天之精所化之气与肺吸入的自然界的清气相合

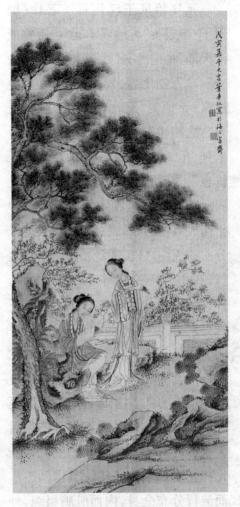

吸自然之清气

而为后天之气。先天之气与后天之气相合而为人体一身之气。人体的气，源于禀受于父母的先天精气和后天摄入的水谷精气与自然界的清气，通过肺、脾胃和肾脏等脏腑的生理活动作用而生成。

人体的气，由于其主要组成部分、分布部位和功能特点的不同，而又有各种不同的称谓：

（一）元气是生命之源，生命成于元气

元气，是人体生命活动的原动力，是人体最基本最重要的气。

元气始见于汉代哲学著作《鹖冠子·泰录》："天地成于元气，万物成于天地"；《论衡》："元气未分，浑沌为一"，"万物之生，皆禀元气"；《白虎通义·天地》："天地者，元气之所生，万物之祖也"。明代王廷相称"天地未判，元气混沌，清虚无间，造化六元机也"，是对汉代元气说的继承与发展。因此元气是在中国哲学术语中指构成万物的原始物质，常指天地未分前的混沌之气，或泛指宇宙自然之气，在中医理论或养生中指人的精神、精气，是人的根本之气，人体的正气，与"邪气"相对。

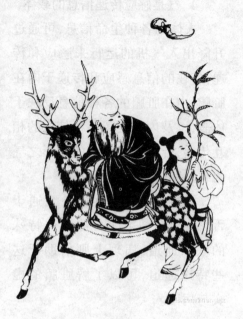

福禄寿

元气是由元精（父母之精）所化生，亦称"原气"，指人体组织、器官生理功能的基本物质与活动能力，西医学所称人体新陈代谢。其依靠后天水谷之精气的不断补充培育，才能发挥正常的生理作用。其借助三焦而流行分布全身，内而脏腑组织，外达肌肤腠理，从而推动人体的生长发育，温煦激发和推动各脏腑组织器官的生理活动，以及人体的生长、发育和生殖。

若先天禀赋不足，或久病劳损，使元气生成不足或耗损太过，则人体生长发育迟缓，各脏腑组织功能低下

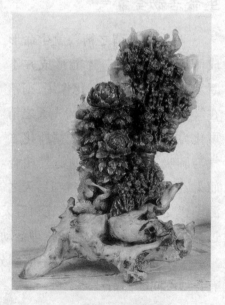

松鹤延年玉雕

而产生多种病变。

修仙一靠元神，二靠元气，性功能衰退，意味着元气衰退，故修仙之士，一定要先补亏损，恢复性功能。年轻人要爱惜元气元神，青少年时尽量不要同房，不思淫欲。一阳来复时，急听全身皮肤，分散注意力，令阳气散布全身，熏蒸五脏，或起身活动，使外阳平复。

免疫力依赖于人体的原动力——元气。中医认为，元气是生命之本，是生命之源，元气充足则健康，元气受损则生病，元气耗尽则死亡。元气决定着生命的全部，也就是说，元气充足免疫力就强，从而战胜疾病。如果人体元气不足或虚弱，就不能产生足够的抗体或免疫力去战胜疾病，甚至造成死亡。

后天造成元气大伤的因素有：①因外伤或手术失血过多，做过人工流产手术等；②精神压力过大；③过度的情绪波动，大悲、大怒等；④月经经血量过大、过多；⑤过度劳累，经常加班、熬夜等；⑥久病未愈。

元气不足的隐患有：①手脚容易冰凉，尤其是在冬季；②易脱发、白发；③子宫、卵巢、乳房易生囊肿、肌瘤、肿瘤；④尿急尿频，进入40岁以后，严重的会有小便失禁；⑤易得静脉曲张、腿肿、脚肿，或风湿、腰痛、骨质增生、耳鸣耳聋等；⑥出现精神恐惧、睡眠不安、凌晨腹泻等；⑦过早进入更年期和衰老。

（二）营气是后天之源，生存成长的基础

营气，是行于血脉中具有营养作用之气，由于它昼夜营运不休，故称

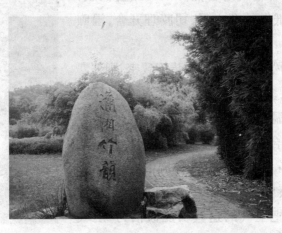

潇湘竹韵，自然之气

营气。以其富于营养,故又称"荣气"。营气又能化生血液,故常常"营血"并称。相对卫气而言,则卫属阳、营属阴,所以又称为"营阴"。

营气是由脾胃腐熟运化的水谷精气中的精粹部分和肺吸入的自然界的清气相结合而化生。营气产生后,进入脉中,循脉运行全身,内入脏腑,外达肢节,终而复始,营周不休。

(三) 卫气司开合,抵御外邪侵

卫气运行于脉外,具有护卫机体,不使外邪侵犯的作用,与营气相对而言属阳,故又称为"卫阳"。

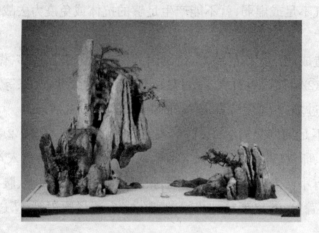

南天一柱

卫气由水谷精气与自然界清气结合而成,主要功能为:抵御外邪入侵,司腠理开合,温煦全身。

若腠理疏松,则外邪易入;腠理致密,则外邪难入侵。所以,多汗与易于外感,常常同时出现。

在调节体温方面,卫气的温煦作用必须与卫气司腠理之开合相互协调。卫气的温煦作用能增高体温,随着温煦作用增高体温的同时,由于卫气的发泄,腠理开而汗出,出汗则能降低体温。《灵枢·本脏》把卫气的这些功能概括为"卫气者,所以温分肉,充皮肤,肥腠理,司开合者也。"

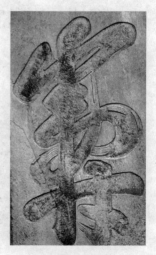

蓬莱之寿

卫气亏损、营卫不固的人,会常常感冒,如遇到这样的情况,可以服用"玉屏风散(口服液、胶囊、片剂),玉屏风由黄芪、防风等药组成,可以增强卫气,提高免疫力,防止感冒。

(四) 宗气为气海,主呼吸行气血

宗气,又名大气,是积于胸中之气。胸中又称"膻中",因为膻中是全身气最集中的地方,故亦称为"气海"。

宗气由肺吸入的清气与脾胃运化而生成的水谷精气相互结合而化生。因此,肺的呼吸功能与脾的运化功能是否正常,对宗气的生成与盛衰,有直接的影响。实际上,宗气是合营卫二气而成。所以说:营卫之所合也,积于气海,行于气脉之中,故"宗气者,出于肺,而以息往来者也"(《读医随笔·气血精神论》)。

宗气的功能,主要有两个方面:一是走息道以行呼吸。凡语言、声音,呼吸皆与宗气有关。若语言清晰,声音洪亮,呼吸和缓而节律均匀,是宗气较充盛的表现;反之,若语言不清,声音微弱,呼吸短促,乃是宗气不足之征兆。二是贯心脉而行气血。凡气血的运行,经脉的搏动,皆与宗气有关。若脉搏和缓,节

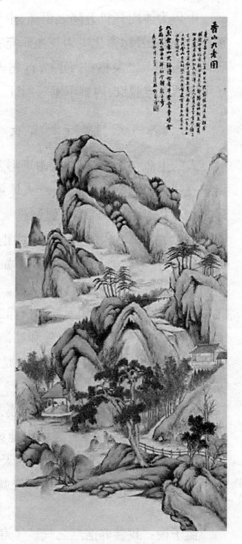

香山九老图

律均匀而有神,表示宗气较充盛;如脉来躁动,至数不规则,或微弱无力,或躁动散大,则是宗气不足之征。

51

(五) 中气居中焦,起协调作用

中气,即中焦之气。因脾胃位居于中焦,故主要把脾胃之气称作"中气"。中气由脾胃之气结合其运化产生的水谷精气组成。主要功能:一是司气机升降;二是促进脾胃运化;三是化生营卫气。

中焦为体内气机升降之枢纽,中气充沛且升降和谐有度,则水谷纳运正常,可使水谷精微化生为气血而充养全身。故"中气不足,溲便为之变,肠为之苦鸣"(《灵枢·口问》),首先表现出脾胃纳运障碍。若中气下陷,还可导致久泄脱肛,内脏下垂等病证。此时,可以服用"补中益气丸"。

三、养气之法,行之有效

人的生命在于神,而神依附于形,形又依附于气,气旺人体就健康,气衰人体就衰弱。形气相互依存,全在调养。假如精气没有依附,六神无主,那么人的生命便会终止。血由气生,气由神全。神藏于心,养心不如寡欲。

人由气生,气由神住,养气全神。在万物之中,需要保全的莫过于元气。摄养之道,没有比内守精神、充实机体、培养和顺畅舒适的气更为重要的。保护身体的方法,是在平时安不忘危。

春夏秋冬,四时阴阳不停地转换,人生病就是起于耗用过多。五脏禀承天地灵气,都

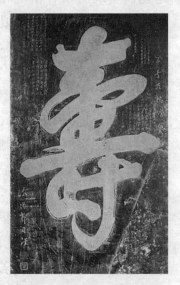

寿字

有它们自然的天性。不顺应它们的天性却强行使用,用得过多,就会生病。善于养生的人,保守真元,外部邪气就不能侵害身体,所以,善于服药还不如善于保养。

孟子说:"我善养浩然之气。"《寿世保元·摄养》说:"第一,少言语,养肺气;第二,戒色欲,养精气;第三,薄滋味,养血气;第四,咽津液,养脏气;第五,莫嗔怒,养肝气;第六,美饮食,养胃气;第七,少思虑,养心气。"

汉王充《论衡·道虚》:"世或以老之道可以度世,恬淡无欲,养精爱气。"三国魏嵇康《答难养生论》:"若比之于内视反听,爱气啬精,明白四

达，而无执无为，遗世坐忘，以窃性全真，吾所不能同也。"

《韩非子·解老》息力以生气的人雄健，叫做"有气力"。由此可见"力"与"气"原本是相通的，"力"从"气"中生出。凡叫喊、跳跃、歌啸、狂舞、奔逸、快走之类，都是用"力"来从事的，有可能损伤"气"。清·曹庭栋《老老恒言·见客》、明·高濂《遵生八笺》说：人在行走时，不要与人讲话，想说话时须停住脚步，否则使人失气。行走就会引起动气，又开口说话以泄气，气就会断续失调了。

孟子的"蹶趋动心"，提出了养气的方法，行走时须慢而稳健，站立时须身定而恭，坐时须端正挺直，说话声音须低而温和。一举一动，都须端庄祥和，闲适安泰，当在运动中平和稳，使己身常在太和元气、道家境界里。这样长久实行，自有圣贤前辈之气象。〔明〕袁黄《摄生三要·养气》：气，宜柔和，不宜强硬；宜顺畅，不宜逆结；宜静定，不宜错乱；宜汇聚，不宜散发。

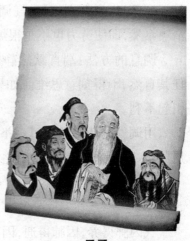

孟子

保养生命一定要知道大怒、大欲和大醉三戒。三者只要有一样存在，就得提防损失真气和元气。

故道家最忌发怒。发怒时，则气强硬而不柔和，逆结而不顺畅，错乱而不定位，发散而不汇聚。如果强用怒气，则令人发咳。所以学道的人，

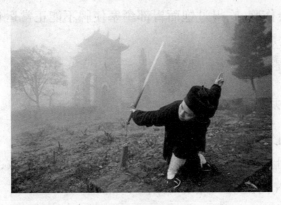

道家晨练练气

使其气顺畅如光风霁月、景星庆云，无一毫乖戾之气，而后可练功。内心安静，呼吸自然会得到调节，安静的时间久了，呼吸就自会平定。

精、气、神是人体内部三宝，眼、口、耳是人体外部三宝。经常使内三宝不受外界事物扰动而外溢，外三宝就不蛊惑内心而使内心受到干扰。不要使形体受到劳累，不要使精气受到骚扰，不要使自己思虑重重，用少思虑来养神，寡嗜欲来养精，少言语来养气。

虚劳妙法，凡是劳心劳力的人，须时时偷闲歇息，以保养既耗的元气。气根源于息，息调则气调，气调则一身之中无不流通四达，百脉安和，神情清爽泰然，即使劳力也不是很烦苦。

调息的方法：端直默然静坐，随境澄心，口眼都闭上，鼻中慢慢呼吸，任其自然，不得刻意思维。如果用力太重，反而使本来不静的真气窒息而引起不利。

用调气的药来调血可一举两得，用调血的药来调气则不可以。当归、川芎、木香、官桂、厚朴、香附之类的药，既可调气，又可养血。

四、养脾以养气，养气为养生

气因脾得养，因肺得通，因肾得泄，因心而役，因肝得以常生。

如果心脏虚弱，气入为荡；肺脏虚弱，气入为喘；肝脏虚弱，气入目昏；肾脏虚弱，气入腰痛。

唯独脾脏不是这样，如果脾受食不消化，气就会一天天衰弱下去，哪里还能有多余的气来进入虚弱的脏腑呢？因此脾对于人身关系太大了。思虑过度就会伤脾，吃得过饱而胃部壅塞使脾不能正常运化，也会伤脾。所以养脾也就是养气。

养气，乃是养生的第一要义。

五、百病生于气

1. 情绪对气的影响

"怒则气上，喜则气缓，悲则气消，恐则气下，寒则气收，炅则气泄，惊则气乱，劳则气耗，思则气结"。《素问·举痛论》

（1）怒则气上，发怒，气会往上走，有脑梗病的人，不能发怒。气往上一憋,脑血管会破裂。如在家里,有一个急救的办法,可十指放血,用针把十个手指尖扎破,缓释一下头部的压力。把血行补井,这些都是井穴,给宣开了,减轻头部压力。有人因气往上走,胃气不降,就会呕血。气往上走,下边就会飧泄,大便不成形,或者食谷不化。

(2) 喜则气缓,缓,通假字,涣散的意思,过喜,气就散掉了。过喜或过恐会严重影响人的生命,被吓死或大笑而亡。历史上,牛皋听说杀了金兀术后,因高兴大笑而亡。一般心梗的人,在犯病前,都有心气外散的相,都好像过度高兴的样子。要常回家看看,不要逢年过节才回去,老人会喜则气缓,再吃点好东西,脾胃的气就不够了,易盗心气,马上心脏病就容易发作。

(3) 悲则气消,如果过分悲伤的话,气就可以往下消沉,有时会出现短气无力的现象。人哭以后,气就会短。

(4) 恐则气下,过恐受到惊吓,上焦就完全闭住了,下焦就整个开开了,有人被吓得尿裤子或拉在裤子里。

(5) 寒则气收,如果过冷,人体的气就会往里收,人体末梢四肢就会冰冷。

(6) 炅则气泄,炅,热的意思。过热的话,气机宣散出来,气就会散掉。

(7) 惊则气乱,胃病病人,有的会有"闻木声则惕然而惊"的症状。木克土,因为胃有病,听到木声会很害怕。惊恐病与胃经、肾经有关。肾病会"心惕惕如人将捕之",肾精不足造成的恐惧。

精神病在《黄帝内经·灵枢·经脉》篇中,最明显的表现是在胃经病上。如果得了胃经病实症的话,就叫登高而歌,弃衣而走。中医讲五声,发呻吟是肾的声音;老唱,是中央脾胃的声音。严重的会裸奔。

(8) 劳则气耗,烦劳过度,汗全出来了,会造成气的消耗。

(9) 思则气结,如果过思,气就会凝聚,就会不通,就会影响消化,脾胃会出问题。

2. 情绪对脏腑的伤害

怒伤肝、喜伤心、思伤脾、忧伤肺、恐伤肾。《素问·阴阳应象大论》

怒伤肝、喜伤心,大怒可以伤肝,在日常生活中,一定要节制自己的情绪,不能让它任意泛滥。过喜的话就会伤及心,喜则气缓。

思伤脾,过思的话就会伤脾胃,吃不好,睡不香。

忧伤肺,过忧的话,就会伤肺气,林黛玉就属于忧伤肺。

恐伤肾，过恐就会伤肾。

3. 情志克制法

中医采取情志生克法，实际上还是用的五行的方法。

喜胜悲；悲胜怒；恐胜喜；怒胜思；思胜恐。

喜胜悲，高兴就能够战胜悲伤，喜是主火，悲是主金，火克金。

悲胜怒，用悲伤来战胜至怒。对大怒的人，告诉他一个悲伤的消息。

恐胜喜，恐惧可以战胜过喜过散的心。范进中举后因过度欢喜而发疯，他的屠夫老丈人打他一巴掌，范进就因恐惧而不再过喜，恢复了常态。

怒胜思，如果思虑太过，就激怒他。《华佗传》中，有一个人思虑过度，造成身体里有瘀血。华佗就多收其货而不加治，多收礼，不治病，最后还留书骂之，写了一封信骂他不仁不义。这个人本来因为思而得的病，这下子怒则气上，把胃中的瘀血一下子壅上来了，然后哗一下吐掉，病从此而愈。

思胜恐，思虑可以战胜恐惧。习惯可以战胜恐惧。把问题想清楚了，一般来讲就不害怕了。土克水，恐是属于水，土是脾，是思，脾主思。

六、气虚需补气，补气有良药

（一）气虚常出现，可用补气药

补气药是指具有补气作用，以治疗气虚证为主的中药。气虚证是脏腑组织功能减退所表现出的证候。常由久病体虚，劳累过度，年老体弱等因素引起。补气药性多甘温或甘平，能补益脏腑之气，特别是肺、脾之气，故多归脾、肺二经。

脾主运化，为气血生化之源，脾气虚则食少纳呆，脘腹虚胀，大便溏薄，肢体倦怠，少气懒言，面色萎黄，甚则浮肿、脱肛、脏器下垂。肺主一身之气，肺气虚则少气懒言，语音低微，动则喘乏，易出虚汗等。临床当根据辨证，选取有针对性的药物。兼阴虚或阳虚者，当与补阴药或补阳药同用。因气能生血、摄血，故补气药还可用于血虚证或出血证。

使用补气药时，可适当配伍理气药同用，因补气药性多壅滞，易致中满。而对脾胃虚弱，虚不受补者，常配伍健脾和胃药同用。

1. 人参

人参为五加科植物人参的根。主产于辽宁、吉林、黑龙江。野生者名

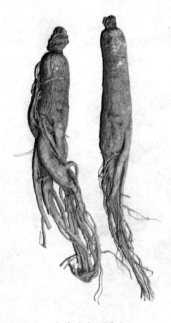

人参（生晒参）

"野山参"，简称"山参"；栽培者称"园参"。鲜参洗净后干燥者称"生晒参"；蒸制后干燥者称"红参"；焯烫浸糖后干燥者称"糖参"或者"白参"；加工断下的细根称"参须"。

【性味归经】甘、微苦，微温。归心、肺、脾经。

【功效与应用】

(1) 大补元气，用于气虚欲脱。人参是补气固脱第一要药。可用于大失血、大吐泻或久病、大病所致之气虚欲脱、脉微欲绝的重症危候，可单用人参浓煎频服，即独参汤。若兼见四肢逆冷，阳气衰微者，可合附子以回阳，即参附汤。若兼见汗多口渴，气阴两伤者，可合麦冬、五味子以益气养阴，即生脉散。

(2) 补脾益肺，用于肺、脾气虚证。治肺气虚弱之短气喘促，声微懒言，易出虚汗等，常配黄芪、五味子同用；治脾气虚弱之倦怠乏力，食少便溏等，常配白术、茯苓、甘草等同用，如四君子汤。若肺肾两虚之咳喘，则需补肺纳肾，以人参配伍蛤蚧或核桃仁同用。

(3) 生津止渴，用于热病气津两伤及消渴。治热病气津两伤，身热汗多，

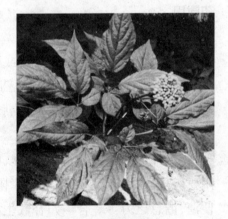

人参原植物图

口渴脉虚，常配石膏、知母等同用，如白虎加人参汤；治消渴，可合生地、玄参、麦冬等养阴生津之品同用。

2. 党参

党参为桔梗科植物党参、素花党参或川党参的干燥根。切片，生用。野生者以山西五台山质量最好，叫"台党参"。

【性味归经】甘，平。归脾、肺经。

【功效与应用】

（1）补中益气，用于肺、脾气虚证。党参补中益气，常合黄芪、白术等同用，治中气不足之食少便溏，体虚倦怠等。其又能补肺气，可伍黄芪、五味子等同用，治肺气虚弱之咳嗽气促、语声低微等。

（2）补气生津，用于气津两伤之气短口渴。可与麦冬、五味子等生津药同用。

（3）益气生血，用于血虚或气血两虚之面色萎黄、头晕心悸等。常与当归、熟地等补血药同用。

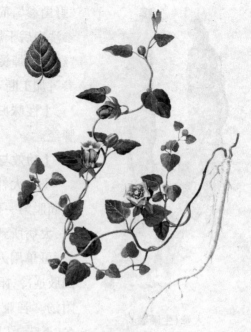

党参原植物

3. 黄芪

黄芪，为豆科植物蒙古黄芪或膜荚黄芪的根。生用或蜜炙用。产于山西绵山者，称"绵黄芪"，为道地药材。

【性味归经】 甘，微温。归脾、肺经。

【功效与应用】

（1）补气升阳，用于脾胃气虚、中气下陷及肺气虚证。黄芪为补气升阳要药，擅补脾、肺之气，又善升举阳气。合白术或人参，治脾胃气虚，食少便溏，倦怠乏力等。合当归补气生血，治气虚血亏，即当归补血汤。合附子补气助阳，治气虚阳衰，畏寒多汗；合人参、白术、升麻等同用，可治中气下陷，久泻脱肛，脏器下垂，如补中益气汤。合人参、龙眼肉等，治气不摄血的便血、崩漏，如归脾汤。合人参、五味子等，又治肺气虚弱，短气喘咳。

（2）益卫固表，用于表虚卫外不固之自汗，易感冒者。本品既补肺气，又益卫气，能固表止汗。治表虚自汗常配白术、防风同用，如玉屏风散。此外，亦可用于阴虚盗汗，但须与生地、黄柏等滋阴降火药同用，如当归六黄汤。

4. 白术

白术，为菊科植物白术的根茎。生用或土炒、麸炒用。炒至黑褐色，称焦白术。浙江于潜天目山产者称"于术"，是道地药材。

【性味归经】苦、甘，温。归脾、胃经。

【功效与应用】

(1) 补气健脾，用于脾胃气虚证。白术专入脾胃，为补气健脾要药。常配伍人参、茯苓、甘草等，治脾虚气弱之食少便溏、脘腹胀痛、倦怠乏力等证，如四君子汤。若脾胃虚寒，脘腹冷痛，大便泄泻者，配伍人参、干姜、甘草同用，即理中丸。与枳实同用，即枳术丸，消补兼施，用于脾胃虚而有积滞者。

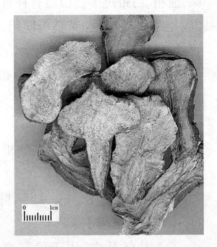
白术

(2) 固表止汗，用于脾虚气弱，肌表不固之自汗、盗汗之证。可配伍黄芪等同用，如玉屏风散。经适当配伍，亦可用于阴虚盗汗。

5. 山药

山药，为薯蓣科植物薯蓣的根茎。生用或麸炒用。产于河南新乡者，称"怀山药"，为道地药材。

【性味归经】甘，平。归脾、肺、肾经。

【功效与应用】

(1) 补气健脾，用于脾虚气弱，食少便溏或泄泻。山药补脾气，益脾阴，且兼涩性，有止泻之功。常配伍人参、白术、茯苓等同用，如参苓白术散。

(2) 补肺养阴，用于肺虚喘咳。山药补肺气，养肺阴，可配伍党参、麦冬、五味子等同用治肺虚久咳虚喘。

(3) 补肾固精，用于肾虚遗尿、尿

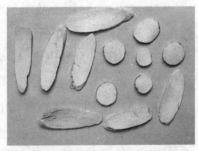
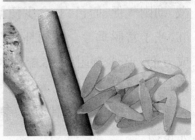
山药饮片

频、遗精、白带过多。山药有补肾之功，且能缩尿涩精止带。治肾虚遗精，以本品配伍熟地、山茱萸等同用，如六味地黄丸。治肾虚遗尿、尿频，合益智仁、乌药等同用，如缩泉丸。治肾虚不固之白带过多，多合熟地、菟丝子、山茱萸等补肾收涩之品。若白带过多因于脾湿者，多配伍党参、白术、茯苓等健脾利湿药同用。

6. 甘草

甘草，为豆科植物甘草、胀果甘草或光果甘草的根及根茎。生用或蜜炙用。

【性味归经】 甘，平。归心、肺、脾、胃经。

【功效与应用】

（1）益气补中，用于脾气虚弱之食少便溏、倦怠乏力及心气不足之心动悸、脉结代。治脾气虚，常作辅助药，须配伍人参、白术等补气之品同用，如四君子汤。治心气虚，作主药，配伍人参、阿胶、桂枝等同用，如炙甘草汤。

（2）祛痰止咳，用于咳嗽气喘。缓急止痛，清热解毒，调和药性。

（二）倦怠乏力气虚者，需要服用补气方

补气剂，适用于脾肺气虚证。症见肢体倦怠乏力，少气懒言，语音低

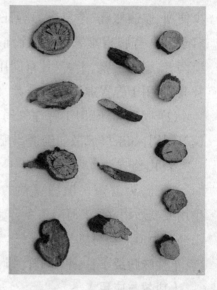

甘草饮片

微，动则气促，面色白，食少便溏，舌淡苔白，脉虚弱，甚或虚热自汗，或脱肛，或子宫脱垂等。常用补气药如人参、党参、黄芪、白术、甘草等为主组成方剂。若兼湿阻者，常配利水渗湿药如茯苓、薏苡仁等；若兼气滞者，配伍行气药如木香、陈皮等；若气虚下陷、内脏下垂者，佐以升提药如升麻、柴胡等。代表方如四君子汤、参苓白术散、补中益气汤、生脉散、玉屏风散、完带汤。

1. 四君子散

【组成】人参去芦9克，白术9克，茯苓去皮9克，甘草炙6克

【用法】上为细末。每服二钱(15克)，水一盏，煎至七分，通口服，不拘时候；入盐少许，白汤点亦可(现代用法：水煎服)。

【功用】益气健脾。

【主治】脾胃气虚证。面色萎白，语声低微，气短乏力，食少便溏，舌淡苔白，脉虚弱。

2. 参苓白术散

【组成】莲子肉去皮，一斤(500克)，薏苡仁一斤(500克)，缩砂仁一斤(500克)，桔梗炒令深黄色，一斤(500克)，白扁豆姜汁浸，去皮，微炒，一斤半(750克)，白茯苓二斤(1000克)，人参二斤(1000克)，甘草炒，二斤(1000克)，白术二斤(1000克)，山药二斤(1000克)

【用法】上为细末。每服二钱(6克)，枣汤调下。小儿量岁数加减服之(现代用法：作汤剂，水煎服，用量按原方比例酌减)。

【功用】益气健脾，渗湿止泻。

【主治】脾虚湿盛证。饮食不化，胸脘痞闷，肠鸣泄泻，四肢乏力，形体消瘦，面色萎黄，舌淡苔白腻，脉虚缓。

3. 补中益气汤

【组成】黄芪病甚、劳役热甚者，一钱(18克)，甘草炙，五分(9克)，人参去芦，三分(6克)，当归酒焙干或晒干，二分(3克)，橘皮不去白，二分或三分(6克)，升麻二分或三分(6克)，柴胡二分或三分(6克)，白术三分(9克)

【用法】切片，都作一服，水二盏，煎至一盏，去滓，食远稍热服(现代用法：水煎服。或作丸剂，每服10~15克，日2~3次，温开水或姜汤下)。

【功用】补中益气，升阳举陷。

【主治】

①脾虚气陷证。饮食减少，体倦

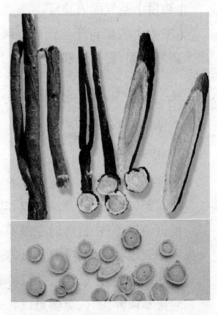

黄芪饮片

肢软,少气懒言,面色萎黄,大便稀溏,舌淡脉虚;以及脱肛,子宫脱垂,久泻久痢,崩漏等。

② 气虚发热证。身热自汗,渴喜热饮,气短乏力,舌淡,脉虚大无力。

4. 生脉饮

【组成】 人参五分(9克),麦门冬五分(9克),五味子七粒(6克)

【用法】 长流水煎,不拘时服(现代用法:水煎服)。

【功用】 益气生津,敛阴止汗。

【主治】

① 温热、暑热,耗气伤阴证。汗多神疲,体倦乏力,气短懒言,咽干口渴,舌干红少苔,脉虚数。

② 久咳伤肺,气阴两虚证。干咳少痰,短气自汗,口干舌燥,脉虚细。

5. 玉屏风散

【组成】 防风一两(50克),黄芪蜜炙,白术各二两(各100克)

【用法】 切片,每服三钱(9克),用水一盏半,加大枣一枚,煎至七分,去滓,食后热服。(现代用法:研末,每日2次,每次6~9克,大枣煎汤送服;亦可作汤剂,水煎服,用量按原方比例酌减)。

【功用】 益气固表止汗。

【主治】 表虚自汗。汗出恶风,面色㿠白,舌淡苔薄白,脉浮虚。亦治虚人腠理不固,易感风邪。

七、养气养生锦囊妙句

(一) 养气养生歌谣

1. 养生十二气歌

多读书以养胆气,少忧虑以养心气,

戒发怒以养肝气,薄滋味以养胃气,

惟谨慎以养神气,顺时令以养元气,

须慷慨以养浩气,胸豁达以养正气,

傲冰霜以养骨气,当忍让以养和气,

应谦恭以养锐气,莫懈怠以养志气。

2. 蓄养八气

少思虑，以养心气；寡色欲，以养肾气；

勿妄动，以养骨气；戒嗔怒，以养肝气；

薄滋味，以养胃气；省语言，以养神气；

多读书，以养志气；顺时令，以养元气。

（二）养气养生锦句

1. 虚邪贼风，避之有时，恬淡虚无，真气从之，精神内守，病安从来。——《素问·上古天真论》春秋

2. 邪之所凑，其气必虚。——《素问·评热病论》春秋

3. 正气存内，邪不可干。——《素问·遗篇刺法论》春秋

4. 养生之大者，乃在爱气，气从神而成，神从意而出。——《春秋繁露》西汉·董仲舒

5. 气有一息之不运，则血存一息之不行。——《仁斋直指方论》宋·杨士瀛

6. 血气者人之神，不可不谨养也。——《素问玄机原病式》金元·刘完素

7. 胃虚则五脏六腑、十二经、十五络、四肢皆不得营运之气，而百病生焉。——《脾胃论》金元·李杲

8. 人之气道贵乎顺，顺则津液流通，决无痰饮之患。——《丹溪心法》元·朱震亨

9. 气欲柔而不欲强，欲顺而不欲逆，欲定不欲乱，欲聚不欲散。——《摄生三要》明·袁坤仪

10. 养内者，以恬脏腑，调顺血脉，使一身之流行冲和，百病不作。——《寿世保元》明·龚廷贤

11. 养气者，须从调息起手。——《摄生三要》明·袁坤仪

12. 聚精在于养气，养气在于存神。神之于气，犹母之于子也。——《摄生三要》明·袁坤仪

13. 多饮酒则气升，多饮茶则气降，多肉食则气滞，多辛食则气散，多咸食则气坠，多甘食则气积，多酸食则气结，多苦食则气抑。——《养生肤语》明·陈继儒

14. 精足则血足而发盛。——《类经》明·张景岳

15. 生身以养寿为先,养身以却病为急。——《遵生八笺》明·高濂

16. 发为血之余,血虚则发落。——《景岳全书》明·张景岳

17. 人之生也,全赖乎气,血脱而气不脱,虽危犹生。——《血证论》清·唐容川

18. 四时百病,胃气为本。——《疫疹一得》清·余师愚

19. 人借气以充其身,故平日在乎善养,所忌最是怒。——《老老恒言》清·曹庭栋

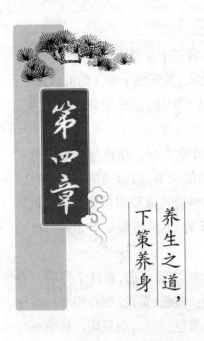

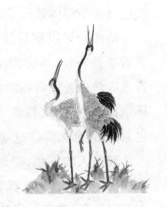

导引、气功、按摩共同成为动形养生的三大支柱。

一、形体不同，寿夭各异

黄帝与伯高谈论形体与寿夭时，认为：形体与元气相称的会长寿，不相称的会夭亡。皮肤与肌肉相适应的会长寿，不适应的会夭亡。血气经络的充盛胜过形体的会长寿，不能胜过形体的会夭亡。形体充实而皮肤柔滑的能长寿，形体充实但皮肤却很坚紧的人会短寿。形体充实而脉象坚大的人康顺；形体充实而脉象弱小的说明气已经衰弱，气衰了也就危险了。形体充实而面部颧骨不能突起的人，骨骼必小，骨骼小的人短寿。形体充实而肌肉坚实、分理明晰的肉坚，肉坚就会长寿；形体充实却显肥胖的肉脆，肉脆就会短寿。这是上天所决定的，所以

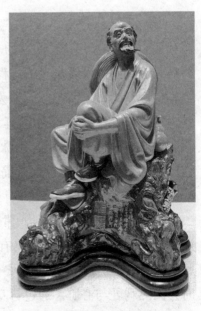

渔翁劳逸结合图

依据形与气的情况，可以判断人寿命的长短。

面部肌肉陷下，四周骨骼显露的人，不满三十岁就可能会死去。如果再加上得病，那就活不到二十岁了。无病的人，其气强于形体的可以长寿；有病的人，形体肌肉极度消瘦，如其气胜过了形体，必死无疑。但因为元气已衰而使形体胜过了元气，也是危险的。

从面色可以察看健康，面色是精气的外在表现。赤色应该像白绸里裹着朱砂一样，不应像赭石；白色应该像鹅的羽毛，白而光洁，不应像盐；青色应该像苍璧青而润泽，不应像青靛；黄色应该像罗绢包裹着的雄黄那样黄而明润，不应像黄土；黑色应该像重漆的，不应像炭。假如五色极败之象显露，那么寿命也就不长了。

观察人的气色，应当在早晨鸡鸣的时候，洗脸之前，在灯下察看。春季面部呈青色、红色，是健康的；如果呈黑色、白色、黄色，则有疾病。夏季面部呈红色、黄色，是健康的；如果呈青色、黑色、白色，则有病。秋季面部呈白色、黑色，是健康的；呈黄色、红色、青色，则有病。冬季面部呈黑色、青色，是健康的；呈白色、黄色、赤色，则有病。

二、生命在于运动，护理可以养生

"流水不腐，户枢不蠹"，"生命在于运动"。运动可以促进身体的新陈代谢，增强各个系统、器官的功能和整个机体的活力，从而提高人体的防病、抗病能力，延缓衰老的过程。

中医认为，发为血之余，头发与血液相关联，一天梳一次头，能活动血气。耳朵与肾相关联，经常揉耳，能补肾气。头顶与骨髓相关联，善于养护头顶，能温暖脊髓。指甲与筋脉相关联，指甲红润有色泽，表明筋脉通畅，有人认为不剪指甲，可以保全筋脉之气。说话时牵动中气，因此少说话才能养气。

人吃饱有助于保养耳力，常常闭目有利于保养目力，经常做屈伸运动能保养手臂和手指，经常走路有助于对大腿与脚趾的保养。夏天要让内脏清凉，冬天要使内脏温暖。冬天睡觉时宜温暖背沟与腹下部，夏天睡觉时宜温热胸乳与心脏。通过自身的调节和护理，可以养护好自己的身体，让身体与天地有机地融为一体，有助于健康。

在长期的保健历史中，形成了许多养生保健谚语：

返老还童灵丹药，不如经常把步跑。手舞足蹈，九十不老。

铁不炼不成钢，人不活动不健康。

人怕不动，脑怕不用。运动运动，病魔难碰。

天天散步，不进药铺。一勤生百巧，一懒生百病。

运动贵在恒，饮食贵有节。健康能长寿，长寿要健康。

身体锻炼好，八十不服老；身体锻炼差，四十长白发。

三、闻鸡而起舞，早晨锻炼好

古人"闻鸡起舞"，开始锻炼身体。传统上也是以早上起来锻炼好，但在近几十年，一些报纸杂志常有人撰文论述，晚上锻炼比早上锻炼好，其主要理由为：光合作用是植物在有光的情况下进行的，晚上没有光，所以植物不进行光合作用，植物经过一夜的新陈代谢，呼出大量的二氧化碳，因此早晨的二氧化碳浓度相对高一些，对人的健康不利。

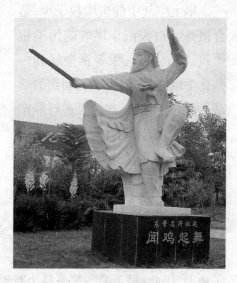

闻鸡起舞

提出植物不能在晚上无光的条件下进行光合作用，而导致早上空气中含氧最低，是对"光合作用"望文生义，是对光合作用一知半解而想当然的推理。

光合作用是指绿色植物通过叶绿体，利用光能，把二氧化碳和水转化成储存着能量的有机物，同时释放出氧的过程。

$$12H_2O + 6CO_2 + 光 \rightarrow C_6H_{12}O_6(葡萄糖) + 6O_2\uparrow + 6H_2O$$

水 + 二氧化碳在光照条件下在叶绿体中合成淀粉并放出氧气。

光合作用由光反应和暗反应两个阶段组成，光反应是在叶绿体内的类囊体上进行的，是光合作用第一个阶段，必须有光能才能进行，故叫光反应阶段。暗反应是在叶绿体内的基质中进行的，是光合作用第二个阶段中的化学反应，不需要光就能发生的反应，这个阶段叫做暗反应阶段，因此，在白天和晚上都可以进行暗反应。光合作用所释放的 6 个氧中，有 4 个来自于暗反应。

通过以上分析可以得知，植物在白天和晚上产生的氧气其实是没有太多的区别的。而人和所有的动物，在白天活动量大，所需要的氧气多，且人的白天活动，如燃烧做饭、烧锅炉、汽车运行、内燃机的燃烧等都需要耗费很多的氧气，通过一天的劳作，空气中的氧消耗较大，因此到了晚上，空气中的氧含量相对是低的。而在晚上人和动物活动较少，需要消耗的氧气较少，而较少有一些燃烧损耗氧气，通过一个晚上暗反应的释放氧气，因此，早上空气中含氧浓度相对较高，比较适合锻炼。

早上空气中的尘埃粒子少，适合锻炼。白天汽车尾气的污染很严重，能放出铅、汞等重金属和一些化学废物，在白天，人、动物的活动，许多施工都是在白天进行能产生许多尘埃，因此白天会使更多的可见或不可见的尘埃粒子悬浮在空中，而有一些细菌会吸附在这些尘埃粒子上，人在白天或傍晚锻炼时，呼吸较深，会使这些细菌和尘埃粒子进入肺的深部，给人造成伤害。

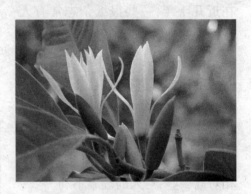

黄角兰早上更清新

而这些悬浮在空中的尘埃粒子经过一夜的沉降，到了早晨，几乎都沉降到了地上，因此，早上的空气是最为新鲜、清洁的，故适宜锻炼。

早上锻炼有利于减肥。人在早晨一觉醒来的时候，已经把昨晚吃进去的食物消耗得差不多了，这个时候不吃饭去锻炼，为锻炼提供的能量不是直接来自于对食物的分解代谢，而是分解贮藏的淀粉或脂肪，俗称"燃烧"脂肪，这时就使减肥成为可能。所以早晨运动对减肥、对防治脂肪肝有特殊的好处。因此，早晨锻炼更有利于健康。

四、养身如治国，防患于未然

养身如治国，一个人的身体，就像一个国家。胸腹好比宫室，四肢好比国境，骨节好比百官，心神是国君，血是大臣，气是民众。所以懂得管理身体，就像一个国君管理国家一样的重要。

安邦定国的要旨在于爱护人民群众，保养身体的要旨在于养气。民众流离失所时国家就会灭亡，元气衰竭耗尽时身体就会死亡。人死后不能复生，国家灭亡则一无所有。所以高明的人总是消除祸患于发生之前，治疗疾病于未病之先，在无事之前医治，不在患病之后追悔。国家民众易于安居乐业而患于动乱，人身之气是难以清纯而易于混浊。所以保全国家就要加强法制管理，培固人身血气就要割弃不良嗜欲。然后能够将身体阴阳合二为一，三魂七魄各守其位，百害不侵，延年益寿。

五、头部保健方法很多，梳发叩牙吞津擦面

头发应该经常梳理，牙齿应该经常相互轻叩，唾液应该常常咽下，气应该常常清炼，手应该常摩擦面部。

（一）发的保健，宜多梳理

发宜多梳，梳理头发，可以使血液不会滞流，头发不易脱落，还能散除风湿。思虑太过，就会耗损精神，引起气虚、败血、鬓发斑秃。在晚11点至凌晨1点或上午11点至下午1点紧握拳头端坐，静心凝神，什么也不要想，两眼运光，上视泥丸穴（眉间入内三寸之处），意念追摄阴阳二气，从尾闾关向上升，然后下降，返还元海。每次这样运行九遍。久而久之，就会心神完足，气血充盈，头发也可转黑了。逍遥子说："神气冲和精自全，存无守有养胎仙。心中念虑皆消灭，要学神仙也不难。"

按摩养发，先摩擦两掌，使两掌发热，然后用发热的手掌擦拭双眼。擦拭双眼后又顺手梳理头发，像用梳子梳头一样。两只臂膀也互相换手按摩。这可使头发不白，经脉不外浮。

头发适宜多梳，而不宜多洗。在有风吹来时洗头，易防患头风病，到年老时，头发稀少，就更应少洗头了。

（二）面部保健，手若常在面

脸要常洗，早晨起来先洗脸，饭后、午睡后、黄昏后也要洗脸，要养成习惯。面部是五脏的外在表现，经常洗脸，可以加强五脏功能。

《太素经》上说："手宜常在面"，就是指常常用两手摩擦脸部。经常按

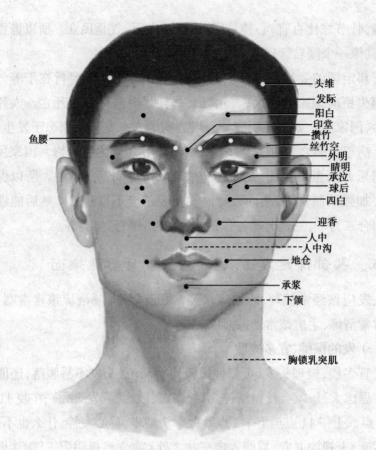

头维
发际
阳白
印堂
攒竹
丝竹空
外明
睛明
承泣
球后
四白
迎香
人中
人中沟
地仓
承浆
下颌
胸锁乳突肌
鱼腰

头面部按摩穴位图

摩面部，使面部富有光泽，搓热手心，反复擦拭前额，这叫"修天庭"。每天在发际摩熨七遍，面上自然光泽。

脸色憔悴，多因心思过度、劳碌过度所致。每天清晨静坐闭目，静心凝神，运行神气，从里到外，冲目而出。两手搓热，拂面七次，再以口中鼓漱之津液涂于面上，搓拂数次。这样做半个月后，可见皮肤光润，容颜富有色泽，与以前大不一样。

逍遥子说："寡欲心虚气血盈，自然五脏得和平。衰颜仗此增光泽，不羡人间五等荣。"清心寡欲，使血气充盈，自然五脏就得和平。衰老了的容颜，凭这搓涂美颜术，可以增光添彩，而不去羡慕别人的富贵。

（三）耳部保健，聪耳防病

耳朵是人体中掌管听觉和平衡的器官，是人体信息的传感器之一，耳部的穴位分布众多，这些穴位的存在也影响着人体的功能，因此古人创制了对耳部的保健按摩。

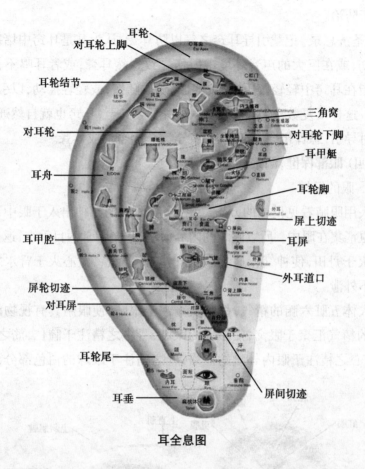

耳全息图

　　养生家抱朴子认为可以通过如下的方法使听力变好：如果能够像龙游，像虎行，像熊伸颈，像龟缩于壳内，像燕子之飞旋、蛇之盘曲、鸟之伸展、猿之矫捷、兔之机敏，像苍天覆地似的俯倾，像大地坦荡似的仰躺，使头脑中充满生机盎然的大自然景象，则过一百年，耳力也不会衰退。每天清早起来后叩齿，并漱口，鼓漱满口唾液并咽下。收缩鼻孔，闭合气息，举起右手从头上经过揪引左耳14次，再举起左手经头顶揪引右耳14次，能够增强耳朵听力，延年益寿。

　　经常按摩左右耳朵，反复数次，能够聪耳。举起两手掌心紧掩耳门，手指置于脑后，用食指压住中指弹脑后部位，耳中响声壮盛，连续不散，有如击鼓之声。每天这样三次击弹天鼓，能使神气内聚不散，对下丹田有益，并可预防头、耳疾病。如果响声散而不续，或不壮盛的，就是元气不集中，更宜于防治。

《圣济总录》记载引导耳窍之气以防耳聋，认为凡是耳窍中堵塞，或受到损伤，或在巨大的声音环境中所伤导致忽然耳聋，或者耳鸣不止的，宜用中指在耳窍中轻轻按压，随按随放，随放随按，或轻轻摇动，以引导耳中之气。这样反复数次，耳中之气必能引至。气至，耳窍也就自然通了。若不及时导引，恐耳窍会渐渐闭合，甚至完全闭合形成耳聋。

(四) 眼部保健，洞察秋毫

1. 眼的保健

人用眼睛看见世界的万千气象，人身体中的元神出入于眼中，五脏的精华也汇集在眼中。所以眼睛的内养大法，是要常常两目垂帘，返光内照，降心火于丹田，使神气相抱。《太玄·养初一》说："藏心火于肾水之中，使元神不外泄。"

人体五脏六腑的精气，都向上输注于眼睛，使眼睛具有视物的功能。脏腑的精气汇聚于眼窝，便形成为眼睛，骨中之精注于瞳仁，筋之精注于黑睛，心之精注于眼内外眦的血络，气之精注于眼球的白色部分，肌肉之

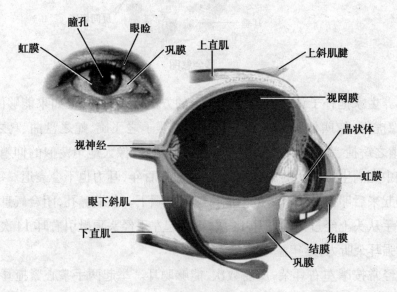

眼部结构图

精注于眼胞，眼睛包罗了筋、骨、血、气等精气，与脉络合并而成为目系，向上连属于脑，向后出于颈部中间，所以如颈部中邪，又遇人体虚弱，邪气就会深入，随目系入脑。邪入脑后则脑转头晕，从而引起目系疾病，出现眼目眩晕的症状。由于睛斜不正，就会视眼模糊，以致精气分散，出现视歧。所谓视歧，就是把一物看成两物。

眼目是五脏六腑之精华所汇聚处，也是营、卫、魂、魄伏藏的地方，其精明视物的功能主要来自神气的生养。所以当人的精神过于疲劳时，就会魂飞魄散，意志紊乱。人的瞳仁和黑睛属于阴脏精气所生，白睛和赤脉属于阳脏精气所生，阴精阳精相互抟合，目就能视物清晰。目能视物，主要是受心的支配，因为心主藏神。人精神散乱时，阴阳精气便不相抟合。因此，人在突然见到异乎寻常的情景时候，心神散乱，魂魄不安，也就发生眩惑了。

《医学纲目》记载养目的方法，①少读书；②少思虑；③专注念内视；④少看外物；⑤早晨起床晚一点；⑥晚上睡觉早一点。

清晨洗脸时，用手捧起热水浇眼，水温要适当，能够消除目疾。这是因为血得到温暖后能荣泽眼睛，而眼睛是依赖血液滋养的。白天处理事务或看书时，觉得眼倦了，须以热水浇眼，这样不至于目昏。或者夜晚顶风、冒寒回家时，也要用热水润眼，对眼睛有益。白天坐着时，瞪目注视，再闭目一会儿，可以养目。白天晚上在黑暗处运转眼珠，旋转 81 次，闭目凝神再运。过不了几天，双眼就有神光，永不昏暗。早晨晚上，把两手摩擦热，熨眼三次。黄昏时以大拇指揩双目，这叫发神光。平常宜看黑漆屏风之类，能帮助目力，《灵枢·大惑论》讲黑色养目，凡是青黄白赤橙五色都对眼睛有损害，只有黑色对眼睛无损。古时人们常用黑色的丝织品作屏风，就是用来养眼睛的。

2. 使眼睛明亮的方法

陶弘景《真诰》讲使耳聪目明的方法为：每天用手按两眉后小穴中三九二十七遍，又以手心和手指按摩双眼，向上看，并用手旋转耳轮，做三十遍。完毕后，用手沿额部自下而上摩擦三九二十七遍，从眉中间开始，抵达发际中止。仍需吞咽唾液，多少不限。这样常常操作，可使耳清目明，两年后可在黑夜里写字。眉后的小穴，是上元六合之腑，眼睛的光芒就在那里化生，可使眼睛神光奕奕，和莹精光，长映彻瞳。保炼目神，是真人修炼的大法。《胎息秘要歌诀》按内眼角《太上天关三经》上说，经常用手按摩眼睛接近鼻部的两边眼眶，按的时候屏息止气，气呼出时就停止。呼气之后又开始。经常这样操作，就能洞察秋毫。

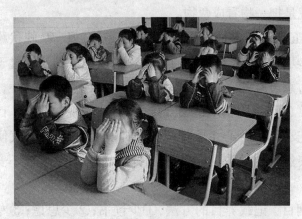

眼部保健操

同时要忌竭尽目力，远望极远处；或夜晚在灯下读蝇头小字的书；或久居烟火之地，目被烟熏；或无休止地下棋，殚精竭虑；或饮酒过度，时间过长；或热餐面食，热气冲目；或抄写多年，目光专注于白纸黑字之间，用心过度；或雕镂细作，极运目力；或房事不节，肾精虚耗；或泣泪过多，精气大伤；或刺头出血，神经受到牵连；或迎着大风追捕野兽，这些都是损伤眼睛导致失明的缘由。

久视损目，《黄帝内经》上说，眼睛得精血的滋养而能视物，然而久视伤血，也能损目。久视伤血，血藏于肝，所以辛勤书写就会伤肝，伤肝就会生风热，热气上腾，导致目昏。

每夜起床小便时，须仰起脸孔，张大眼睛，大有所益。五更时分，以手指蘸少许津液（口水），抹在双眼上，能消除赤热。不要长时间注视太阳或月亮，不要长时间注视灯光，注视过久会伤眼睛。眼睛发红时不要与异性同床，犯之会生白内障。读书博弈过度而使视力受损，名叫"肝劳"，非三年闭目不读不可治愈。在眼疾开始发生时，用洁净的开水洗眼，要用洁净的茶杯来盛水，用洁净的黑色绢布趁热淋洗。洗至水混浊时，换洁净的水再洗，洗至水清亮而无污垢后才停止。这样多洗几次，眼病就能治愈，水内不用药，是完全的天然水。

《浪迹丛谈》卷8依法一老人年已八十四岁，夜晚尚能挑灯写小字。问他原因，说自己得一奇方：每年九月二十三日，用桑叶煎水洗目一次，永绝昏暗。桑叶具有清肝明目之效。

（五）鼻部保健，调息捻搓

鼻处于面部的正中，从鼻可以看出全身血液运行的状况。鼻孔是肺的开窍，其气上行与脑相通，下行入于肺。如果肺气清，气血流通，就不会发生种种疾病；如果肺气盛，一有阻滞，则百病丛生。

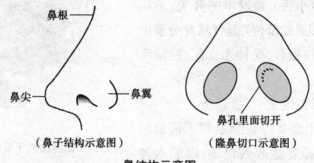

（鼻子结构示意图）　　　　（隆鼻切口示意图）

鼻结构示意图

《疮疡全书》健鼻除患法：面向东而坐，屏息调气三次，再以手捻双鼻孔，能治鼻中之疾。或左右脚交叉两腿张开，其形如箕，能治鼻中之疾。伸脚而坐，能治鼻中疮，消除鼻涕唾液，使鼻孔畅通，就能闻味。长期这样操作练习，能够闻到很远很远地方的味道。另一个方法是，坐时两脚底和臀部着地，两膝上耸，再合拢两膝，张开双足，屏息调气五次，可治鼻疮。又一个方法，端坐伸腰，慢慢从鼻孔吸气，再以左手捻鼻，然后慢慢闭目吐气，能治鼻中息肉。

《养性书》上说：揩鼻能够润肺，常用中指在鼻梁两边揩二三十遍，使鼻部里外都热。这就是所谓的"灌溉中岳，以润于肺"。

《保生秘要》上说：如果患了鼻渊病，鼻子闻不出味道，可运用导引法，用中指尖把掌心搓得很热很热，来熨搓迎香二穴，可一边搓一边运气，一边运功：涤除杂念，使元神归于命门，默想肾水升上昆仑，又降于脐中，再从左乳下经络推至涌泉穴，嘘而吸之，又运行至鼻间，行至鼻中患处，摇动尾闾关，若是左侧患病就从右鼻肋推至左涌泉，后又念脐涤过肾腧，默想肾水自顶回归覆于脐中。或有颊红及鼻者,就运气至红处撤散,升肾水洗肺,久之红斑自退。如果冒风鼻塞,先清肺经。以两手指擦鼻两旁,使鼻内外都热。

(六)口腔咽喉保健

1. 口腔各器官的作用

咽喉,是饮食水谷的道路;喉咙,是气上下往来的通道;会厌,是发声的门户;口唇,是声音的窗;舌是声音语言的机枢;腭垂(小舌),是发声的开关;颃颡(上腭与鼻相通的部位),是气从此分泄出口鼻的地方;横骨,受神志支配,控制舌的运动。

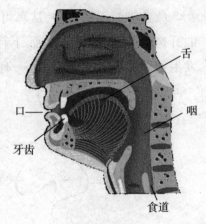

口腔结构示意图 1

2. 口腔保健法

《备急千金要方》上说:每天清晨起床后,捻一撮青盐放入口中,以温水含化,揩齿,然后叩齿百遍,中间不要间断,如此五天,牙齿就会牢固致密,因此,古人常用青盐漱口。

《仁斋直指方》上说:养生的方法很多,都必须要口齿完好。如果不漱口不刷牙,就会招致蛀虫损坏牙齿。凡是暑毒、酒毒,多藏伏在口齿之间,须时时洗漱,方不得牙病。早上起床刷牙后,浇水洗手,再漱一口水,吐到掌中,俯头就掌洗眼,自然会觉得眼睛清亮。一生坚持这样做,是一种妙法。

3. 口干导引法

口干导引法,就是先搓左足心 36 回,搓右足心 36 回,按时呼气吸气,有津液回至口中即咽下它,这样反复做六遍。

另一种方法是默想喉下有一窟凉水,用意念把它提起到口里,或舌顶上腭,或舌压下腭,就会升上来津液。

或是肾水上升,或是涌泉水上升,如果升上来膈热,口中干燥,就在心头把它推开。又想肾水升至背,流出心头洗之,不嘻而吸之,或意念注于背,舌托上腭,就会自然产生津液。

口干不能说话的导引法：先推肺经，运肾水洗其心肺；又推其舌肋，肺如华盖，覆于心头。口干不能说话的原因，是火旺肺枯，非肾水不能滋润。

4. 口疮治疗法

《保生秘要》中记载了治口疮法，凡是口疮，不论新病旧病，都可在夜间睡觉时将自己的两只睾丸以手左右交揉三五十遍，在睡觉时操作，三五回就能好。

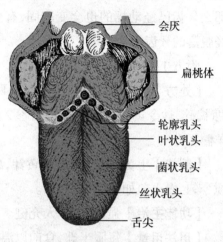

口腔结构示意图 2

5. 固齿法

《东垣十书》记载，如能以唾液养齿，以唾液浸泡牙齿，又在清晨叩齿300下，则牙釉质牙齿永不摇动。凡是小解的时候，闭口紧咬牙齿，牙龈牙本质解完方打开，这样做会永无齿疾。逍遥子说：热极风生齿不宁，清晨叩漱自清醒。若教运用常无牙骨质隔，还许他年老壮健。

清晨睡觉醒来时，起床端坐，闭口调息，使津牙槽骨牙周膜液自生，等到满口时，分三次咽下，这样有利于气根尖孔血的顺畅。

叩齿坚牙术：牙齿有病乃是因脾胃之火熏蒸所致。早晨睡醒时，叩齿36次，然后用舌搅动牙龈上下，不论遍数，直到津液满口，才可以咽下。每天这样至少做三次，牙齿就坚固。

有的人刷牙，常在清晨，这是倒置了。一天饮食的垢毒，都积在齿缝里，应当在晚间刷牙，才能全部洗去污垢，牙齿才不生病，所以说"早晨刷牙，不如晚上漱口"。这才是善于保养牙齿的方法，最好是能每餐饭后都漱口刷牙。

另外，口含地黄煎，或含玄月詹汤，或蛇脂丸、矾石丸、九棘散，

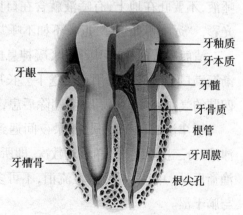

牙齿结构示意图

那么牙齿已经动摇的也会变牢固,有虫的也能治好。服灵飞散,可以使已经脱落的牙齿再生。

附方1:地黄煎

【处方】生地黄汁3升,防风2两(去芦头),黄耆2两(锉),鹿角胶2两(捣碎,炒令黄燥),当归2两,丹参2两,桑寄生2两,狗脊2两,牛膝2两,羊髓1升。

【制法】上为细散,先煎地黄汁,减1升,纳煎药末入汁中,次入羊髓,搅令匀,慢火煎如饧,收瓷盒中。

【功能主治】强骨髓,令人充健。主骨极。

【用法用量】每服半匙,食前以温酒调下。

【摘录】《圣惠》卷二十六。

附方2:西岳真人灵飞散

【药物组成】云母粉1斤,茯苓8两,钟乳粉7两,柏子仁7两,人参7两,续断7两,桂心7两,菊花15两,干地黄12两。

【制备方法】上为末,生天门冬19斤取汁搜药,纳铜器中蒸1石2斗黍米下,米熟晒干为末。

【用法用量】先食饮服方寸匕,每日1次。

【处方来源】《千金》卷二十七。

(七) 唾液是三宝,口水就是药

唾液又称津液,生在舌端,寻常嗽咽入丹田,是人身三宝之一,要吝惜唾液,不要吐在地上,有唾液就含在口里咽下,能使人保留住精气,面目有光彩,"远吐不如近唾,近唾不如不唾"。

清晨睡醒时,即起床端坐,凝神息虑,舌抵上腭,闭口调息,津液自生,渐渐满口,分作三次,用意念送下。长期这样做,能使五脏的邪火不上炎,四肢的气血流畅,百病不生,消除后患,年老不衰。

咽津液有助于睡眠,如果夜间遇到心火上炎,睡不着觉,就鼓漱满口津液,分三次咽下,这样反复数次,即所谓华池之水,能降浮火。因此在《友渔斋医话》中说,不可哭泣流泪,不可多吐唾液,这些都损失津液,会使喉与脑干涩。

小时候在农村生活,有时会被一些蜘蛛的毒气、蚂蚁叮咬、毛毛虫刺激而身上出现红肿的包块，我们一般就用口水涂抹，一边涂还一边念："包包散，包包散，口水就是药"。现在的人，如果扁桃体发炎，或是由于种种原因造成淋巴肿大，一般就赶快到医院去打针输液，而往往不见效果，而我们小时候遇到这样的情况，听大人传授的经验是在早上醒来时，不要讲话，将所谓的"梦口水"，也就是口中津液涂在肿大的淋巴处，一边涂一边默念："羊子散、羊子散，口水就是药"，果然不两天红肿疼痛的淋巴结就会消失了。

六、五脏保健

（一）心的保健

心是身之主，它相当于一个国家的君主，心的生理功能分为两个方面：有血肉之心，即心脏，其形状像未开的莲花，它主管全身的血和脉。另有神明之心，主管神志，神志是气血变化而来，是生存的根本。凡是心脏生病都是因忧愁思虑，外邪乘虚而入所致。

用心三忌，心一松散，则万事不可收拾，心一疏忽，则万事不入耳目；心一执著，则万事不得自然。

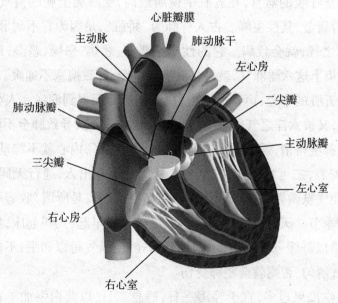

心脏结构示意图

"心不离田，手不离宅。"意思是意守丹田，手常摩面，而得道之人的心，如珠玉藏伏在深渊中；常人之心，如水泡飘浮在水面上。

心的保养可以从以下三个方面出发：一是从心经以养心气。不要思虑过度，不要压抑志气，不要在事情还没发生之时就惴惴不安，或在事情已经过去还念念不忘，这些都会使神明耗散。若用心过度，就会伤及心气。伤了心气，就会损伤心之精，则心神不守。孔子有"毋意毋必毋固毋我"，孟子有"必有事焉，勿正勿忘勿助"的说法。二是从肾经来养心之精。不要过度纵欲，不要贪恋女色，否则会"相火上炎"，精不能固。如果纵欲伤肾，就会伤及心之精。三是以静养心，心情平静，则人的呼吸自然会平和调顺，人静久了则气息自然也会入定。

中医讲心主管人的呼吸，呼吸受心的制约，心与呼吸能够完全和谐一致，人就会精神饱满而病愈。伤了心之精，就会伤及心之气，导致肾水抑制不住心火，心君不能安居于肾宫。所以说：精能够化生气，气能够化生神，这是荣泽与保卫一身的根本方法。养生的人，要视精为珍宝，精满则气旺，气旺则神旺，神旺则身健，身健则少病。

（二）肺的保健

肺肺是呼吸的器官，在五脏中位居最高，受脏腑上朝的清气，禀清肃之体，五行属金，其性主降。古人称肺为"娇脏"，是因为它不耐邪侵，凡是触及六淫之气，就会致病。它的性质是恶寒、恶热、恶燥、恶湿，最怕火与风。一旦染上这六淫邪气，就会失其清肃降令，导致痹塞不通爽。

肺是五脏的华盖，声音的出处，皮肤依赖肺而得到润泽。人如果既被七情所伤，又被六淫之气所感染，就会呼吸出入不定，导致肺金不清。

要使肺金得清，需先调和气息，气息调和好了，内心就不躁动，心火自静，一可安心，二可宽中体，三默想气从周身毛孔出入，通行无碍，此时细心参悟，使气息微微，这就是所谓"真息"。秋三月，是所谓"收容平藏"、万物成熟的季节。天气劲急，地气清明，应该早卧早起，鸡叫起床，使神志保持安定，借以舒缓三秋的肃杀，精神要内守，使秋气得以和平；不使意志外驰，令肺气清匀，否则就会使肺受伤。

如果吃瓜果过多，宜于轻泻一日，静息二日，以薤白粥加羊肾空腹服下补之，若无羊肾，可用猪腰代替。

肺解剖图

肺是一个使人体能够呼吸的器官，我们有两个肺，分别位于胸部的两边。每个肺都由称为支气管的管道与气管相连。肺具有柔软的、海绵状的构造，因此，在呼吸时它可以伸展并舒张。肺由被称为裂的深沟分成几部分，每部分各称为一个叶。右肺有两个裂，而左肺仅有一个。

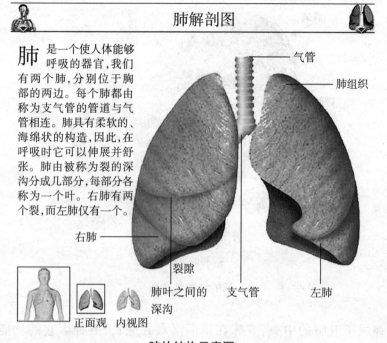

气管

肺组织

右肺

裂隙

肺叶之间的深沟

支气管

左肺

正面观　内视图

肺的结构示意图

秋天应该使足部温暖而使头部清凉，因为身体会与秋天的清肃之气相呼应而自发收敛。从夏至以来，阴气渐旺，应该使床单和被褥薄一些，以巩固寿命的基础。阳气在上，阴气在下，则交争为寒；阴气在上，阳气在下，则交争为热；寒热交争，都使肺部受病。

《素问》说：秋天时被燥气所伤，到了冬天就会咳嗽，因是"纯阳归空"之故。行住坐卧时，要少说话，经常呼气吸气调和内脏气息，使自己的声音稳定，并常咽唾液，这样可以润肺，使邪火下降，使肺金得清。

（三）脾的保健

脾，属足太阴经，位居中央，五行属土，在体为肌肉，与足阳明胃经相为表里。脾胃调和，则水谷易于腐熟，而后运化水谷之精华来濡养其他经脉。如果不节制饮食，或被生冷食物所伤，或思虑过度，则使内脏的和谐平衡系统失调，出现或虚或实，或寒或热的症状。

《济生方·脾胃虚实论》说："补肾不如补脾。"如果脾胃气壮，则饮食良好；饮食良好，则旺营卫；营卫既旺，则能滋养骨髓，保精益血。所以《素问》说："如果精不足，就补之以味；如果体质不足，则补之以气。"

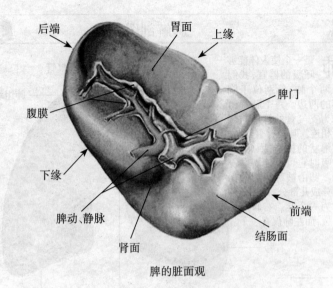

脾的脏面观

脾的结构示意图

脾居于五脏的中央，五味在里面潜藏并滋长，五神因它的功能而彰著，四肢百骸，皆依赖脾的功能而运动。人如果不节制饮食，劳倦过度，就会使脾气受伤。脾胃一伤，就会引起饮食不消化，口对五味不敏感，四肢困倦，心腹胀满痞塞，甚至发生吐泻、肠澼。

不饿而强迫多吃会使脾劳顿，不渴而强迫多饮会使胃胀。如果吃得过饱，则引起气脉不通，使心闭塞；如果吃得过少，则身体瘦弱，心悬而不实，意虑不固；如果吃了秽浊之物，则会心识昏迷，坐卧不安；如果吃了不宜之物，则引动旧病，这都不利于养生。

因此，饮食必须守时、有节、不饱不饥。如能这样，则不单是脾胃清纯，五脏六腑也得到调和。饮食入口后，由食管进入胃中，食物的滋味渗入五脏，食物的质进入小肠，并在小肠被消化。到小肠下口，开始分为清浊两类，浊的是渣滓，进入大肠；清的是津液，进入膀胱；到达膀胱又分清浊，浊的进入小便，清的进入胆，从胆引入脾，而发散于五脏，变为口涎、唾液、鼻涕、眼泪、汗水，其滋味渗入五脏变成五汁，同归于脾，脾和乃化血，复归于脏腑。

中医经典中记载：脾旺则能化生万物，脾衰则生百病。苏东坡调和自己的脾时，饮食不超过一爵一肉。他说：我这样做，一是安分守己，以养我的天生之福;二是善待胃,以养我之气;三是可以节省费用,名为"养财"。

善于养生的人,注重从内部保养;不善于养生的人,则从外部保养。从内部着手的,能使脏腑安恬,血脉调顺;从外部着手的,务必要尝尽天下美味,竭尽饮食的快乐。这样即使养得身体丰满肥胖,却不知酷烈之气,已经侵蚀到脏腑了。

(四) 胃的保健

胃是消化食物的器官。属土,能滋养五脏,消化食物,供给全身营养。胃居中宫,在人体中起着重要的作用。凡是善于调养脾胃的人,无不珍惜胃。气健才会呼吸自如,通调顺达;气弱就会积滞、壅塞不堪。运化食物的,是元气;形成并滋血生气的,是饮食。

胃称为"水谷之海",饮食进入胃里,其精华先输送到脾,其气归于肺。水谷精气滋养周身,清气上升,浊气下降。如能顺应四时之气,起居有规律,避开寒热的搅扰,饮食有节制,不大喜大怒,使神志安宁,则胃得安。反之,就会损伤脾胃,导致真气下滑,或下泄而久不能升,这就像有秋冬而无春夏,使供养生长的能量被扼杀,从而百病皆起。久升而不降的情况,也会致病。

胃是五脏六腑的营养汇集之处,食物都先进入胃,五脏六腑接受胃所

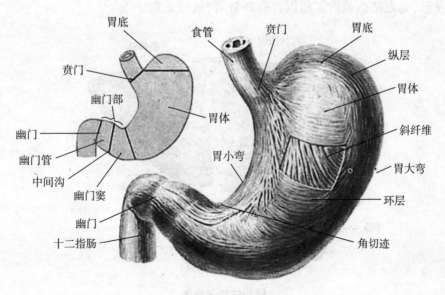

胃的结构示意图

化生的精微之气，即营养。五味归五脏，食物味酸的归于肝；味苦的归于心；味甜的归于脾；味辛的归于肺；味咸的归入肾。食物化为津液营卫，运行周身。

《内经》上说：脉象中的胃气，只有气衰时才能发现。如气将绝，则呼吸失常，运化紊乱。大凡膈不舒适、食味不香的人，都是由气虚引起的。偶尔饮食过度，也只造成一时膨胀，过后就会自然平和。如果久感不适，那一定是元气虚损而胃气衰弱。

导致内伤有三个因素：一是饮食劳倦，就会伤脾。这是常人易患的病，因而气血不足、胃脘阳气不能升举，宜用补中益气汤来治。二是嗜欲而伤脾，这是富贵之人常患的病。因恣食厚味而生痰腻膈，放纵情欲而耗精散气。三是饮食过量，肠胃受损，这是劳作之人常患的病，宜用保和丸、三因和中丸治疗。

以上是内伤产生的缘由，如果要治本，主要在于养心健脾疏肝，心气平和则脾土荣昌。心火是脾土之母，肝木是脾土的大敌，所以养心疏肝则胃气通调。

（五）肝脏保养

肝属木，藏血，是魂的居所。人的七情所伤之中，怒的伤害最大，常常发怒，会血枯而魂散。所以善养肝脏者，最戒暴怒。

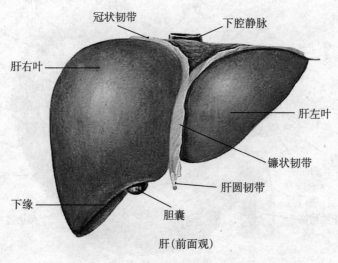

冠状韧带　　　下腔静脉

肝右叶

肝左叶

镰状韧带

肝圆韧带

下缘　　　　　胆囊

肝（前面观）

肝的结构示意图

《圣济经》说：探求是什么化为四下腔静脉时，第一个就是木；推究是什么在保养十二经，第一个就是肝。妇人怀孕肝右叶一个月，是厥阴肝经在养胞胎。肝，是春阳发动的开始，是万物生长的源泉。所以要戒怒以养阳气，而使先天之气无穷无尽源源相生。肝主色，体内气和，则体有光泽；体内气伤，则面下缘容枯槁。所以养肝要戒怒。

肝是四肢的根本，藏魂的所在，其荣华表现在爪甲，其功用是充实筋脉与生养血气。肝开窍于目，眼受血就能视物。人睡眠时血回归肝脏。

睡眠被称为"无名惑复之火"，不可纵性多睡，也不可不睡。若胆虚寒而不睡眠，则精神困倦，忐忑不安；肝实热而睡眠过多，则若慧镜被灰尘所掩，善根被埋灭一样。这时就要注意调节睡眠来保肝。

不要嗔怒，尽量不要白天睡觉，睡觉时只是身体在睡而不要让元神睡。睡眠是养精蓄锐，乃是身体的灵性所在。人如能少睡，则身体与元神都保持清醒而智识明静，不但神气清爽，梦寐也安。如果贪睡则心中血潮、元神脱离躯体而外逸，不但性灵好似被云雾所掩，神智也随境昏迷。

(六) 肾的保健

肾，是藏精与神的所在，是性命的根本，与耳相通。男子其肾功能在

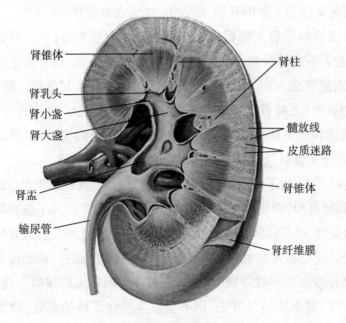

肾的结构示意图

闭精;女子其肾功能在包血。肾与膀胱相为表里,足少阴、太阳是肾之经。

肾主闭藏,肝司疏泄。此二脏都有相火,上属于心。心,为君火,被外物所感则易动,心一动,相火随之而动;相火动,则精自走。心动时相火相应而起,即使不交会,也会悄悄地流失。

肾为先天之本,脾为后天之源,《内经》上说:"治病必求于本。"本就是根、源的意思。世上没有无源之流,无根之树。澄清江河水流的源头则中下游自然清澈,灌溉树根则枝繁叶茂,这是自然的道理。所以擅长医道的,必推求疾病发生的根本。而人生之根本有先天后天的分别。先天的根本在肾,肾与北方之水相应,水是先天之源;后天的根本在脾,脾与中宫之土相应,土乃是生育万物的母亲。

为什么说肾是先天的根本呢? 因为婴儿在没有形成之前,先结胞胎,胞胎内部空旷,一茎透起,形如莲蕊。一茎就是脐带,莲蕊就是两肾,生命就寓于其中。肾属水,水生木,于是生成肝;木生火,于是生成心;火生土,于是生成脾;土生金,于是生成肺。五脏生成之后,六腑随之成,四肢乃具,百骸乃全。经书上说:"借问如何是玄牝,婴儿初生先两肾。"还没有此身之前,已先有两肾,故肾为脏腑之本,十二脉之根,呼吸之本,三焦之源,而人凭借两肾来作为人生的开始,所以说,先天之本在肾。

为什么说脾是后天的根本呢? 因为婴儿生下来后,一天不进饮食就会饥饿,七天不进饮食就会肠胃涸绝而死。经书上说:粮食富足能正常生长,粮食断绝就会灭亡。这就像军队的粮食一样,后方粮草一断绝,前方万众顷刻解散;人身胃气一旦发生病变,则百药难施。自从有这个身体,就必须依赖谷气方能生长,谷入于胃,洒陈于六腑而气至,和调于五脏而血生,人正是凭借谷气以养生命。所以说:后天之本在脾。

上古的圣人,为了说明肾为先天之本的重要性,就在脉象论中说:"人有尺脉,就像树有根,即使枝叶枯槁,根部还能自己复活。"为了说明脾为后天之本的重要性,就在脉象论中说:"人有胃气就能生,无胃气就只有死。"

保身以安心养肾为主。心能安必然不被外物所眩惑,肾能得到保养则肾水不会外泄。心不被外物所眩惑,人就不会因神志飘摇而得病,而且心腧也会安宁;肾水不向外冲击,则不会发生精血干枯的病症,肾水也会更加澄明。肾水清澄则命门之火不会上冲,心志安宁则心神之火能下照。心神与肾精交汇聚合，便可以消除疾病，这样才可以进一步谈及修身之道。

养肾切须戒色，肾在五脏中处于最下位置，五行属水，功用是藏精。因为"天一生水"，先生两肾，所以肾是人身之本位，立命之根基。天地间凡是有血气的生物，莫不对异性有欲望。所以火与水违反常规道路而运行，情欲竭尽时，元精乃脱离根本而去，所以"生身的地方也是杀身的地方"。

断绝情欲，譬如从源头上预防并塞住水流的漏失。损掉欲望而返璞归真。所以要培固寿命的根本，首先是要切戒色欲。

腰为肾之腑腰，是肾的居府，如果腰部活动不灵，就表明肾脏衰疲了。在临睡时擦肾腧穴，坐在床上，让双脚垂下，解开衣服，屏息闭气，舌头挂抵上腭，目视头顶，提缩肛门，以手摩擦两肾腧穴，各一百二十次，越多越好。摩毕，叩齿，然后安睡。

肾病导引术：久患肾病的，可以在寅时（晨 3~5 点）面向南方，净心宁神，不乱思想，然后闭气不呼吸，如此七遍，再以引颈咽气使气顺畅，像吞咽很硬之物一样，如此七遍后，吞咽舌下津液，越多越好。

房中补导术：温暖外肾可使人肾好，用双手捧起睾丸而使之温暖，默坐调息。至十息（一呼一吸谓之一息），则两肾融液如泥，浸渍入腰间，夜间睡觉时应当用手握住睾丸使之温暖，这是人的性命之根本，不可不保护。

冬天穿衣，一定要注意肾部的保暖，现在一些年轻人，特别是年轻女性，冬天怕穿多了显得臃肿，而少穿，有的新潮女性甚至几年不穿裤子而只穿薄薄的裙子，虽然看上去是漂亮了，但没有想到在"美丽冻人"的同时，是"宫寒不孕"，留下终生遗憾。

人身的两肾，是真元的根本，是性命攸关之处，因此，要特别注意肾的保护。

七、手部保健，润湿去角

养生之道在于内外皆养，尽管内部保养属于重中之重，但同样不可忽略对身体外部器官的保养，即所谓的"唇亡齿寒"。中医学里有句话"十指连心"，说的就是手掌与身体内部功能的联系，因此，古人特别注重对手部的养护。在看手相时，还可以通过看手指纹知道所患疾病并推测其一生各个年龄阶段的运数。女人的手经常被比喻成第二张脸，保养得当是典雅女人的象征。

1. 手部平常护理，去角质方法

平时护理可以选择一些温和护手液，一般买化妆品时的小赠品即可，平时用洗面奶也行，洗完后搽保湿品。

晚上睡觉前，将双手放在40℃的温水中浸泡15~20分钟，加速手部血液循环，再抹上护手油或者护

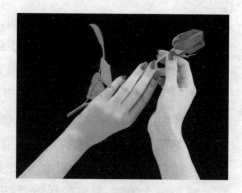

手的保健

手霜。也可用点好的爽肤水加精华素，仔细给每个指节做细致的按摩，有时间还可以为手覆上一层手膜，让手得到最充分的营养与休息，最后用乳液即可。也可在睡前用温水加浴液洗手，磨砂膏或浴盐去角质，搽雪花膏，配合一些手部按摩后戴上手套，这种保养手的方法既省事又见效。

经常做家务，用洗衣粉洗衣服很伤手，因此尽量使用洗衣机，最好是洗东西和做清洁家务时戴橡皮手套，洗过手后一定要搽护手霜。

如果手指粗，想让手看上去纤细修长，可以将指甲留长一点，修成长椭圆形，指甲长了就会将手的长度拉长，使手看上去纤细修长。

每周可以做一次手部去角质护理，第一步选择一个去角质霜，可以用去角质霜，也可以用橄榄油，加上适量砂糖红糖，而以加蜂蜜最好。第二步，把手在温热的水里浸泡10分钟左右，让角质完全软化。第三步，把蜂蜜红糖去角质霜涂在手上，双手互相轻轻搓揉，如果皮肤微疼就不要再揉了，用温水冲干净。第四步，将手擦干，涂上橄榄油，包上保鲜膜30分钟。第五步，冲掉橄榄油，涂上护手霜。

简单的办法是在手掌心放入一匙蜂蜜和一匙砂糖，和匀后，用力地搓揉双手，最后用清水洗净，你就会拥有像婴儿般细嫩的双手。如果每周定期做一次手部保养，还能避免手部老年斑的产生。

2. 手部的按摩护理

通过手护理，点压刺激穴位，可以促进血液循环，加速新陈代谢，达到放松滋养的效果，使皮肤绷紧，富有弹性。自我手护理具体步骤是：

（1）手上涂上适量的按摩膏，双手摩擦使之升温，用一只手的食指、中

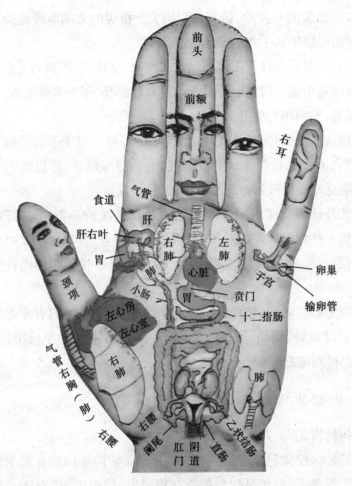

前头

前额

右耳

气管

食道

肝

肝右叶

胃

右肺

左肺

心脏

子宫

卵巢

输卵管

颈项

肺

小肠

左心房

左心室

胃

贲门

十二指肠

气管右胸（肺）

右肺

右腰

右腰

阑尾

右腰

肛门

阴道

盲肠

乙状结肠

肺

手诊对应图

指、无名指在另一只手的手背上，由手腕向手指根处按摩。双手交替 10 回以上，力度根据自己的感受来掌握。

（2）按压指关节。因为手的活动量很大，关节处更应多注意保养。通过按摩可以减少皮肤的皱纹。

（3）用一只手的拇指、食指推拿另一只手的掌心，从手腕推向指尖，使手上的穴位与身体各器官相呼应。

（4）屈伸手掌。双手合十相互按压屈伸到手腕的极限点，力度不可太大。以增强手腕的弹性。

（5）用拇指和食指，从指根到指尖按压手指的侧面及里面。

（6）按压指尖的双侧后，接着牵引指尖。指尖的末端血液流动容易停滞，给予刺激可以增加手指的灵活性。

（7）用另一只手捏住指尖以回转方式按摩，交替向左、向右方向进行。

（8）按摩指甲盖后缘，软化角质，增进血液循环，促进营养吸收。

（9）握拳，然后用力展开。

（10）停留 3~5 分钟，洗去按摩膏，涂手霜即可。对于手部特别干燥的女性，可以先不洗去按摩膏，而在手上包上一层保鲜膜，然后戴上电热手套。这样能更好地促进营养的吸收，增强养护效果。

（11）此外还需要注意：①每次洗完手后都要涂护手霜；②最好能定期到专业店做一些保养；③家庭护理时选择自己适合的产品；④涂甲油时最好先涂一层底油。底油有预防指甲变黄、彩色甲油脱落和加固自然甲的作用。

如果有足够的时间，建议最好去那些专业美甲店，他们有专业的美甲技师和手护理设备、用品，如蜡膜机、电热手套、专业的手甲修护按摩，能使您身心都得到滋润和调养。

八、脚部重保健，人老脚先老

（一）树枯根先竭，人老脚先衰

我国是足部疗法起源最早的国家。几千年前的中国就有关于足部按摩的记载。据考证，当年足疗与针灸在我国为"同根生"之疗法。黄帝内经就有"足心篇"之"观趾法"的记载；隋朝高僧所撰《摩河止观》之"意守足"认为常擦足心，能治多种疾病；汉代神医华佗著有《华佗秘笈》写了"足心道"，司马迁《史记》记载有"俞跗用足治病"。

足疗，即热水洗脚，同时进行一些脚部按摩。实践证明，足浴是一种简便易行、效果可靠的自我保健方法。我国民间素有"睡前一盆汤"的习惯，并认为"春天洗脚，升阳固脱；夏天洗脚，除湿祛暑；秋天洗脚，肺润肠濡；冬天洗脚，丹田温灼"。

经常进行足浴，使足部的涌泉、太冲、隐白、昆仑等诸多穴位受到热和力的刺激，就会促进人体血液流通，调理脏腑，平衡阴阳，畅通经脉，强身健体，延迟衰老，祛病延寿。

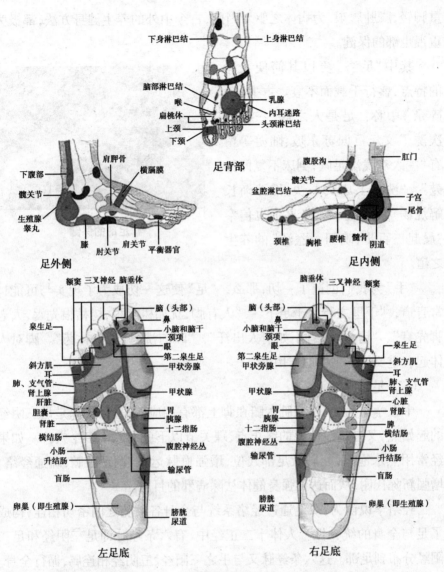

足部的穴位

西医学也已证实,"人老脚先老"、"寒从脚下起"、"小看脚一双,头上增层霜",因为脚掌有无数神经末梢,与大脑紧紧相连,同时又密布众多的血管,故有人的"第二心脏"之称。

人有四根,即鼻根、乳根、耳根、足根。"鼻为苗窍之根,乳为宗气之根,耳为神机之根,脚为精气之根。"可见鼻、耳、乳仅是精气的凝聚点,而脚是精气总的集合点。观之临床,头脑清灵,步履轻健均为健康的特征;而头重脚轻，脚肿履艰，为病体之躯。因此，古今中外的养生健身方法，都极为重视足部的保健。

其中"足浴"更以其简便灵验的特点，盛行千载而不衰。古书《琐碎录》中称："足是人之底，一夜一次洗。"文坛巨匠苏东坡、陆游等留有"主人劝我洗足眠，倒床不复闻钟鼓"，"洗脚上床真一快，稚孙渐长解烧汤"的诗句。乾隆皇帝也信奉"晨起三百步，晚间一盆汤"的养生之道。

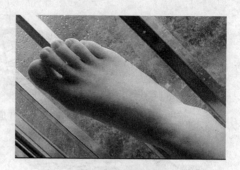

足部的保健

"手"为我们创造了一切，那么，"足"使这一切成为了现实与可能！常言道，"千里之行始于足下"，"人有脚，犹如树有根，树枯根先竭，人老脚先衰"、"请人吃饭，不如请人出汗"，"睡前洗脚，胜吃补药"。脚对人体起着重要的养生保健作用。

（二）足疗原理

中医学认为，人体五脏六腑在脚上都有相应的投影，脚部是足三阴经的起始点，又是足三阳经的终止点，踝关节以下就有六十多个穴位。如果经常用热水泡脚，能刺激足部穴位，增强血脉运行，调理脏腑，疏通经络，增强新陈代谢，从而达到强身健体祛除病邪的目的。

经络学说认为：双足通过经络系统与全身各脏腑之间密切相连，构成了足与全身的统一性。人体十二正经中，有六条经脉即足三阴经和足三阳经分布到足部。这六条经脉又与手之三阳经、三阴经相连属，循行全身。奇经八脉的阴跷脉、阳跷脉、阴维脉、阳维脉，也都起于足部，冲脉有分支到足部，从而加强了足部与全身组织、器官的联系。因此，脏腑功能的变化都能从足部反映出来。

人们的脚掌上密布了许多血管，故国外医学专家把脚掌称为人的"第二心脏"。脚掌上有无数的神经末梢与大脑相连，脚掌上还有通往全身的穴位。如脚心的涌泉穴，按摩这个穴位，具有滋阴补肾，颐养五脏六腑的作用。所以按摩脚心能活跃经气，强壮身体，防止早衰，利于健康长寿。老

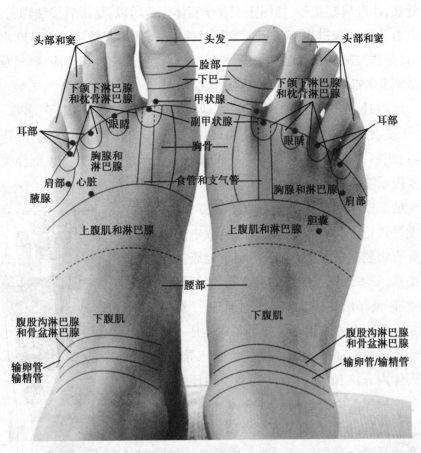

足部反射区

年人经常按摩脚心，可防止腿脚麻木，行动无力，脚心发凉等现象。

足浴时，水的温度一般保持在40℃左右，水量以能淹过脚踝部为好，双脚放热水中浸泡5~10分钟，然后用手按摩脚心。按摩的手法要正确，否则达不到祛病健身的目的。用热水浴脚后坐在床边，将腿屈膝抬起，放在另一条腿上，脚心歪向内侧。按摩左脚心时用右手，按摩右脚时用左手，交替按摩，直到局部发红发热为止。动作要缓和、连贯，轻重要适度。刚开始速度要慢，时间要短，等适应后再逐渐加快按摩速度。在按摩脚心的同时，还要多动动脚趾。

中医认为，大踇趾是肝、脾两经的通路。多活动大踇趾，可疏肝健脾，增进食欲，对肝脾肿大也有辅助疗效。第四趾属胆经，按摩之可防便秘、肋骨痛;小趾属膀胱经,能纠正妇女子宫体位。所以,足浴后按摩脚底、脚趾具有重要的保健医疗作用。尤其对神经衰弱、顽固性膝踝关节麻木痉挛、肾虚腰酸腿软、失眠、气管炎、慢性支气管炎、周期性偏头痛、痛经及肾功能紊乱等都有一定的疗效或辅助治疗作用。

足浴时,在热水中加入白鲜皮、地黄、桂枝、麻黄根、蛇床子、苦参、丹参、干姜、细辛、羌活、独活等药物,还可防治脚癣、脚干裂、脚臭、脚汗过多、足跟痛、冻疮、下肢浮肿麻木、四肢不温、行动无力、感冒、风湿性关节炎及夜尿频等症。

足部按摩的原理主要有以下四方面:一是血液循环理论。脚在人体最底部,血液中的尿酸结晶等有害物质沉积在脚底,不利于健康。通过足底按摩,分解沉积在脚底的有害物质,可使其通过汗液、尿液排出体外。二是反射原理。"脚是人的第二心脏",人的脏腑器官与足底穴位是一一对应的。足部按摩通过反射区促使大脑传导信号,改善人体内分泌和血液循环,调节生理环境。三是全息论原理。中医以局部观全体,把脚看做是人体的全息胚,上面充满了五脏六腑的信息,对脚的按摩就是对全身的按摩。四是中医经络学原理,亦即中医三阴、三阳学说。通过对脚的按摩能刺激调理脏腑,疏通经络,增强新陈代谢,从而达到强身健体祛除病邪的目的。

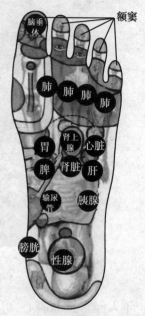

足疗保健图

(三)足疗按摩步骤

人们的脚掌上密布了许多血管,穴道,脚掌上有无数的神经末梢与大脑相连,所以按摩脚心能活跃经气,强壮身体,防止早衰,利于健康长寿。老年人经常按摩脚心,可防止腿脚麻木,行动无力,脚心凉冷等现象。

1. 足疗按摩十个步骤

(1) 含苞未放:把脚擦干,之后涂抹润肤油。

(2) 金鱼摆尾:双手横向拍打双脚外侧,起到放松小腿肌肉的作用。

(3) 隔墙有耳:双手握住一只脚,向内稍用力挤压。

(4) 仙鹤展翅:双手在脚背处上下搓热整个脚部,起到循环血液的作用。

(5) 细水长流:点住脚心轻压,有助于身体排泄废物。

(6) 蜻蜓点水:轻刮大脚趾,能够改善头痛头晕,有助睡眠。

(7) 火烧连营:中指、食指关节按压脚底穴位,能够缓解胸闷症状。

(8) 仙人指路:食指轻刮脚趾,达到舒筋活血的作用。

(9) 重于泰山:双手轻轻挤压脚侧,能提高人体的免疫力。

(10) 排山倒海:双手交错按压脚背与脚心。

(11) 和风细雨:双手轻轻挤压脚侧,能提高人体的免疫力。

(12) 大功告成:双手轻捏脚背穴位,能缓解头痛头晕等症状。

2. 足疗的形式

目前足疗主要有 3 种形式:

(1) 以足部反射区及若干健康法为主,手法有若干按摩手法和传统中医按摩手法;

(2) 以足部穴位为主,以足部针刺手法进步足疗;

(3) 足部反射区与传统穴位结合,手法亦为上两种手法结合。

(四) 足疗的手法

足疗的常用手法

1. 单食指扣拳法

单食指扣拳法是指施术者一手扶持受术者的足,另一手半握拳,中指、无名指、小指的第 1、2 指间关节屈曲,以食指中节近第 1 指间关节(近侧指间关节)背侧为施力点,作定点顶压。此法适用于肾上腺、肾、小脑和脑干、大脑、心、脾、胃、胰、小肠、大肠、生殖腺等足底反射区。

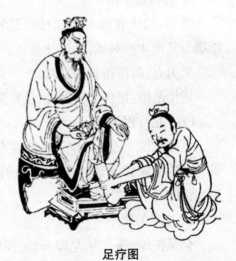

足疗图

2. 双指钳法

要领:操作者的无名指、小指第 1、2 指关节各屈曲 90 度紧扣于掌心,中指微屈后插入到被按摩足趾与另一足趾之间作为衬托,食指第 1 指关节屈曲 90 度，第 2 指关节的尺侧面（靠小指侧）放在要准备按摩的反射区上，拇指指腹紧按在食指第 2 指关节的桡侧面上，借拇指指关节的屈伸动作按压食指第 2 指关节刺激反射区。

发力点：靠拇指指关节的屈伸动作带动食指对反射区发力。中指不发力只辅助衬托作用。适用范围：颈椎反射区、甲状旁腺反射区。

3. 拇指腹按压法

拇指按压法是指以拇指指腹为着力点进行按压。此法适用于内肋骨、外肋骨、气管、腹股沟等反射区。

4. 单食指钩掌法

要领：操作者的中指、无名指、小指的第 1、2 指关节屈曲 90 度紧扣于掌心，食指第 1 指关节屈曲，第 2 指关节屈曲 45°，食指末节指腹指向掌心，拇指指关节微屈，虎口开大，形成与食指对持的手式，形似一镰刀状。

发力点：食指第 1 指关节屈曲 90° 后顶点的桡侧（靠拇指侧）或食指末节指腹的桡侧或食指第 2 指关节屈曲 45 度后的顶点。

适用范围：足底反射区、足内侧反射区、足外侧反射区。

5. 拇指推掌法

要领：操作者的食指、中指、无名指、小指的第 1、2 指关节微屈，拇指指腹与其他 4 指对掌，虎口开大。

发力点：拇指指腹的桡侧。

适用范围：足内侧反射区、足外侧反射区、足背反射区。

（五）足疗保健知识

足疗按摩"三大纪律"：足部共有五个反射区：分别为腹腔神经丛、脾脏、肾脏、输尿管、膀胱。这五个反射区无论在按摩的开始或结束时，都必须加强的五个反射区。

1. 按摩的顺序

全足按摩，应先从左脚开始，按摩 3 遍肾、输尿管、膀胱三个反射区，再按脚底、脚内侧、脚外侧、脚背。在按摩时，关键点是要找准敏感点，这样不需要用多大力量，被按摩处就会感到酸痛感觉，才会有疗效。

2. 按摩的力度

按摩力度的大小是取得疗效的重要因素，力度过小则无效果。反之则无法忍受，所以要适度、均匀。所谓适度，是指以按摩处有酸痛感，即"得气"为原则。而所谓均匀，是指按摩力量要渐渐渗入，缓缓抬起，并有一定的节奏，不可忽快忽慢，时轻时重。

3. 按摩时间

在进行按摩治疗时，要根据患者的病种、病情及其体质，掌握好按摩时间，一般对单一反射区的按摩时间为 3~5 分钟，但对肾、输尿管、膀胱反射区必须按摩到 5 分钟，以加强泌尿功能，从而把体内的有毒物质排出体外。总体按摩时间应控制在 30~45 分钟。

人体要穴大都定位于黄金点，其神经结构和肥大细胞相对集中，是人体控制系中生理或病理信息在体表的输出端及体表感应外界信息较易传导部位。据研究，在经络的传感过程中，肥大细胞释放多种活性物质，与中药微量物质相碰撞，能提高肌肤表层神经末梢的兴奋性。微量生物活性物质(中药)在人体要穴中，受体内渗透负压作用下，极为微量的物质可产生明显的生理讯号放大，从而加强药物的攻击力。其渗透速率与药物浓度、浴剂成分、芳香度以及皮肤干湿度、血液流速有关。

(六) 足疗注意事项及禁忌

1. 足疗注意事项

(1) 进行足浴时注意温度适中，最佳温度在 40~45℃，最好能让水温按足部适应逐步变热。

(2) 做足疗保健的时间在 30~40 分钟为宜，只有保持一定的温度和确保规定的足浴时间，才能保证药物效力的最大发挥。

(3) 饭前、饭后 30 分钟内不宜进行足浴。由于足浴时，足部血管扩张、血容量增加，造成胃肠及内脏血液减少，影响胃肠的消化功能。饭前足浴可能抑制胃液分泌，对消化不利，饭后立即足浴可造成胃肠的血容量减少，影响消化。

(4) 足浴足疗时，有些药物外用可起疱，或局部皮肤发红、瘙痒，此时需及时停止用药按摩，严重时可使用一些抗过敏的药物治疗。

(5) 足浴所用外治药物，剂量较大，有些药物尚有毒性，故一般不宜入口。同时，足疗完毕后，应洗净患处，拭干。

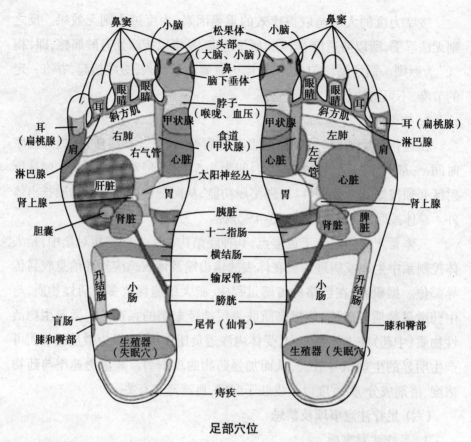

足部穴位

（6）在进行足浴时，由于足部及下肢血管扩张，血容量增加，可引起头部急性贫血，出现头晕、目眩。

（7）有出血等症状患者，不宜足浴。有心脏病及身体虚弱者，洗脚泡脚时间不宜过长，一般不超过 10 分钟。

（8）按摩后 30 分钟内须饮温开水，肾脏和心脏病患者可酌量少饮一些，以利于血液循环，并有一定的排毒作用。

2. 足浴禁忌

足浴与洗脚不同，洗脚是清除足部皮肤表面的细菌、污垢及汗液。因此，不能用足浴代替洗脚。足浴前应该用温热清水洗脚，清洗掉足部的细菌、污垢及汗液后，方能进行足浴。

足浴是利用药力和热力的协同作用而发挥效用的。药液需要保持适宜的温度，稍冷即应调换药液。浴后，应立即擦干脚部的水，穿上暖和衣服，以免受凉感冒。

足浴的时候，由于足部血管受热扩张，使头部血液供应量减少，患者可能会出现头晕的症状。这时候可以暂停足浴，让患者平卧片刻后，症状就可以消失。也可给患者冷水洗脚，使足部血管收缩，以缓解症状。

如果足浴中使用的药物引起了皮肤的过敏，应该立即停止足浴，必要时可以到医院进行治疗。

（七）足疗健身祛病歌

中医观点整体论，人身一体足为根；
人到晚年先老脚，树到老来根先竭；
人体器官与脏腑，足部均有反射处；
诊病防病与治疗，按摩足部见功效；
做前中药先泡脚，促进循环增疗效；
做后饮水一两杯，增进排毒很重要；
选穴一定要准确，柔和渗透用力均；
心脏宜轻不宜重，细心检查做诊病；
肾上腺处是重点，调节分泌又止喘；
足踇趾处代表头，每个部分仔细揉；
神经衰弱疗效好，头痛眩晕不用愁；
失眠多梦难入睡，思虑过度也无忧；
要想目明耳又聪，其余足趾不放松；
胃脘不适食欲差，肝胆脾胃调消化；
腹痛腹泻加便秘，脚掌心处找问题；
腰酸背紧肩颈痛，足掌内侧揉足弓；
女子妇科病常见，足根内外多展现；
治疗前列腺肥大，寻根求源内踝下；
乳腺增生不用愁，足背中间仔细揉；
腹腔盆腔加胸腺，退烧祛热又消炎；
更年期的毛病多，调节分泌不用说；
祛斑美容焕容颜，调节也在分泌腺；
降糖降压怎么办，足疗按摩有经验；

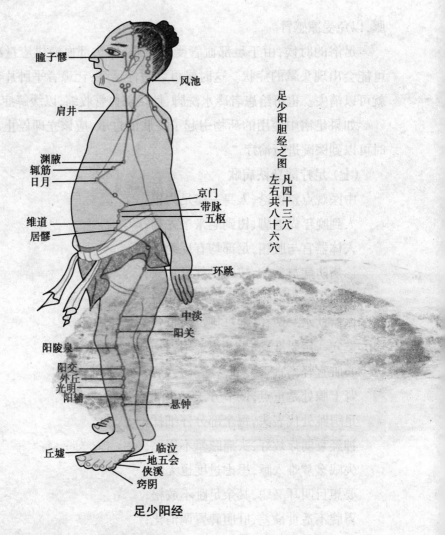

足少阳胆经之图
凡四十三穴
左右共八十六穴

瞳子髎
风池
肩井
渊腋
辄筋
日月
京门
带脉
五枢
维道
居髎
环跳
中渎
阳关
阳陵泉
阳交
外丘
光明
阳辅
悬钟
丘墟
临泣
地五会
侠溪
窍阴

足少阳经

坚持足疗做按摩，延年益寿好处多。

九、导引与养生

遇上小病可做八段锦或六字功；每天晚上用手擦涌泉穴，左右各三百次，这是心胃相交，非常有益于健康；进食不能太多，速度也不能太快；切记不要饿肚喝茶，饭后饮酒，饭一定要蒸软，肉一定得煮烂，酒一定得少喝，晚上一定要独自睡，这是养生的妙法。每顿饭后慢慢步行上百步，"饭后百步走，不活一百也要活九十九"。

用手按摩脸、胁和腹部。仰起头呵四五口气，能呼出饮食的毒气；吃得过饱过胀，可以闭紧口，咬紧牙，耸肩并朝上看，再提气至咽喉处，停留一会再降回丹田，如此反复四五次，就有助于腹内的食物消化了。

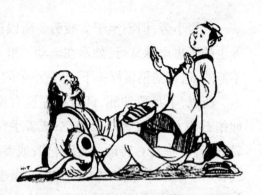

怡然自得好养生

导引最早见于西晋陈寿的《三国志·华佗传》，记载了华佗所编的五禽戏："吾有一术，名五禽之戏，一曰虎，二曰鹿，三曰熊，四曰猿，五曰鸟。亦以除疾，并利蹄足，以当导引。"古之"戏"字包含有"武"、"舞"、"耍"之意。五禽戏模仿虎之猛扑呼啸、鹿之愉快飞奔、熊之慢步行走、猿之左右跳跃、鸟之展翅飞翔等动作。练之清利头目、滑利关节、强壮腰肾、有益健康。据史籍记载，华佗坚持练习"五禽戏"，年近百岁时，仍面若童颜，精神矍铄，动作灵巧，步履矫健。他的弟子吴普、樊阿等人依法锻炼，活到了90多岁，仍耳聪目明。

晋代葛洪在《抱朴子》一书中记有"龙导、虎引、熊经、龟咽、鸟伸、猿据"等各种名称。南北朝时期名医陶弘景所著《养性延命录》最早用文字描述了五禽戏的具体动作。隋代巢元方的《诸病源候论》中，辑录了《养生方导引法》等导引专书的大量文字。唐代大诗人柳宗元、李商隐分别留下了"闻道偏为五禽戏，出门鸥鸟更相亲"、"海上呼三鸟，斋中戏五禽"等描述操练五禽戏的诗句。唐代药王孙思邈认为，五禽戏、天竺园按摩十八法等，可以施用于平时锻炼，也可以用于患痛时医治。

儒家说，歌咏能够养性情，舞蹈能养血脉，人不必静坐，夜间入眠和早晨起床之时，昂首阔步于庭中，披头散发缓缓前行，可使人长寿。

古人在冬至时，关闭七窍来养微弱的阳气，斋戒掩身，以期待阴阳能够处在应有的位置。之所以古人迟起以待阳光，是因为阳气闭藏之时，不可以扰动筋骨，只有安调静养身体，那么春夏就百病不生。情不动，精固则水朝元；心不动，气固则火朝元；性寂魂藏，则木朝元；情忘魄伏，则金朝元；四大安和，意志坚定则土朝元。所以说人有五气朝元。经书又说："人能长清净，天地悉皆归。"

形要小劳，但不至于太疲劳。所以说，水流才能澄清，停滞就会浑浊。养生的人想血脉常行，如水在流动。坐不至于疲倦，行不至于劳累。频行不停的，适宜稍稍缓慢一下，即是小劳的方法。

所以，手足要伸屈，两臂要左挽右挽，如挽弓的方法；或者两手双拓，如拓石的方法；或者双拳筑空；或者手臂左右前后轻摆；或者头项左右顾盼；或者腰胯左右转动，时俯时仰；或者两手相擦，细细抹如洗手的方法；或者两手掌摩擦生热，掩目摩面。在做事的空闲随意做，各做十几次而已。每天频频而做，必定身轻、目明、筋壮、血肠调畅，饮食易消，无所壅滞。体中稍有不佳、不畅快，像这样做后即可自解。古时，导引之法太烦，荣华富贵的人不容易做到。现在此法不择时节，也无度数，趁闲便作，且见效快速。

天人合一的境界，一直是古人养生的终极追求，形体的锻炼也就不能脱离这个目标。定坐的修炼方式，可以使养生者超脱于任何的外界存在，敛神以顺应自然之道。

散步，一年四季，在气候和畅的日子，量其时节寒温，出门行走二三里或二三百步为好，量

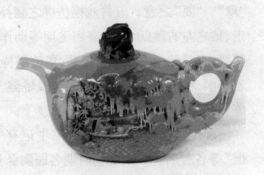

独钓寒江雪，动静以养生

力而行，但不要使气乏、气喘。亲戚、朋友、邻里乡亲，相互往来，携手出游百步，或聚饮而坐。量力谈笑，简约其趣，才得欢适，不可过度。散步须闲暇自如，散步的人，散而不拘。且立且行，且行且立，必须做到一种闲暇自如的心态，卢绮诗"白云流水如闲步"说的就是这一道理。《南华经》说：水的本性，不杂而清，郁闭而不流动，则不够清。这是养神之道。散步能养神。

十、动静适度，阴阳养生

动静都有助于长寿，关键是要适度，关键是是否适合，是否心情愉悦。龟和蟾蜍生性安静都长寿，鹿和猿喜欢运动而长寿。龟与蟾蜍能够吐纳练气；鹿与猿食良草美果，再加上逍遥于山林之中，所以能够获得长寿。牛、马也是一个静一个动，而不能长寿，是因为它们被人所劳役。所以，只有

做自己喜欢做的事，才能长寿。

人能够安静，一般可以长寿。有的好动，也能够长寿。动静对于人来说，不可以勉强；喜静就静，喜动就动。动中思静，静中思动，都是人之常情。静中也有动读书，动中也有静垂钓，无论动静，总归于自然，心情开朗，就可以养生。如心情不开朗，动或静都不利于健康。喜静的人，饭后散散步，疏调气血。好动的人，也宜默坐片刻，以凝形神，如果这样，即使不吐纳练气，不居山林之中，也往往能够长寿。

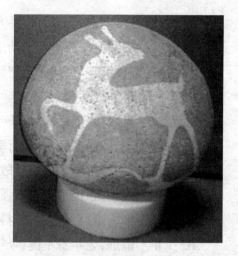

长寿之鹿

十一、养身锦囊妙句

（一）运动养生谚语

1. 若要健，天天练。

2. 白天多动，夜里少梦。

3. 人怕不动，脑怕不用。

4. 手舞足蹈，九十不老。

5. 运动运动，病魔难碰。

6. 运动运动，无病无痛。

7. 饭后百步走，活过九十九。

8. 丰收靠劳动，健康靠运动。

9. 枪不擦不亮，身不练不壮。

10. 若要身体健，除非天天练。

11. 早起活活腰，一天精神好。

12. 劳其形者长寿，安其乐者命短。

13. 水停百日生毒，人歇百日生病。

14. 铁不炼不成钢，人不练不健康。

15. 饭后百步走，不活一百也要九十九。

16. 跑跑跳跳浑身轻，不走不动皮肉松。

17. 运动好比灵芝草，何必苦把仙方找。

(二) 运动养生歌谣

1. 早炼早见效，晚炼还有效，长年修炼长收效。

2. 静而少动，体弱多病；有静有动，无病无痛。

3. 人怕不动，脚怕不用。饭后散步，不进药铺。

4. 强国须强民，强民须强身。强身须锻炼，锻炼要耐心。

5. 百练不如一走，百走不如一抖。一日抖三抖，活到九十九。

6. 少年不锻炼，老年身不健；今年笋子明年竹，少年身壮老年福。

7. 一刚一柔，天地之妙；一张一弛，文武之道；一动一静，养生之药，一修一练，保健之窍。

8. 烈火炼硬钢，运动保健康；雕琢玉成器，磨炼心坚毅。锻炼不刻苦，纸上画老虎。人老腿先老，防老多小跑。

9. "十三常"健身歌

面常擦，血脉流畅，容光焕发。目常揩，眼疾不染，视物清晰。

耳常弹，耳聪不鸣，听力敏锐。齿常叩，不龋不松，齿坚牙利。

背常暖，风邪难入，寒咳不犯。腹常揉，促进运化，胃肠俱佳。

足常搓，祛风除湿，肯履矫健。津常咽，宣通百脉，益寿延年。

发常梳，气血充盈，脑聪发健。浊常呵，吐故纳新，身强体壮。

肛常提，扶正固本，长寿有望。皮常干，外卫强固，皮疾难犯。

睡常曲，固体益精，身心自安。肠常清，腹腔无渣，面色如花。

10. 健身养生八大法宝

朝暮叩齿三百六，七老八十好牙口；

头脑为精神之府，日梳五百健耳目；

人脚为第二心脏，常搓涌泉保健康；

日咽唾液三百口，保你活到九十九；

日撮谷道一百遍，治病消疾又延年；

随手揉腹一百遍，通和气血补神元；

人之肾气通于耳，扯拉搓揉健身体；

常伸懒腰乃古训,消疲养血又养心。

11. 散步好

散步好,散步好,活动身体心不老。

早三圈,晚三圈,各种疾病不沾边。

边遛弯,边聊天,高高兴兴心不烦。

常散步,有快慢,千万别让石头绊。

往前走,也后退,练手练腰又练腿。

勤散步,深呼吸,正常呼吸别太急。

久坐行,饭后走,至少也活九十九。

散完步,要交流,身心健康无忧愁。

12. 运动养生诀

生命在运动,人人皆可通。坚持天天练,身体无疼痛。

四肢常活动,全身关节松。阴阳得调理,脏腑经络通。

双手搓面部,目明两耳聪。肩颈关节动,防治肩颈疼。

舒臂多扩胸,肺气得畅通。呼吸胸肋动,平肝身轻松。

蹲起练腿功,提肛大便通。三焦得调理,全身气血通。

腹肌多按摩,增强肠蠕动。弯腰练胃功,摇晃一身轻。

下肢多锻炼,防治腰腿疼。行走疾如风,血脉上下通。

常做保健操,体壮身灵巧。防疾又治病,延年益寿高。

13. 按摩歌

(1) 梳头

调息静坐心神定,十指弯劲梳头动。

额至头顶三十六,保发利眼防脑病。

(2) 养目

拇指擦热摩双眼,摩毕双目左右转。

天天坚持不间断,防治眼病很灵验。

(3) 叩齿

简而易行叩齿功,上下牙齿轻轻碰。

每次双击三十六,牙齿坚固不生病。

(4) 揉肩

先以左手按肩端，搓揉右肩十八遍。

左右上肢也揉转，防治臂病肩周炎。

（5）搓腰

两手擦热搓肾区，带脉通畅妙无穷。

保护肾脏增腰力，兼治腰病与经痛。

（6）摩腹

手掌相搓热气盈，双手按腹绕脐行。

左右各转一百次，内脏健康食欲增。

（7）搓脚

双脚经络最密集，牵动全身各脏器。

坚持常搓双脚掌，延年益寿活血气。

（8）搓手

双掌合并用力搓，生热有效防感冒。

双手叉指常常拍，手指灵活又健脑。

（三）运动养生名言

1. 每日频行，必身轻目明，筋节血脉调畅，饮食易消，无所壅滞。——《养生要录》宋·蒲虔贯

2. 户枢不蠹，流水不腐。人之形体，其亦由是。——《圣济总录》宋·官修

3. 常以舌柱上腭，聚清津而咽之，润五脏，悦肌肤，令人长寿不老。——《养生要录》宋·蒲虔贯

4. 心要常操，身要常劳。——《呻吟语》明·吕坤

5. 老人血气多滞，拜则肢体屈伸，气血流畅，可终身无手足之疾。——《古今图书集成》清·陈梦雷

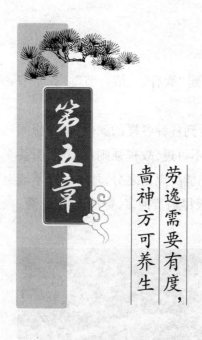

第五章

劳逸需要有度，啬神方可养生

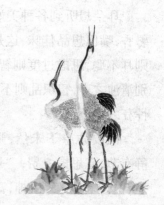

啬神是养生之第一要义。

"少费即谓啬"，所谓啬神就是爱惜精神。战国时哲学家韩非子在《老子》"治人事天莫若啬"观点的影响之下，提出了"啬神养生"。他认为人要适当运动和平静，不要思虑过多，要珍惜智慧，爱惜精神。《后汉书·周磐传》："昔方回、支父啬神养和，不以荣利滑其生术。"《太平广记》卷五引前蜀杜光庭·《仙传拾遗寒山子》："修生之道，除嗜去欲，啬神抱和，所以无累也。"宋·张耒《齐居赋》："绝嗜窒慾，爱精啬神，声色不御，滋味罕亲。""啬神养生"论逐步形成并影响深远。

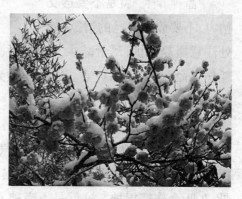

啬神雪红梅，天寒花期长

隋末唐初，著名医学家、养生家孙思邈对"啬神养生"论做了进一步的补充与深化，并借用了"灯用小炷"作了形象比喻：一盏油灯用细的灯芯，灯油就可以燃很长时间，如果用粗的灯芯，灯油很快就会烧完。养生也是这样的道理。"精、气、神"为人之三宝，必须爱惜，不轻易浪费。

一、啬神的重要性

人有七情六欲，才能繁衍生息，但要做到"欲有情，情有节"。如不节制情欲、纵欲过度则亏精损神，必招祸患。

耳朵想听到各种美妙的声音，眼睛想看到各种各样的颜色，鼻子想闻馨香，嘴巴想品佳味，这是人之常情。但欲不可过，故视强则目不明，听甚则耳不聪，思虑过度则智识乱。目不明则不能决黑白之分，耳不聪则不能别清浊之声，智识乱则不能审得失之地，"极尽则费神多，费神多则盲、聋、悖狂之祸至"。

欲要防患于未然，则须动静有节，省思虑之费，"是以啬之，啬之者，爱其精神，啬其智识也。故曰治人事天莫如啬"。商周时有谚云："察见渊鱼者不祥，智料隐匿者有殃"，劳神过也。

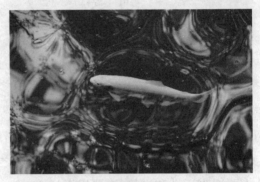

察见渊鱼

"啬神养生"就是不要透支精力，不要放纵自己的情欲，处处注意摄养爱护，尽量减少它的消耗，如果毫无节制地透支精力，久之必耗伤生命，重则夭殇折寿。因此要做到"养生啬神忌劳心"、"养生啬神忌过喜"、"养生啬神忌过忧"。

起居不节，用力过度，就会伤脉络。伤阳就会流鼻血，伤阴就会下痢，劳力过度就会呼吸气喘，流汗，损耗气血，进而伤阴。中医讲久视会伤心损血，久坐会伤脾损肉，久卧会伤肺损气，久行会伤肝损筋，久立会伤肾损骨，久听会伤精损神。这就是不啬神五劳所引起的伤害，过分疲劳对一个人的精神气血和形体容颜都会造成伤害。

劳心而不啬神者常因用脑过度而英年早逝，过喜不啬神常会乐极生悲，出现"笑死牛皋"的悲剧，过忧而不啬神者则因忧思过度，疑神疑鬼，神情恍惚，百病丛生。

因此，啬神是养生第一要义。

二、如何啬神

养生需要啬神、收敛、安静、固藏，如果不知道珍惜和内敛，即使拥有千金，也会很快挥霍用尽。如果懂得珍惜而节约精神开销，就能支用很长时间；如果把精神储藏起来，就会有节余并且变得长久。人的精神光芒闪烁，像蜡烛一样容易燃尽，像火一样容易熄灭。如果人太张扬显露，就会因精神枯竭而丧命；如果目光内敛，闭口少言，沉默固藏，那么就会精神饱满、精血充足而能长寿。

然而啬神收敛是一件相当困难的事，内心欲魔蠢动，身边外物诱惑，稍有一丝不检点就会前功尽弃；一刻都不能内心自省，就会心志沉昏；安闲起居稍有领悟，一遇迷境就又困惑，一惊一诧，人的精神便会逐渐耗损，生命之光也将逐渐消失。所以收敛必须像龙抱珠，鸡孵卵，像人保护自己的眼睛，或者像领小儿上集市一般，走一步看一下，小心翼翼。久而久之，便会养成习惯，人的身心回归自然，与之融为一体，收敛的大功才能告成。

自己所喜爱的，不要用情太深、太专；心里恨的，也不要恨得太深，不要刻骨仇恨，否则会损伤精神和一个人的性情。称赞一个人或事物不能过度，批评也不要过火。要用平常心对待人与事，如有偏颇，需要尽快进行更正。

一个人从获得天地自然之道而产生的喜乐，是没有穷尽的。由满足欲望而产生的喜乐悲忧很快就会到来。努力领悟自然之道，同时节制欲望，就能体味到无穷的快乐。

养生要做到少思、少念、少欲、少事、少语、少笑、少愁、少乐、少喜、少怒、少好、少恶。按照这"十二少"实行，才符合养生的要旨。思虑过多会使精神疲惫，想念太多会使人的情志不专一，欲望太多或太强会残害志

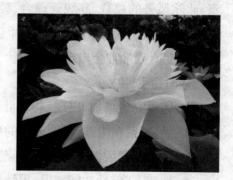

享自然之乐

气，从事的事情太多会使身体疲劳，说话太多容易处处与人意气相争，喜笑过度会损伤脏腑，愁虑太过会使心中抑郁，快乐过度会使人神志飞扬，

一个人懂得太多使人健忘而错乱丛生,愤怒过度则会百脉失调难控,爱好广泛则会博而不专,只是懂得点皮毛,对什么都讨厌或看谁都不顺眼容易抑郁寡欢。这些都会损伤人的健康。

三、养生啬神忌劳心

养生首要做的是要"啬神",而啬神第一需要防备的就是劳心,警惕工作不要过劳。体力过劳会伤筋劳骨,损脏折腑,脑力过劳会伤精损神,使内分泌失调,脏器发生器质性病变。

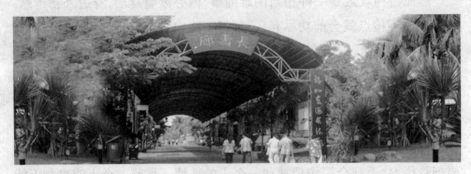

长寿廊(海南·南山)

体力过劳时人们多会自动停下来歇一歇,而不知停歇的脑力劳动者因"大炷点灯"而耗损生命,自己却不容易察觉。那些曾经在业界春风得意、叱咤风云的总裁、高级管理者、教授、学者和明星,没有输给竞争对手,却输在了自己手里,输在不知"养生啬神忌劳心",操劳过度而英年早逝。

过度疲劳常常会出现如下症状,如果同时出现以下十种现象,则极有可能随时撒手西去:

1. 体重突然增加,出现"将军肚"。

2. 易疲劳,精力差,不明原因的疲倦和乏力,适当休息后仍不能缓解。

3. 做事经常后悔,易怒、烦躁、悲观,并难以控制自己的情绪。

4. 性欲下降,性功能减退,男性出现阳痿,女性则主要表现为性冷淡。

5. 皮肤粗糙、干燥、弹性差、无光泽、松弛,肤色晦暗,出现各种斑点、皱纹,眼袋,黑眼圈,头皮屑过多,毛发枯黄干燥、分叉、变白、易脱落,秃顶,牙齿脱落,指甲表面及颜色异常。

6. 大脑混沌，反应慢，思维迟钝，记忆力明显减退，视力下降，眼花。

7. 气色不好，双目无神，无精打采，经常出现晕，头闷，耳鸣，耳聋，检查无结果。

8. 食欲不佳，经常出现消化不良，小便频繁，便秘，便稀。

9. 四肢无力，腰酸背痛，颈肩僵硬，手脚不灵，腹部脂肪增加，体态肥胖或过瘦，肌肉萎缩。

10. 无原因的全身发热或发冷，虚汗，盗汗，面部潮红，手脚冰凉。

我国七成知识分子处在过劳死的边缘，由于长期透支健康，很多人不是这病就是那病，有的人甚至英年早逝。近几年新闻文艺界噩耗不断，51 岁的《海南日报》总编辑邹爱国、50 岁的《楚天都市报》总编辑杨卫平、48 岁的中央新闻联播主持人罗京、46 岁的喜剧小品演员高秀敏，还有 42 岁的影视演员傅彪等相继去世，著名作家路遥，"用生命写作"，不知疲倦而出现健康透支，42 岁就离开了人世。

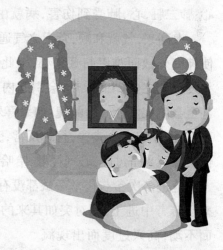

而近年来因不啬神劳心过度英年早逝的企业家和学者还有很多。一幕幕悲剧让人触目惊心，一个个倒下令人扼腕叹息。一个人如果不知啬神忌劳心，天年尚且不能尽享，长寿就更不用说了。

不啬神而去者

四、养生啬神忌过喜

啬神除了防止过劳外，还要防过喜，人高兴到极点时，常会发生使人悲伤的事，《史记·滑稽列传》："酒极则乱，乐极则悲，万事尽然，言不可极，极之而衰。"《淮南子·道应训》："夫物盛而衰，乐极则悲。"

中医养生讲究"啬神"、"恬淡虚无，真气从之"。就是说当人的心情处在一种非常平静状态的时候，气血就会正常地运行。这种正常的运行，是维持生命活动的重要功能。反之，当情绪出现异常变化的时候，它就会使得气血产生逆乱，进而导致疾病。

往往人心里有快乐的事时就会心动，心动时人的阳气就显现出来，这就是喜。阳气是肺气，肺气舒畅，就表现出喜乐。喜乐有由事物引起的，有由情景引起的，都是正常的情志变化。平常人的喜怒哀乐，都是适度发作，是平和的。如果过度，就会使情志荡漾，收敛不住，会伤及心、肺二脏，心、肺受到伤害，病就由此发生了。

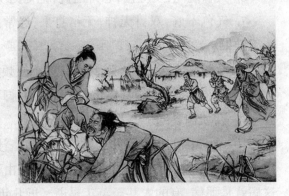

范进中举，乐极生悲

人高兴，气就和顺，营卫之气通利，大喜则气涣散。喜乐过度的，就会使神气外散而难以归藏于心，因此过喜会伤心。人大喜时，会笑个不停，头发也随之颤动而燥热，会引起内脏不适，使阳气偏盛上溢而收敛不住，甚至会使人发狂。肺藏魄，如果喜乐过度，就会伤魄，魄被伤了，就会神乱而发狂，意识也会丧失，行为反常，旁若无人，皮肤干枯，毛发枯槁，容颜憔悴。甚至兴奋过度，心气耗散，哈哈一笑撒手西归。

范进多次参与科举考试都没有考中，而受尽其屠户丈人欺负，终于时来运转考中进士，面对突如其来的喜事，范进不知啬神，不能泰山崩于前而不动，高兴过度而出现疯癫状态。

更有甚者，在《说岳全传》中，金兀术最后被牛皋打倒在地，牛皋飞身骑在金兀术的身上，看到往日不可一世的金兀术成了自己的手下败将，在大笑中突然死去。金兀术抬头一看，打倒自己的竟是自己平时瞧不起的莽夫牛皋，不由得气上心头也

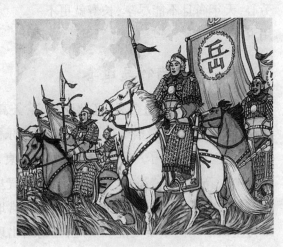

笑死牛皋、气死兀术

突然死去。"笑死牛皋、气死兀术"说明不啬神的狂喜、盛怒等情绪，对健康极为有害，甚至会导致死亡。

为什么过度高兴会有害健康呢？中医认为，喜、怒、忧、思、悲、惊、恐七种情志活动是人体对外界环境的生理反应，在正常情况下，是不会致病的。但如果人的情志活动太过，就能引起体内阴阳失调、气血不和、经络阻塞、脏腑功能紊乱而致病，甚至危及生命。西医学研究表明，人在大笑、盛怒、悲伤等情绪时，体内去甲肾上腺素突然增加，可引起全身血管收缩、心跳加快、血压升高等。特别是患有高血压、脑动脉硬化、冠心病等心脑血管疾病的中老年人，情绪突然极度激动，对他们那疲惫的心脏、脆硬的血管，可构成极大的威胁，很容易诱发心绞痛、脑出血，甚至猝死。

所以，养生保健要学会啬神防过喜，保持性情开朗、情绪稳定，学会控制自己的感情，避免因喜、怒、哀、乐过度而引起情绪突然波动。

五、养生啬神忌过忧

养生啬神要防止患得患失，忧虑过多。忧郁的心境可导致消极、悲观和自责、自卑的情绪，感到任何事情都困难重重，对前途悲观绝望，把自己看得一无是处，对微不足道的过失和缺点无限夸大，感到自己对不起他人、家庭和社会，认为自己罪恶深重，是一个十恶不赦的坏蛋。有的过忧还感到活着毫无意义，生活在人世间徒然受苦，只有一死才能逃出苦海得以解脱。

忧虑过多会影响大脑，导致头昏，记忆力下降以及睡眠障碍。过忧后脑中儿茶酚胺的浓度增高，导致脑血管收缩变细，致使脑组织缺血缺氧，进而头昏，出现顽固性睡眠障碍、失眠、入睡困难、早醒、睡眠节律紊乱、睡眠质量差。抑郁忧愁太过的人在清晨 3~5 时醒来，此时情绪

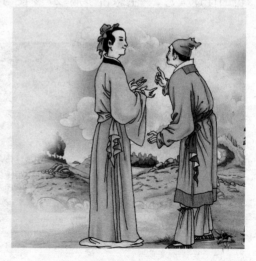

杞人忧天

低落，自杀的危险最大。

忧虑过度还会诱发躯体疾病，如患心脏病的危险增加 2 倍，遭遇中风的概率增加 3 倍。心情抑郁会使人体的自主神经系统发生变化，主要表现在食欲减退、体重下降、性欲减退、便秘、阳痿、闭经、乏力等。躯体不适感可涉及各脏器，自主神经功能失调，严重的还会缩短寿。忧愁过多会增加自杀风险，患有复发性抑郁症的患者中，每 7 个就有 1 个采取自杀行为，自杀的案例中 70% 患有抑郁症。

《列子·天瑞》："杞国有人，忧天地崩坠，身亡（亡通无）所寄，废寝食者。"三国时的周瑜天天就在那里感叹上天"既生瑜，何生亮"而英年早逝。我读大学时有个同学，天天想班上的同学会不会害他，想某个同学经常得病用了学校的钱太多等，过忧而不知啬神，毕业后几年，就与同学失去了联系，不知道现在是否还在人间。我认识的一个朋友天天也在那里考虑一些细枝末节的问题，将问题分析得头头是道，结果每天他只能靠服用大量的安定才能睡二三个小时。有报道说在 2000 年以前，有人担心到 2000 年地球会毁灭，忧心忡忡而自杀，前几年又有些人担心 2012 年地球会毁灭，这些都不是长寿之道。

西汉著名的政治家、文学家贾谊，18 岁即有才名，少年得志官运亨通，但是在 23 岁时，因遭群臣忌恨被贬，33 岁便忧郁而死。唐代著名诗人李贺，也因仕途失意，一生愁苦多病，27 岁便与世长辞。

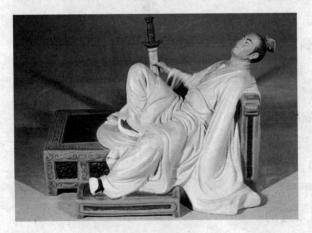

既生瑜，何生亮

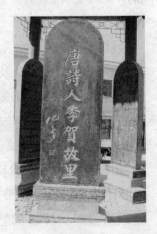

李贺故里

同是明代"吴中四才子"的徐祯卿与活到 90 岁的文徵明相比，简直不可同日而语。徐祯卿早年屡试不中，及第后却又遭贬。才情与现实的反差让他终日郁郁寡欢，年仅 33 岁便走完了忧郁而短暂的一生。

俗语讲，读书养性，看书不要看一些悲剧类的书籍，看这些书除了为古人落泪外，还对身体不好。唐代著名诗人李贺，多写神仙鬼魅的题材，在他作品中出现的"死"字达 20 多个，"老"字达 50 多个，反映了他对好景不长、时光易逝的感伤情绪，结果 27 岁就命丧黄泉。有"谁料晓风残月后，而今重见柳屯田"美誉的清初著名词人纳兰性德，他的诗词哀感婉艳，有南唐后主遗风，悼亡词情真意切，痛彻肺腑，刚过 30 岁便英年早逝。林黛玉一颗玲珑之心、忧思过度，天命不久，就连后来演林黛玉的陈晓旭及其他一些演员也是命不久长。以擅长唱哀婉歌曲见长的邓丽君也是英年早逝。所以，养生切忌写、读、唱、听过于忧伤的诗、词、歌、赋、书。

避免过忧的方法是：少想问题，对所有的事都泰然处之，一切顺其自然，"闲看庭前花开花落，宠辱不惊；漫随天外云卷云舒，去留无意"。同

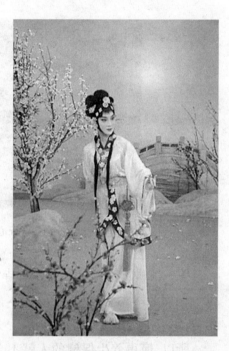

多愁善感林黛玉，愁思过度命不长

时居室内光线宜明亮，保持空气流通，墙壁的颜色柔和，不要过于偏向冷色系，冷色系会使人更为忧虑；屋内不宜冷清，屋大人少，或是经常一人在家，少了聊天的对象，容易有孤寂的感觉，容易胡思乱想。屋内可以增加一些生气，放置一些绿色植物、插花、小鱼缸或是喂养宠物等。

六、养生啬神忌暴怒

暴怒则肝气上逆，严重的可以引起呕血和飧泄。过怒还会伤肝，使神志昏迷惶惑而心乱。肾藏志，如果大怒不止，就会损伤人的情志。情志被伤，

记忆力就会减退，腰背转动困难，不能俯仰屈伸，进一步则毛发憔悴，颜色枯槁。《杂病源流犀烛》讲人在急躁暴怒的情景下会使自我受到伤害。一个人暴怒时会咬牙切齿，一副怒目狰狞的样子，但更重要的是对健康会造成伤害。

过度愤怒，还会对眼睛造成伤害，使人眼睛昏暗不清；常常发怒，会使百脉不定，鬓发憔悴，筋痿劳顿，吃药也难以治好。如果在吃饭时忽然暴怒，会使人心神受惊，夜里就会梦见飞荡的景象。

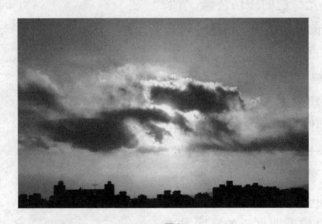

天心震怒

曾国藩讲：读书以训诂为本，诗文以声调为本，事亲以欢心为本，养生以少恼怒为本，立身以不妄语为本，居家以不晏起为本，居官以不要钱为本，行军以不扰民为本。

所以，懂得养生保健的人就不会暴怒，应该遵从天地自然之道、顺其自然的平和中正态度来对待事物，不会发怒于人。急躁暴怒而自伤，是对世人的一种惩戒。因此，养生应当学习圣贤那种平和的心态。

七、养生啬神忌思虑过多

心藏神，惊恐或思虑过度则伤神。神被伤，心就会感到恐惧，失去调节自身的能力。时间久了，肘、膝、髀部的肌肉就会受损，肌肉消瘦。脾藏意，如果忧虑过度又得不到解除，就会伤意，意被伤了，就会胸中闷乱，手足不能举动，毛发憔悴，皮色枯槁而不润泽。过思伤脾，思虑过度会使气机闭塞而不能流通，思虑过多会使意念停留在心，而心神归集在此，正气就会凝滞而不能运行,造成"气结"。

思虑过度时,会使人失眠、慵倦、嗜睡、头昏眼花、三焦痞塞、咽喉窒塞,还会患黄疸病而呕吐、筋痿、白浊、不思饮食。思虑过度使心火上炎,心火上炎则肾水枯干,心肾不交,人的性功能也会丧失。思虑过度的害处,比好色好酒还厉害。

防止忧虑的方法:不如意的事情,人人都会遇上,关键在于是否善于处理,或能不能事先防范。如果提前预防或善于处理,那就及时有效处理,只要有了对策,就把不如意的事置之度外,不必再费思量,反复思虑反而会使自己迷惑。遇到不如意的事而不能有效地处理,像一个国家外部受到敌人攻打,而内部又有民众起来扰乱,这样的国家还能长久吗? 所以善于养生的人,遇到不如意的事时,千万不可惊慌失措,对外应付张皇,心内就会气馁。只有以静制动,易知易行,才是养生之法。

八、啬神忌过悲过惧过惊

中医讲化生生命的叫精,阴阳两精相互化合,叫做神。随着神的往来活动而出现的,叫做魂。与精同时出入的,叫做魄。其中起支配作用的,叫做心。当心有所追忆时,叫做意。意的久存,叫做志。为实现志向而求变,叫做思。用思想来估计未来的变化,叫做虑。因思虑而能正确处理事物的,叫做智。

所以,智者的养生之道,必定是顺应四时气候的变化以适应寒暑,调

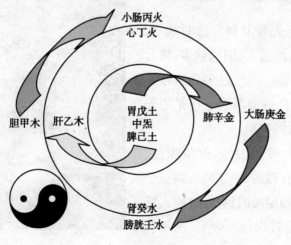

五脏关系图

节喜怒的情绪而能安然处世,调节阴阳而使刚柔相济,这样就可以不受内外邪气的侵袭,不衰老而且健康。

悲哀过度则心系急,肺叶胀起,上焦不通,营卫之气不散,热气郁结在内,所以悲哀过度会使气消散。肝藏魂,如果悲伤过度,影响到了内脏,就会伤魂。魂被伤了人就会精神错乱,甚至发狂,容易忘事而不精明,筋脉拘挛,两胁肋不能上举,毛发枯槁,皮肤得不到润泽,甚至会使气机竭绝而丧失生命。"积忧不已则魂伤矣,愤怒不已则魂神散也。"

恐惧则气下陷。恐惧过度就会使精气衰退,精气衰退就要使上焦闭塞,上焦不通,还于下焦,气郁下焦,就会胀满,所以说是"气下"。过恐伤肾,过度的恐惧思虑会伤神,神气受到了损伤,就会使精气流淫而难以收摄。恐惧过度的,会使神气惊散而不能收藏。过度恐惧而不能解除的,就会伤精,精被伤了,骨节就会出现酸痛,痿弱,厥冷,常有遗精的症状。恐惧过度,还会引起肌肉瘦削、骨酸痿厥、面热肤急、惧而脱颐。

过惊则心悸没有依靠,神气无所归宿,心中疑虑不定而"气乱"。惊悸过度,会引起流涎、目直视、张口不下、癫痫病、不省人事、僵卧,时间久了就成为痛痹。

所以,懂得养生的人,要防止过悲、过恐、过惊,心境平和,才有利于健康长寿。

九、养生啬神忌生活奢华

养生一定先要节制自己的欲望,让它适度。房屋过大,阴气就多,楼台过高,阳气就盛。阴气过多会生寒厥病,阳气过盛会得痿弱病。这是阴阳未能适度招致的疾患。

在风水上讲,屋大人少是凶屋。现在一些人,有钱后,一家只有两三个人,却要住三四层楼的别墅,这样人所散发的离子会被房屋所吸引,而不利于健康。如果一个人住在一幢三四层

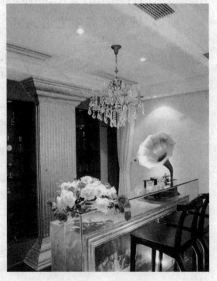

奢华装修,不利养生

有十多间屋的房子里，晚上随时都会怀疑哪个房间里是不是藏有歹徒而睡不安稳，成天疑神疑鬼，睡得提心吊胆，心境难以安定，健康就难以求得了。

因此，善于养生的人不住大屋，不筑高台，饮食不求丰盛珍异，衣服不求过厚过暖，"要得身体好，还需三分饥与寒"。衣服过厚过暖会导致脉理闭塞，脉理闭塞气机就不畅达。饮食丰盛珍异，导致肠胃装得过满，肠胃过满胸腹就会闷胀，胸腹闷胀气机同样也不能畅达。

现在经济好了，人民生活水平提高了，富裕起来的人民，天天山珍海味、大鱼大肉，饮食不知节制，结果吃出了高血压、高血脂、糖尿病等富贵病，有报道说现在有不到三十岁就得心脑血管疾病的，这都是不知节俭，不知顺应天道而造成的。

远古时代懂得养生的先辈圣王的苑囿林池，只要能游目眺望、活动身体就足够了；宫室台榭，能免却干燥和潮湿也就够了；车马衣裘，能安身暖体就够了；饭菜酒浆，能适口充饥就够了；音乐歌舞，能娱情乐性就够了，千万不可放纵自己。

我 2002 年在海南工作时，在海口西海岸一个海边的渔家乐，看到过一个八九岁的小孩，他行动迟缓、目光呆滞，一看就知道是一个智力很不正常的人。但当沙滩上的音乐响起时，这个小孩就会非常合拍的舞起来，舞姿优美，动作协调，让我望尘莫及，后来一问才知道他的母亲怀孕时，喜欢去蹦迪，结果生了一个这样的小孩。

生活节俭、杜绝浪费，不追求奢华，既是一个人的美德，更是养生之道。

十、啬神养生锦囊妙句

（一）啬神养生谚语

1. 思虑之害，甚于酒色。
2. 情极百病生，情舒百病除。
3. 神气淡则气血和，嗜欲胜则疾病作。
4. 太饿伤脾，太饱伤气。饱勿急行，饥勿大叫。

（二）啬神养生歌诀

1. 薄滋味，省思虑，节嗜欲，简言语，惜元气，
　　戒怒喜，轻得失，淡名利，多欢愉，保身体。

2. 情之贵淡，气之贵和，惟淡惟和，乃得其养，
　　苟得其养，无物不长；苟失其养，无物不亡。

3. 大怒不怒，大喜不喜。德者之为，仁者之举。
　　可以养心，可以健身。祛病延年，长寿百春。

4. 不执，可圆可方，圆可用智，方可行义；
　　不偏，可动可静，动可养身，静可养心。

5. 养生三戒：一戒大怒，二戒大欲，三戒大醉，
　　　　　　　三戒之中，大怒为首，不可轻发。

6. 养生需防要诀
久视伤精，久听伤神。
久卧伤气，久坐伤肉。
久立伤骨，久行伤筋。
过怒伤肝，过思伤脾。
过忧伤心，过悲伤肺。
过饱伤胃，多恐伤肾。
多喜伤腰，多言伤液。
多唾伤津，多汗伤阳。

7.《养生铭》唐·孙思邈
怒甚偏伤气，思多太损神。神疲心易疫，气弱病来侵。
勿使悲欢极，当令饮食均。再三防夜醉，第一戒晨嗔。
亥寝鸣天鼓，寅兴漱玉津，妖邪难侵犯，精气自全身。
若要无诸病，常当节五辛。安神宜悦乐，惜气保和纯。
寿夭休论命，修行在本人。倘能遵此理，平地可朝真。

8.《养生六真经》东晋·葛洪
薄名利，禁声色，廉货财，损滋味，除佞妄，去嫉妒。

9. 戒怒歌
君不见，大怒冲天贯斗牛，擎拳嚼齿怒双眸，兵戈水火亦不畏，暗伤性命君知否。
又不见，楚霸王、周公瑾，匹马乌江空自刎，只因一气殒天年，才使英雄千载忿。

劝时人，须戒性，纵使闹中还取静，假如一怒不忘躯，亦至血衰生百病，耳欲聋来又伤眼，谁知怒气伤肝胆，血气方刚宜慎之，莫待临危悔时晚。

10. 万物有度

万物两重性，凡事均有度；

适度则有利，过度则有弊。

适卧养气，久卧伤气；

适坐养神，久坐伤神；

适立养骨，久立伤骨；

适行养筋，久行伤筋；

适视养血，久视伤血。

11. 别烦恼

七情六欲，人人皆有，过之有害，烦恼居首。

烦字从火，内焚外燎，脏腑焦烦，形貌枯槁。

精因之摇，形因之扰，气因之丧，寿因之夭。

人自明知，烦恼自讨，气性之偏，习而难矫。

执迷者多，醒悟者少，劝君戒之，烦恼尽扫。

持诵斯言，永年可保。

12. 别发怒

怒是无名火，不可不忍耐。

忍则身无辱，耐则身无害；

不忍又不耐，小事酿成害。

争讼有何益，未卜成与败。

操心又破费，烦恼作一块。

何不忍耐些，快活常自在。

13.《四少歌》唐·孙思邈

口中言少，心中事少；

腹里食少，自然睡少；

依此四少，神仙可了。

(三) 啬神养生锦句

1. 少年之时，血气未足，戒之在色；及其壮年，血气方刚，戒之在斗；及

其老年,血气既衰,戒之在得。——《论语》春秋·孔子

2. 措身失理,亡之于微,积微成损,积疾成衰。——《养生论》三国·嵇康

3. 才所不逮而困思之,伤也;力所不胜而强举之,伤也。——《抱朴子》晋·葛洪

4. 忍怒以全阴气,抑喜以养阳气。——《抱朴子》晋·葛洪

5. 体欲常劳,食欲常少,劳无过极,少无过虚。——《养性延命录》南朝·梁·陶弘景

6. 凡心有所爱,不用深爱,心有所憎,不用深憎,并皆损性伤神。——《备急千金要方》唐·孙思邈

7. 多思则神殆,多念则志散,多欲则损智,多事则形疲。——《养生要集》唐·张湛

8. 养生之道,莫久行、久坐、久卧、久视、久听。——《养生要录》宋·蒲虔贯

9. 养心莫善于寡欲。欲不可纵,欲纵成灾;乐不可极,乐极生悲。——《养生四要》明·万全

10. 聚精之道,一曰寡欲,二曰节劳,三曰息怒,四曰戒酒,五曰慎味。——《摄生三要》明·袁坤仪

11. 暴喜伤心,暴努伤肝,暴恐伤肾,过衰伤肺,过思伤脾。——《养生四要》明·万全

12. 体欲常逸,食须常少。劳无至极,食无过饱。——《修真秘要》明·王蔡

13. 大喜荡心,微抑则定;甚怒烦性,稍忍即歇。——《退庵随笔》清·梁章钜

14. 人但知过怒过哀足以害性,而不知过喜过乐亦足以伤生。——《退庵随笔》清·梁章钜

15. 嗜欲使人气淫,好憎使人精劳。——《古今图书集成》清·陈梦雷

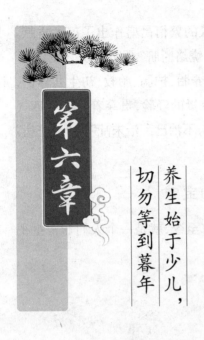

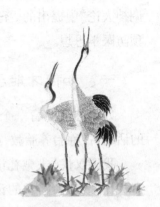

第六章

养生始于少儿，切勿等到暮年

养生之道，古已有之，为历代圣人所推崇。现代人，随着工作压力的增加和生活节奏的增快，也越来越重视养生，特别是中年以后，随着年龄的增加，对养生的重视程度也逐渐增加。其实，养生应从娃娃抓起，应该说是从怀胎受孕之前就开始了。儿童保育其实就是小儿养生。

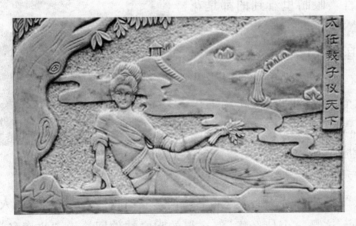

太任教子仪天下

儿童是人类的未来和希望，儿童保健事业关系到国家的强盛和社会的进步。儿童保育历来被人们所重视，中医儿童保健学在中国已有数千年历史，积累了丰富的经验，曾为中华民族的繁衍昌盛作出了巨大贡献。历代医籍均有记载，民间也广泛流传。如"烧烙断脐"预防脐风，开创世界免疫学先河的人痘接种预防天花等，还有养胎、护胎、胎教、初生儿养护，哺乳饮食、精神教育及体格锻炼等，这些宝贵的经验，贯穿着《素问·四气调神大论》中提出的"圣人不治已病治未病，不治已乱治未乱"的"治未病"预防医学思想。

一、如何才能孕育一个健康的宝宝

如何才能孕育一个健康的宝宝？从古至今，就是一个人们非常重视的话题，古称胎养胎教，或称养胎护胎。

我国汉代《大戴礼记·保傅》就有关于"文王胎教"的记载。周文王在历史上是一代名君贤主，在位五十年，主要贡献是为灭商做好了准备。"文王胎教"在历史上被传为佳话、据说周文王的母亲太任怀孕后"目不视恶色，耳不闻淫声，口不出傲言"，眼睛里看到的都是花鸟游鱼等美好的事物，耳朵里听到的是悦耳动听的声音，自己讲话温文尔雅。她每天"焚香诵读，观礼听乐"。因为恪守胎教，周文王出生后聪慧过人，教一而知百，品德高尚，健康长寿，享年97岁。

文王之母太任

相反，在《黄帝内经》中，黄帝问岐伯："人生而有病癫疾者，病名曰何？安所得之？"意思是说人一出生就患癫痫，这是一个什么病，怎么得的呢？岐伯回答说："此病名为胎病，得之在母腹中时，其母有所大惊，气上而不下，精气并居，故令子发为癫疾。"意思是说这个病是在母亲怀孕时得的，母亲怀孕时受了大的惊吓，气机逆乱，小孩出生后就患了癫痫。西医学关于癫痫的病因其中就有这些先天性的因素。

由此可见，胎教对于养生的重要。

（一）选择适宜的婚配对象，近亲不可结婚

要孕育一个健康的宝宝，不要等怀孕以后才开始重视。其实在谈恋爱找对象时，已决定你将孕育一个什么样的宝宝了。很多人谈恋爱时常被爱情冲昏了头脑，哪里还去顾及生什么样的孩子。除非你想做丁克族，否则在找对象时，请睁大眼睛。有遗传疾病家族史、特殊传染病或精神性疾病的人要慎重，如一定要结婚，最好不要孩子。当然近亲是不能结婚生子的，古有"同姓不婚"之说，始于西周时期。春秋时，人们对同姓婚育会造成后代畸形及不育已有进一步认识，但同姓婚配仍在贵族中时有发生。过去的皇帝，常为了亲上加亲或其他一些政治需要，皇太后一般都要为皇子选自己娘家的亲戚。皇帝的孩子很多，不乏聪明、美丽、健康之人，但也有很多有问题的史书并没记载。

达尔文出版了《物种起源》这一划时代的著作，提出了生物进化论学说，从而摧毁了各种唯心的神造论和物种不变论，是进化论的奠基人。遗憾的是在达尔文时代，遗传学先驱孟德尔还没有能够让世人相信他的遗传学说，1839 年，达尔文选择了亲舅舅的女儿、表姐艾玛作为终身伴侣。达尔文从小就爱慕表姐艾玛·韦奇伍德。她长得非常漂亮，聪明伶俐，非常有学识和教养。艾玛比达尔文大 9 个月，他们从小青梅竹马，最后喜结连理。尽管达尔文事业辉煌，与表姐艾玛的婚姻也十分恩爱，但是结的果却是苦涩的。婚后，艾玛生了 6 男 4 女，计 10 个孩子。然而，没有一个孩子身体健康：两个大女儿未长大就夭折了，三女儿和两个儿子都终身不育，其余的孩子也都被病魔缠身，智力低下。达尔文对此百思不得其解，据说，到了晚年，达尔文对孟德尔和他的遗传学略有所闻，他常常为他的近亲结婚感到不安。直到晚年研究植物进化过程中发现，异花授粉的个体比自花授粉的个体结出的果实又大又多，而且自花授粉的个体非常容易被大自然淘汰。这时他才恍然

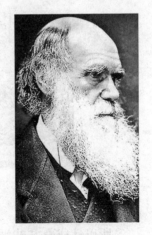

近亲结婚达尔文
子女夭折不健康

大悟：大自然讨厌近亲婚姻。这也就是他与表姐婚姻的悲剧所在。

如果患有严重遗传性疾病、指定传染病、有关精神病或者亲近而结婚的，所生小孩一般都有问题，要想健康长寿也就难了。

（二）婚育宜适龄

男女双方应在适当的年龄结婚生育，才能为胎儿健康打下良好的基础。婚育过早、过晚均会给父母及胎儿带来诸多不利影响。《素问·上古天真论》指出：男子"二八肾气盛，天癸至，精气溢泻，阴阳和，故能有子。三八肾气平均，筋骨劲强，故真牙生而长极。"女子"二七而天癸至，任脉通，太冲脉盛，月事以时下，故有子。三七肾气平均，故真牙生而长极。"虽然男子二八，女子二七已开始具备生育能力，但要到男子三八（即二十四岁）、女子三七（即二十一岁）性功能及体格发育才完全成熟，可以婚育。正如《褚氏遗书·问子篇》说："合男女必当其年，男虽十六而精通，必三十而娶；女虽十四而天癸至，必二十而嫁。皆欲阴阳气完实，然后交而孕，孕而育，育而子坚壮寿。"又说："精未通而御女，以通其精，则五体有不满之处，异日有难状之疾。"

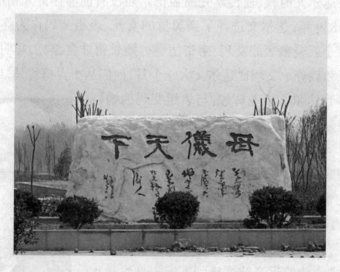

母仪天下

所以性成熟并非婚配之最佳年龄，只有当男女阴阳之气充盛，适龄结婚，才能孕育出体健、长寿的后代。

从生理、解剖上讲,男 20 岁,女 18 岁,性发育已基本成熟,具备了结婚、生育的基础。但是,人的性成熟并不代表全身各脏器都已发育成熟。通常,心脏、肾脏、生殖器官、骨盆和牙齿等要在 23 至 25 岁左右才能发育健全。因此,最佳婚育年龄:女子应是 23 至 28 岁,男子应为 25 至 30 岁。在这个时期,身体最健壮,精力最旺盛的时期,对胚胎的形成和胎儿的生长发育非常有利。过早生育(小于 20 岁),婴儿死亡率较高;过晚生育(大于 35 岁),先天性痴呆和某些先天畸形的发生率增高。研究结果表明:24 岁至 34 岁是我国已婚育龄妇女的最佳生育年龄,其中以 24~29 岁为更好。这项结论的取得整整用了 8 年的时间,是对 24 150 例新生儿和母亲的调查资料,进行数理统计后才得到的,是经过科学研究所得出的结论。

早婚早育往往伤及肾气,耗损精血,易使精神体质虚惫,甚至夭伤折寿,也不利于孕育健康的后代。

(三) 孕期饮食调养

胎儿的生长发育,全赖母体的气血濡养。胎儿在母体内的生长发育良好与否,取决于母亲在孕前及孕期的营养贮备、摄取情况。孕妇只有在保证自身营养充足,身体健康的前提下,才能保证胎儿健康成长。孕妇脾胃仓廪化源充盛,才能气血充足,涵养胎儿。

中医学历来十分重视养胎,唐代孙思邈提出自受孕至孕月满均应注意调和饮食,并指出:"儿在胎,日月未满,阴阳未备,脏腑骨节皆未成足,故自初讫于将产,

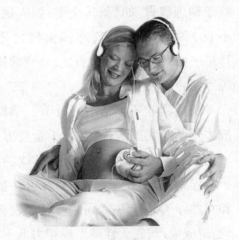

音乐胎教

饮食居处皆有禁忌。"(《备急千金要方·养胎第三》)孕妇饮食的一般原则,如《达生篇》指出:"宜淡泊不宜肥浓;宜轻清不宜重浊;宜甘平不宜辛热。"胎儿正常生长发育所必需的最重要的营养是蛋白质、矿物质(铁、锌、钙等)和维生素(维生素 D 等),必须保证供给。禁忌过食大寒、大热、甘肥黏腻、

辛辣炙煿等食物，以免酿生胎寒、胎热、胎肥等病证。

对于不同孕期的饮食安排，北齐徐之才提出，在妊娠的第1、2个月，要"饮食精熟，酸美受御，宜食大麦，无食腥辛之味"。要少进刺激性的食品，以免加重妊娠反应。妊娠5月，要"食稻麦，羹牛羊，调五味，食甘美"。妊娠中期胎儿迅速增长，必须多进富含各种营养成分的丰富食品，尤其应增加一些含钙、铁的食物，以利于胎儿的骨骼生长。但不宜过度，临床上见到婴儿出生已长牙的现象，就与孕期过多补钙有关。

妊娠后期是胎儿生长的高峰期、脑发育的关键期，更加需要营养丰富的食品，注意膳食搭配，但也不能肥甘过度，以免胎儿过肥，造成生产困难。孕妇应选食营养丰富的肉类、蛋类、豆类、水果等，多吃蔬菜不仅可摄取多种维生素，而且可防止便秘。凡辛辣之物，因易助火伤阴，引起胎动不安或胎漏下血，故不宜食用。生冷、过热之物，亦应避免。正如《女科经纶》中所说："大冷大热之物皆在所禁。"以避免胎寒、胎热。

对不同体质之孕妇，宜以饮食寒温之不同属性以纠其偏。例如：素体阴虚火旺者，饮食宜于清淡；阳虚气弱者，饮食宜于温补。脾胃虚弱者，宜于调理脾胃，如《景岳全书·妇人规·胎不长》说："胎不长者，亦惟血气之不足耳……妇人多脾胃病者有之，仓廪薄则化源亏而冲任穷也。"

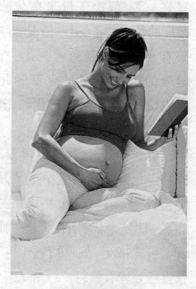

饮食调养还包括嗜好有节。孕妇应戒去烟酒。我国唐代《备急千金要方·卷二·养胎》就已经认识到：妊娠"饮酒，令子心淫情乱，不畏羞耻"。酒对男性精子和女性卵子都有伤害，可使受精卵发育障碍，造成流产、先天性畸形或智力低下等。孕妇吸烟过多，也会伤胎而造成流产、早产，或胎怯、智力低下、先天性心脏病等畸形。

孕妇读书胎教

（四）孕期防感外邪

妇女怀孕之后，气血聚以养胎，卫气不足，卫外不固，较易感受外邪，引起各种时令疾病。《逐月养胎法》中提出孕妇应"厚其衣服"，因孕妇腠理疏松易于着凉，故衣服要保暖。另一方面要适应四时的天气变化，避免外邪侵袭而致发病。尤其是在妊娠早期，感受外邪而发热者，可造成胎儿畸形。所以孕妇在调摄寒温的同时，更要注意防止感受外邪。我国隋代《诸病源候论·妇人妊娠病诸候》列举妊娠杂病 14 种，其中外感疾病就占半数，并有时气"妊而遇之，重者伤胎也"，妊娠温病"热搏于胎，皆损胎也"，妊娠热病"多致堕胎也"等的论述。《小儿卫生总微论方·胎中病论》中指出梗舌、双齶、骈拇、六指、缺唇等先天畸形，"多是未生之前，在母胎妊之时，失于固养，气形勿充"所致。古人已经明确提出妊娠期间感受外邪会损伤胎儿，引起先天畸形，或造成流产、早产等。

现代研究表明，各种感染性疾病，尤其是病毒感染，包括风疹病毒、流感病毒、巨细胞病毒、单纯疱疹病毒、水痘病毒、肝炎病毒等，都可能导致先天性畸形、流产或早产。其产生机制，一是感染引起胎盘炎，影响母体与胎儿之间的物质交换，干扰了胎儿的生长发育；二是病毒通过胎盘感染胎儿，严重者使胎盘和胎儿产生广泛性血管炎，引起循环障碍、供氧不足，使组织细胞坏死、染色体变异，直接损害胎儿。妊娠早期胚胎形成，器官分化，最易受到损害。例如，孕妇妊娠早期感染风疹病毒，可造成小儿先天性白内障、先天性心脏病、耳聋、小头畸形及智力发育障碍等，称为先天性风疹综合征。有研究表明，在怀孕的第一个月感染风疹病毒，胎儿发生畸形的概率是 49%，第二个月感染，畸形的发生率是 30%，第三个月感染为 13%。因此，《备急千金要方·卷二·养胎》说："凡受胎三月，逐物变化，禀质未定"，最要注意养胎。

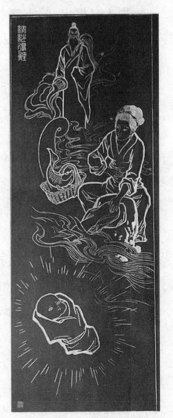

金星下凡——李白出生图

(五) 孕妇宜劳逸结合

1. 孕妇适度动，利胎又利生

生命在于运动，保持经常而又适度的活

动,才能使全身气血流畅,胎儿得以长养,生产顺利。

现代研究表明,孕妇在妊娠期间,适当参加一些体育活动,既可以促进母子的健康,也有利于优生。因为适量的运动能有效地促进孕妇机体的血液循环和新陈代谢,增强母体功能,使全身肌肉及

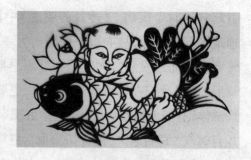

小儿养生

腹部肌肉力量增加,心理状态趋于稳定,特别是使分娩时的心率降低,血压相对稳定,分娩更为顺利。同时还发现运动可使胎儿的心率增加,从而提高胎儿对运动的适应性,且出生时胎儿的健康状况比一般的新生儿好。

2. 孕妇需静养,以防损胎元

古人又提出,胎宜静养。孕妇也不可过劳,不能从事繁重的体力劳动和剧烈的体育运动,以免损伤胎元,引起流产或早产。可以经常到郊外散步,接触阳光,呼吸新鲜空气,这对孕妇和胎儿都是很有益的。

3. 过劳伤胎,微劳宜胎

古代医家早就告诫过逸对于母子的危害,北齐徐之才主张孕妇"身欲微劳",认为过劳伤胎,微劳宜胎。微劳可使血脉流通,防止难产。《小儿病源方论·小儿胎禀》说:"豪贵之家,居于奥室,怀孕妇人……饱则恣意坐卧,不劳力,不运动,所以腹中之日,胎受软弱。"《万氏妇人科·胎前》说:"妇人受胎之后,常宜行动往来,使血气通流,百脉和畅,自无难产。若好逸恶劳,好静恶动,贪卧养娇,则气停血滞,临产多难。况行立坐卧之久,为筋骨皮肤之伤……"《产孕集》也说:"凡妊娠起居饮食,惟以和平为上,不可太逸,逸则气滞;不可太劳,劳则气衰。"

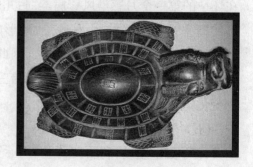

龟静养生

4. 动静相兼,劳逸结合

孕妇应当动静相兼,劳逸结合。在妊娠的不同时期又有注意的侧重点。一般说来,妊娠1~3个

月应适当静养,谨防劳伤,以稳固其胎。4~7个月可增加一些活动量,以促进气血流行,适应此期胎儿迅速生长的需要。妊娠后期只能做较轻的工作,体力劳动者要有工间休息,不上夜班,脑力劳动者要保证每天仍有一定的活动。足月之后,又转入以静为主,安待分娩,每天只安排一定时间的散步。分娩前两周应停止工作。

(六) 孕妇应谨慎用药

1. 孕妇可用药,严格控制量

孕妇怀胎,若患病是否能用药,是一个值得重视的问题。《素问·六元正纪大论》说:"黄帝问曰:妇人重身,毒之何如? 岐伯曰:有故无殒,亦无殒也。帝曰:愿闻其故何谓也? 岐伯曰:大积大聚,其可犯也,衰其大半而止,过者死。"意思是说,孕妇有病应当治疗用药,但是,应注意"衰其大半而止",即不可用药过量,应在病情好转时及时停药。

《妇人大全良方·胎教门·娠子论》又说:"妊妇有疾,不可不投药也。必在医者审度疾势轻重,量度药性高下,处以中庸,不必多品。视其疾势已衰,药宜便止,则病去于母,而子亦无殒矣。"进一步指出,对孕妇用药应谨慎,衡量药性、针对病情,不可过量,适可而止,这样才能既治好孕妇之病,又不会伤害胎儿。

2. 用药要谨慎,量多伤胎儿

孕妇母子一体,用药时必须注意药物对腹中胎儿的影响,中病即止。若无明显病症不可妄用药物,即使有病,也要随时防止用药不当扰动胎元,尤其是剧毒、大寒大热、攻逐利下之类更属禁忌。《备急千金要方·卷二·妇人方上》说:"怀胎妊而挟病者,避其毒药耳。"提出防止毒药伤害胎儿。明代张景岳在《景岳全书·妇人规》中指出:"妊娠胎气伤动者,凡跌仆、怒气、虚弱、劳倦、药食、误犯、房室不慎,皆能致之。"明确指出胎伤的原因,其中包括药物所伤。

清代陈修园尤其重视怀孕早期用药,其在《女科要旨》中指出:"妊娠六十日……其形不过是一团结聚之血,岂容药之稍误? 若误药而加吐下,则祸不旋踵矣。"说明妊娠初期,胚胎尚未酿成,用药不慎,即可发生意外。西医学认为,妊娠早期,是胚胎器官发生期,此时最易受药物或毒物之影响而导致胚胎死亡、流产或致畸。

3. 三类中药，谨防使用

古人提出的妊娠禁忌中药主要分为以下 3 类：毒性药类，如乌头、附子、南星、野葛、水银、轻粉、铅粉、砒石、硫黄、雄黄、斑蝥、蜈蚣等；破血药类，如水蛭、虻虫、干漆、麝香、瞿麦等；攻逐药类，如巴豆、牵牛子、大戟、芫花、皂荚、藜芦、冬葵子等。这些药物对胎儿的影响主要是损胎和堕胎两方面，包括致畸和促进宫缩等效应，已为现代临床和药理实验所证实。一般情况下，妊娠禁忌药应尽量避免使用，但胎儿的安全又是建立在母体安全的基础上的，如果母病危急，已到了安胎则不能顾母或顾母即不能安胎，无法两全时，就不能为妊娠禁忌药所束缚了。对患有心肾疾病、糖尿病、甲状腺功能亢进、结核病等慢性疾病的孕母应在医生指导下进行治疗，对高危产妇应定期产前检查，必要时终止妊娠。

4. 一些化学药，孕妇不可用

现代各种化学合成药物在临床应用广泛，已经注意到某些化学药物能影响胎儿发育，甚至有致畸或致癌的作用。尤其是多种抗生素如四环素类、链霉素、卡那霉素，激素如黄体酮、甲基睾丸素、己烯雌酚、可的松，激素拮抗剂如丙基硫氧嘧啶、他巴唑，抗肿瘤药如甲氨蝶呤、环磷酰胺、苯丁酸氮芥，抗惊厥药如盐酸氯丙嗪、苯妥英钠、丙咪嗪等，都可能损伤胎儿。研究表明，很多药物均能通过胎盘进入胎儿血液循环，直接影响胎儿；或某些药物通过改变母体的生理状态，从而影响子宫环境，造成胎儿生长发育障碍，导致胎儿畸形，或者引起流产和早产。胎儿排泄功能差，解毒能力低下，易于因药物引起中毒而影响其正常生长发育。

二、婴儿养护

（一）提倡母乳喂养

生后 6 个月之内以母乳为主要食品者，称为母乳喂养。母乳是人类在进化过程中形成的婴儿天然食品，经大量研究证实母乳喂养为幼婴儿最合理的喂养方式。

初生小儿，哺以母乳为最佳，国人自来有此传统。古代医家就此论述颇多，如《女学篇·自乳之得宜》说："欲子女强，仍宜乳，盖天之生人，食料也随之而生，故婴儿哺育，总以母自乳为佳，每见儿女自乳者，身体较为强壮。"《寿世保元·卷八》说:"儿生四五个月只与乳吃,六个月以后方与稀粥哺之。"指出4、5个月以内应当以母乳喂养为主。

母乳喂养最适合婴儿需要,《幼科发挥·调理脾胃》说:"母壮则乳多而子肥,母弱则乳少而子瘠……。盖乳者,血所化也,血者,水谷之精气所生也。"又说:"乳少者宜调其乳母,使乳常足。"并

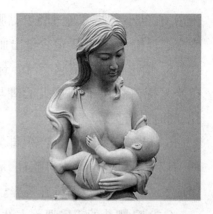

母乳喂养

提出了饮猪蹄汤等增加母乳的方法。古代医家认为母乳喂养具有诸多好处。《活幼口议·卷之八》说:"已诞之后,继时吻之以乳。乳者,化其气血,敷养肌肤,百脉流和,三焦颐顺,身肢渐舒,骨力渐壮。三周所庇,一生为幸。"

我国自古倡导的母乳喂养,在今天得到更加广泛的研究和重视。但是,自20世纪40~50年代,随着牛乳制品的大量生产,国际上出现了母乳喂养率的大幅度下降,我国近五十年来母乳喂养率也在不断下降。自60年代后期,人们开始对母乳的优点有了进一步的认识。世界卫生组织大力提倡母乳喂养,近10余年来在发达国家母乳喂养率又开始回升。

现代认为母乳喂养具有如下优点:

1. 满足婴儿的营养需求。母乳中含有适合婴儿消化吸收的各种营养物质,且比例合适;母乳的质、量能随着婴儿生长发育和需要而变化,以满足婴儿的需求。母乳较易吸收,其所含营养成分如优质蛋白质、必需脂肪酸及乳糖较高,有利于婴儿大脑的迅速发育。

2. 增强免疫。母乳中含有多种免疫因子如各种免疫球蛋白、免疫细胞、溶菌酶、乳铁蛋白、乙型乳糖、低聚糖等,具有增进婴儿免疫力、提高抗感染能力,减少疾病的作用。

3. 喂哺简便。母乳的温度适宜,几乎无菌,直接哺喂不易污染,无需消毒。母乳喂养时,乳儿吸吮速度及吸吮量又可随小儿需要增减,省时、方便又经济。

4. 母乳为婴儿的生理食品,不易引起婴儿过敏。而牛奶含牛的异性

蛋白,在幼小婴儿可通过肠道黏膜吸收而引起过敏,故婴儿哺喂牛奶易发生变态反应,可引起肠道少量出血,婴儿湿疹等。

5. 增进母婴的情感交流。母乳喂养的婴儿频繁地与母亲皮肤接触,接受爱抚,有利于促进婴儿心理与社会适应性的发育;又便于观察小儿变化,随时照料护理。

6. 母亲产后哺乳可产生催乳激素,促进子宫收缩而复元;可抑制排卵,有利计划生育;减少乳腺癌、卵巢癌的发病率。因此,为了有利儿童健康成长,必须大力提倡母乳喂养。

(二) 乳婴儿的正确喂养方法

古人十分重视乳哺方法,如《增订幼科类萃·卷之一》说:"初生芽儿,藉乳为命,乳哺之法,不可不慎。"《普济方·卷三百六十》说:"宜得乳母按时乳,无令儿饥,亦不可令儿伤饱,易致呕吐,切要调和脏腑。"《备急千金要方·初生出腹第二》说:"凡乳母乳儿……如是十返五返,视儿饥饱节度,知一日中几乳而足,以为常。"提出要由乳母细心观察,掌握小儿的营养需要和消化能力,制定个体化的喂养方法,这是按需哺喂的最早记载。

母乳喂养的正确方法,应当由乳母细心观察婴儿的个体需要,以按需喂给为原则,不可刻板地要求一律定时定量喂养。

一般说来,足月正常新生儿出生后 1 小时内就应由母亲喂奶。目前主张越早开始喂奶越好,这样既可防止新生儿低血糖,又可促进乳汁分泌。第 1、2 个月不需定时喂哺,可按婴儿需要随时喂哺,一天可喂 8~10 次。此后按照小儿睡眠规律可每 2~3 小时喂 1 次,逐步延长到 3~4 小时 1 次,夜间逐渐停 1 次。一般 2 个月以内每 3 小时喂 1 次,昼夜 7~8 次;3~4 个月约 6 次。每次哺乳时间约 15~20 分钟。一定要根据各个婴儿的不同情况,适当延长或缩短每次哺乳时间、掌握哺乳量,以吃饱,能够消化吸收、保证婴儿生长发育需要为原则。

三、儿童日常保育

(一) 时见风日,促进生长

阳光对人是不可缺少的,在小儿更为重要。《诸病源候论·养小儿候》说:"宜时见风日,若都不见风日,则令肌肤脆软,便易损伤……天和暖无风之时，令母将儿抱日中嬉戏，数见风日，则血凝气刚，肌肉硬密，堪耐风寒，不致疾病。若常藏在帏帐之内，重衣温暖，譬如阴地之草木，不见风日，软脆不任风寒。"

《女学篇·襁褓之制造》说："每遇天晴无风之日，抱出运动，吸食新鲜空气，最易生长。"所谓"时见风日"，就是指小儿必须经常到户外活动，接受大自然的阳光和空气，才能增强体质，逐渐适应环境、气候变化，增加抗病能力。

"时见风日"，要根据小儿年龄和不同季节的特点，安排各种不同的户外活动。新生儿满月以后即可抱到户外呼吸新鲜空气。在夏季出生后2~4周即可开始抱到户外，每日1~2次，每次从15分钟增加到1小时，随着月龄的增加，逐步增加户外活动的时间。6个月以内的小儿可由15分钟增加到2小时，6个月至1周岁可延长到3小时，分二次进行。1岁以后小儿的生活制度中安排在户外的时间应更多，次数也可增加，只要风和日丽，室外温度在零度以上，可以让小儿经常在户外活动。

户外活动不仅可让孩子有更多的机会认识大自然，并且机体不断受到阳光、空气和风的刺激，可以增强体温调节功能及对外界环境突然变化的适应能力，对婴幼儿还可以达到促进生长及预防佝偻病的目的。临床上所见之易感儿及佝偻病患儿，多与"少见风日"有关。

当然，由于小儿肌肤嫩薄，也不能在炎日下曝晒，以防灼伤。一般冬天可在阳光直晒下活动，夏季则宜在早晚阳光较弱时晒太阳，或在室外非阳光直晒处游戏。作日光浴一定要在室外，隔着玻璃晒太阳是无效的，因为阳光中产生温热效应的红外线可透过玻璃，而合成维生素D所必须的紫外线则难以透过玻璃。晒太阳时还应注意多暴露皮肤，冬季衣服过多时，可取开尿布晒屁股。

（二）不可暖衣，易生内热

小儿为纯阳之体，不可暖衣，衣着过暖，易生内热，会使小儿筋骨软弱，对气候变化的适应能力下降，尤其是对寒冷的耐受能力降低，因而发病增多。

衣着要适宜，避免过多，且要适合气候变化，经常少穿一些训练孩子，对小儿是一种锻炼，应当从小养成习惯，使其肌肤能更好地适应外界气温的变化。

《诸病源候论·养小儿候》说："小儿始生，肌肤未成，不可暖衣，暖衣则令筋骨缓弱。"《备急千金要方·少小婴孺方》说："不可令衣厚，令儿伤皮肤、害血脉，发杂疮而黄。儿衣绵帛特忌厚热，慎之慎之。"明代医家万全曾说："育婴家秘无多术，要受三分饥与寒。"《全婴心法·全婴纪要》说："小儿纯阳之体，只有肚腹用布兜紧扎，其余于背、脚等俱宜受些寒凉，与儿甚益。"

关于衣着保暖，《保婴撮要·护养法》说："衣服当随寒热加减，但令背暖为佳。亦勿令出汗，恐表虚风邪易伤。"《小儿病源论方·养子十法》提出了"一要背暖……二要肚暖……三要足暖……四要头凉……"的原则。《小儿卫生总微论方·慎护论》说："凡儿常令薄衣。……薄衣之法，当从秋习之；若至来春稍暖，须渐减其衣，不可便行卒减，恐令儿伤中风寒。"这就是所谓"春捂秋冻"的小儿养生法。

这些都是我国古代总结出的有效育儿经验，这种小儿衣着不宜过暖的积极养生观，受到历代医家的重视与提倡，实践证明，是一种增强小儿体质的有效办法。

(三) 小儿饮食宜忌

1. 小儿饮食原则

关于小儿饮食宜忌，历代医著也多有记载，一般认为寒凉偏盛、味甘之品，或有寄生虫感染，多食易伤脾胃之品，均不宜多食。

《小儿病源方论·养子调摄》说："养子若要无病，在乎摄养调和。吃热、吃软、吃少，则不病；吃冷、吃硬、吃多，则生病。"要培养小儿形成良好的饮食习惯，进餐按时，相对定量，不多吃零食，不挑食，不偏食。

2. 不宜食之品

《小儿卫生总微论方·卷二·食忌论》指出："凡小儿有不可食之物不可不知，今具于后：小儿不可多食栗子，令儿气弱行迟，热食则气壅……"

《幼科诗赋》中保婴歌总结道："要得小儿安，不妨饥共寒，肉多必滞气，生冷定成疳。辛热胎前禁，消磨乳积难，诚心保赤子，疾病自无干。"

3. 因人因地而异。

《活幼口议·议食忌》说："人之所生，随土地之所宜，饮食也随其所有。"说明地域不同,体质有别的小儿有不同的饮食宜忌。书中又说:"凡小儿心之有病,不可食咸卤;肺之有病,不宜食焦苦;肝之有病,不宜食辛辣;脾之有病,不宜食酸馊;肾之有病,不宜食甘甜,盖由助它气而害于我也。"是从五行学说出发,论五脏病饮食宜忌。

4. 不可偏食

《景岳全书·小儿则》说:"小儿饮食有任意偏好者,无不致病。"《万氏家藏育婴秘诀·鞠养以慎其疾四》说:"小儿无知,见物即爱,岂能节之? 节之者,父母也。父母不知,纵其所欲,如甜腻粑饼、瓜果生冷之类,无不与之,任其无度,以致生疾。虽曰爱之,其实害之。"

小儿生长发育过程中需要各种营养物质的供给,才能满足身体的需要,但饮食五味当适宜,避免过食、偏食,造成脾胃损伤,气血生化乏源,或积热内蕴,产生各种疾病。但是,古人由于认识的局限性,在一些医籍中将鸡肉、鲟鱼等高蛋白食品亦归于禁食之物,后人则不应效法。

5. 饮食要全面

西医学研究提倡小儿食物应花色品种多样,荤素搭配,防止偏食、挑食。目前世界上尚没有发现哪一种食物能完全满足人体的需要,每种食物的营养素各有优缺点,如长期只吃一种食物,势必引起某种营养素不足,发生疾病,对处于生长发育迅速阶段的婴幼儿来说,更需要各种各样的营养素作为人体生长发育的基本材料。荤素搭配,几种食物同时摄入,不仅能取长补短,还能提高其所含营养素的利用率。

幼儿的主食最好米、面、杂粮都有,辅食除了鱼、肉、蛋、奶外,不能忽视蔬菜、水果等,后者不但供给丰富的维生素和矿物质,还供给人体胃肠活动很有益的粗纤维。目前很多小儿偏食、挑食,大多由于从小未注意膳食平衡,若长此以往,就会导致食欲受抑,食量减少,营养素不足,引起厌食、积滞、疳证等疾病。

(四) 小儿起居劳逸

1. 加衣减衣要及时

小儿起居贵在适宜,《全婴心法·起居部》说:"婴儿待入襁褓,起居须贵适宜。父母觉寒,先加儿衣;父母觉暖,先减儿衣。至于防风防惊,尤须慎焉。大抵初生小儿,如蛋黄相似,最要细心,宜顺天时。"不可暖衣、忌重衣厚帽、宜时见风日等，都是中医历来所倡导的。

2. 早睡、睡足、睡安稳

要保证小儿有足够的睡眠时间，睡得安稳、舒适，这方面古人也积累了丰富的经验。《万有医库·小儿科》说："小儿之发育，大半在睡眠与休息之中，较诸成人，尤为重要……故睡眠合乎卫生与否，与婴儿之康健，诚有莫大之关系。"书中还指出："婴儿睡眠，年少宜多，年长则睡眠随之递减。"《小儿病·保婴要诀》说："小儿睡眠，每日至少要十四小时。日间不可当风，亦不可紧遮。"小儿在晚上九点之前入睡较宜，太晚入睡，不利小孩成长。

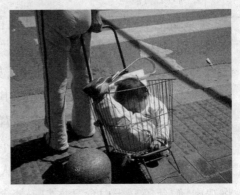

小儿睡眠

3. 劳逸结合，度要适量

调护小儿要劳逸结合，运动时要避免强力为之。《全婴心法·起居部》说："小儿不宜过逸，过逸则饱食暖衣，安闲坐卧，气血凝滞而生病矣。亦不宜过劳，过劳则气涌而血溢，而内伤失血之症成矣。"又说："而且体操也、赛跑也、球战也、旅行也、跳高也、穿杠也，壮实者或能胜任，柔弱者难免受伤。彼数岁之孩童，即无跳高穿杠等事，而赛跑旅行，亦有力不能克胜，勉为其难，受伤而成痨瘵者，不可不知也。"《活幼口议·议伤怜》说："会坐莫久，腰背卸却；行莫令早，筋骨柔弱；……；眠卧过时，须令早起……"

4. 适当锻炼，增强体质

现代提倡小儿自幼进行体格锻炼，不仅可通过锻炼提高机体固有的防御能力和获得适应自然环境变化的耐受能力，促进小儿生长发育、增进健康、增强体质，还可锻炼小儿的意志，促进德、智、体全面发展。儿童的体格锻炼可采取多种形式，在日常生活中要充分利用自然因素，如日光、空气和水。此外，集体体操、体育活动、适当的家务劳动等，都能对儿童机体产生有益的影响。

（五）邪从口鼻而入

"邪从口鼻而入"是指小儿感受外邪，多从口鼻侵入。自《黄帝内经》、

《伤寒论》以来，医界多认为，外邪自皮肤腠理侵袭人体。明·缪希雍在《先醒斋医学广笔记》中提出：伤寒、温疫，"凡邪气之入，必从口鼻"。吴又可在缪氏之后提出："时疫之邪，自口鼻而入。"

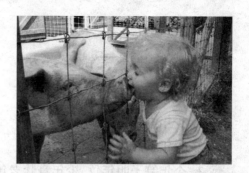

邪从口鼻入

从缪氏认为温疫发于非时不正之气可知，其所言邪气，属六淫病因；而吴氏所言时疫之邪，则是客观的致病物质，故"时疫之邪，自口鼻而入"的含义更为深刻。吴氏有关阐述，接近《传染病学》关于病原体入侵门户的论说。《传染病学》言："病原体的入侵门户与发病机制有密切关系，入侵门户适当，病原体才能定居、繁殖及引起病变。"吴氏认为，诸窍乃人身之户牖，凡口鼻之气，通乎天气，呼吸之间，外邪因而乘之。吴氏言："盖温疫之来，邪自口鼻而感，入于膜原，伏而未发，不知不觉"，"温疫之邪，伏于膜原，如鸟栖巢，如兽藏穴，营卫所不关，药石所不及，至其发也，邪毒渐张，内侵于腑，外淫于经，营卫受伤，诸证渐显。"

小儿脏腑娇嫩，形气未充，卫外功能不固，外多感于六淫之邪，也易为时疫所侵。六淫中的风、寒、暑、湿、燥、火（热）及疫疠之邪（时邪）均易使小儿致病。而风为百病之长，儿科临床上由风邪引起的小儿疾病尤为多见，且常为先导。"伤于风者，上先受之"，所以外邪常从口鼻而入，侵袭肺卫。

既然邪自窍（口鼻）而入，吴氏认为可用汗、吐、下三法逐邪由窍而出。吴氏言："邪自窍入，未有不由窍出……总是导引其邪，从门户而出，可为治之大"，可见汗、吐、下三法仍然是针对病原 - 戾气而设。因为气既然自体窍直入体内，就必须经体窍将其驱逐出外，否则"邪不去则病不愈"。"邪从口鼻而入"论对指导疾病的预防和治疗

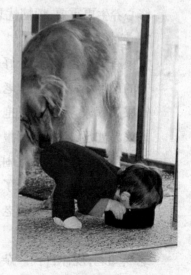

邪从口鼻入

都有积极作用。

四、终生养生锦囊妙句

(一) 活到老养到老格言

1. 少年进补，老来吃苦。

2. 少年不锻炼，老年身不健。

3. 今年笋子明年竹，少年身壮老年福。

4. 早炼早见效，晚炼还有效，长年修炼长收效。

5. 青年人以炼为主，中年人养炼兼顾，老年人炼养适度。

6. 越忙越要抽空炼，锻炼修养身心健。

　　决心信心加恒心，炼身养性有耐心。

(二) 活到老养到老歌诀

1. 养生保健须趁早

人生自古百岁少，前除少年后除老。中间光景时不多，阴晴烦恼又打搅。
到了中秋月倍明，过了清明花更好。花前月下且高歌，保健养生须趁早。
助人为乐不辞劳，积功累德多行好。不为物累多潇洒，待人宽容少牢骚。
世上钱多挣不完，朝里官多做不了。争权夺利绞脑汁，落得自家头白了。
老年应把光阴惜，发挥余热争分秒。健身养生很重要，科学调理胜珍宝。
修心养生更重要，烦恼忧愁不见了。身心健康幸福多，要让夕阳无限好。

2. 老小歌

家家有老小，关系要处好。老的不能小，小的都得老。
老的最疼小，小的应敬老。老的当年苦，小的不知晓。
管屎又管尿，一哭怀里抱。老来有艰难，小的应照料。
老人易如足，不求多回报。看到有笑脸，老人感觉好。
老人爱唠叨，小孩爱玩闹。各自有特点，强求有烦恼。
将来小变老，一切明白了。老小有规律，谁也逃不掉。
大家学纲要，爱小又尊老。养老伺候老，才是道德好。

3. 养生防老

老当知老，规律自找。杂粮廉稻，变换常调。
少吃多餐，食勿过饱。慢咽细嚼，护齿胃好。

不嗜烟酒，五脏灾消。温中扶内，不断用脑。

老当忘老，多动为要。好地勤耕，不长杂草。

读书看报，泼墨挥毫。或唱或跳，施展爱好。

反应敏捷，应常思考。充内秀外，永不枯槁。

老当抗老，气运不弱。毋须刻意，气功之道。

早睡早起，伸腿弯腰。活动筋骨，温膝暖脚。

静中有动，胜服良药。老当忘老，心境更好。

豁达乐观，莫躁勿骄。不争名利，免得惹祸。

忍让一时，终身逍遥。以静制怒，剔除烦恼。

善解人意，自乐不为。常记养生，体健寿高。

4. 老年养生歌二

岁月流逝年龄大，生理迟早都变化。生老病死是规律，生理变化不要怕。

不怕白发增多少，不怕耳背听不着。不怕眼花看不清，不怕皱纹上脸早，

不怕驼背和弯腰，不怕胃老食难消。不怕腿老走路难，不怕掉牙难咀嚼。

有人一生怨官小，有人一生嫌钱少。名缰利锁都丢掉，知足常乐任逍遥。

有人丧偶成孤独，有人家事遇烦恼。有人孤立无知己，有人病魔常缠绕。

人到年龄要变老，生理变化有迟早。有人未老已先衰，有人高龄不显老。

你我纵是同龄人，生理变化差不少。养生保健早做好，防病健身延衰老。

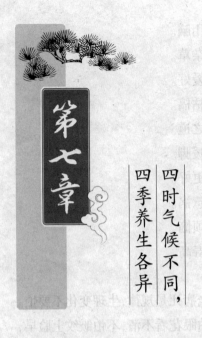

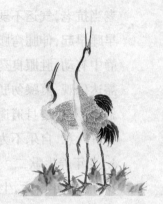

第七章

四时气候不同，四季养生各异

　　庄子继承老子的自然观，主张"象天学地、顺应自然"，顺天应时，在掌握四时规律的情况下，调理养生。《庄子·天运》中说："自乐者，先应之以人事，顺之以天理，行之以五德，应之以自然，然后调理四时，太和万物，四时迭起，万物循生。"

　　一年有春、夏、秋、冬，四时更迭，随着季节的交替，气候也在不断变化，有风、寒、暑、湿、燥、火，常分别于一定的季节出现，称为六气。四时气候有常有变，气候异常变化，人也要随之调节。六气太过能够伤害人体。非其时而有其气，如不能及时加以调摄，在机体正气不足、抵抗力下降时，就会产生疾病。

　　自然界的阴阳变化、四季更替、日夜轮回必然会影响到人体生理和病理，自然界春生、夏长、秋收、冬藏，人也须顺应生、长、收、藏的特点，按照时令节气的阴阳变化规律，运用相应的养生手段借以提高人体对气候环境的适应力，保证健康长寿。

　　中医强调人与天地相应，与日月相参，"易与天地准"，认为"人以天地之气生，四时之法成"。四时六气的变化随时影响人体的各项生理功能，必须"人体与天调"才能求得"天地之美生"。

　　许多疾病具有在一定季节易于发生的特点，某些疾病更易于在一定

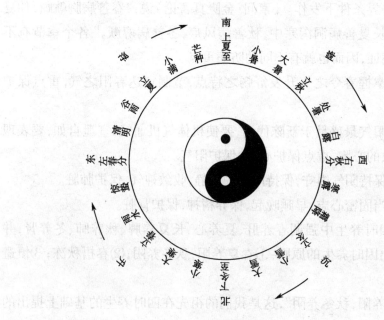

二十四节气圆运动图

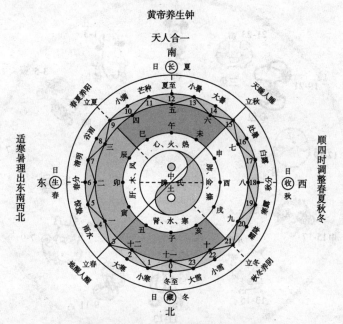

平衡阴阳，和谐五行；借天之力，还以人力，
顺四时而适寒暑；节阴阳而调刚柔；和喜怒而安居处。

黄帝四时养生图

的气候等外界条件下发作。《素问·金匮真言论》说:"春善病胸鼽衄,仲夏善病胸胁,长夏善病洞泄寒中,秋善病风疟,冬善病痹厥。"各个季节有不同的好发病证,因而也就有不同的防病重点。

春天,掌握春令之气升发舒畅之特点,节制宣达春阳之气,重点保护肝脏。

夏季,阳气最盛易于新陈代谢,要使机体气机通畅,宣泄自如,要表现出一种开放的心胸,重点保护心脏,保护阳气。

秋天,保持阴气内守,保持内心的平静,收敛神气,保护肺脏。

冬天,当固密心志,早睡晚起,保养精神,保护肾脏。

因此四时养生中强调春养肝、夏养心、长夏养脾、秋养肺、冬养肾,并由此总结出因时养生的原则:①春夏养阳,秋冬养阴;②春捂秋冻;③慎避虚邪。

"春夏养阳,秋冬养阴",这是我们的祖先在四时养生的基础上提出的

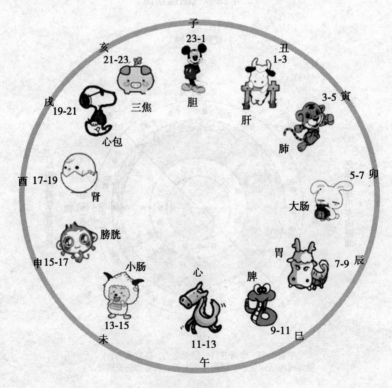

脏腑四时养生图

重要养生原则。春夏阳气盛，应顺其生长之气养阳；秋冬阴气盛，应顺其收藏之气养阴。而春夏所保养的阳气，又对秋冬的收藏作准备；秋里所保养的阴气，又为翌年春夏的生长作准备。如此则阴阳平衡，保持了自然界和人体的自然状态。

《素问·宝命全形论》说："人能应四时者，天地为之父母，知万物者，谓之天子。"人的生命，是由天地阴阳之气和合而成。人能顺应四时变迁，则自然界的一切，都成为他生命的泉源。人体的节律，主要是受太阳、地球、月亮等宇宙自然的节律影响。人与自然具有相通相应的关系，自然界有利的因素可以用来养生，而自然界不利的因素如"虚邪贼风"，则要积极防御，"避之有时"。大暑、大寒均为不利因素，都应尽量避免。

《素问·四气调神大论》中说："故四时养生者，万物之终始也，死生之本也，逆之则灾害生，从之苛（疴）病不起，是谓得道。道者，圣人行之，愚者佩（背）之。"这是对四时养生的高度概括，是四时养生的重要理论与精华。

抬头望天，低头看地，走向自然，融进四季。体味春夏秋冬，经受风雪露雨，赏春花冬雪美，尝夏果秋粮鲜。自自然然，简简单单。人类与昆虫鸟兽、花草树木一样都是大自然之子。天地是生命的舞台，四季是生命的吟唱。与春风、夏荷、秋月、冬雪一起变化，与鸟兽鱼虫、树木花草一起生活，与万物一同春生夏长秋收冬藏，与万物一同走生、长、壮、老、已之路。这才是生存之道、养生之道。

一、春季养生，重在"生""捂"

春是指阴历正月至三月，从立春到立夏前，包括立春、雨水、惊蛰、春分、清明、谷雨六个节气。冬去春来，阳气升发，冰雪消融，微风和煦，阳光明媚，细雨霏微，芳草嫩绿，蛰虫活动，万物复苏，"暮春三月，江南草长，杂花生树，群莺乱飞"，自然界生气勃勃，充满了欣欣向荣的景象，故《素问·四气调神大论》讲"春三月，此谓发陈，天地俱生，万物以荣"。

春天人体阳气生发，气血流畅，肝气舒展，肌肤润泽，这是人体适应气候的反应。所以，春季养生在精神、饮食、起居诸方面，都必须顺应春天阳气升发，万物始生的特点，注意保护阳气，着眼于一个"生"字。

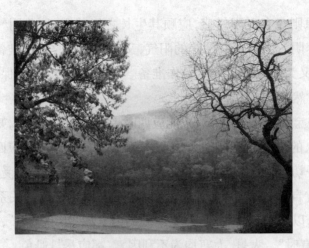

春季紫霞湖，享自然之美

（一）精神养生，春天戒怒

春属木，与肝相应。肝主疏泄，在志为怒，恶抑郁而喜条达。故春季养生，既要力戒暴怒，更忌情怀忧郁，要做到心胸开阔，乐观愉快，对于自然万物要"生而勿杀，予而勿夺，赏而不罚"，才能使情志生机盎然，而恬愉和平，与春生之气相应，以符合保养"生"机的要求。

由上可知，精神愉快才能使志生，而要精神愉快，必须遇事戒怒。"怒"是历代养生家最忌讳的一种情绪，它是情志致病的魁首，对人体健康危害极大。因为怒不仅伤肝脏，还伤心、伤胃、伤脑等，从而导致各种疾病。正如《老老恒言·戒怒》所说："人借气以充身，故平日在乎善养。所忌最是怒，怒气一发，则气逆而不顺，窒而不舒，伤我气，即足以伤我身。"说明古人把戒怒放在养生的首位，指出了气怒伤身的危害性。

要戒怒，首先要学会用意识控制，即当怒从心头起，将要和人吵架的时候，就要赶快提醒自己，吵架只会给双方带来更多的烦恼，不能解决任何问题，实在不值得。记得"生气是用他人的错误来惩罚自己"，这样，用理智的力量来控制自己的怒气，也就不会使用粗鲁的语言，更不会采取粗暴的行动。

（二）起居调养，春捂戒睡

春季气候变化较大，极易出现乍暖乍寒的情况，加之人体腠理开始变得疏松，对寒邪的抵抗能力有所减弱。所以，春天不宜顿去棉衣，特别是年老体弱者,减脱冬装尤宜审慎,不可骤减。古人讲"春捂秋冻",《黄帝内经》讲:"虚邪贼风,避之有时",春天虽然春风和煦,但春寒料峭,人们最易感受风邪。所以在春天不能因为偶尔天热就急着将冬衣脱掉。

《千金要方》主张春时衣着宜"下厚上薄",既养阳又收阴。《老老恒言》则认为:"春冻未泮,下体宁过于暖,上体无妨略减,所以养阳之生气。"北方谚语:"若要安乐,不脱不着。""春不忙减衣,秋不忙加冠。""春捂"避免风邪是春天穿衣的重要养生要点。

春回大地,人体的阳气开始趋向于表,皮肤腠理逐渐舒展,肌表气血供应增多而肢体反觉困倦,故有"春眠不觉晓"之说,往往日高三丈,睡意未消,表现为"春困",好像永远都睡不醒。然而,睡懒觉不利于阳气生发。因此,应当控制睡眠时间,在起居方面要求夜卧早起,免冠披发,松缓衣带,舒展形体,在庭院或场地信步慢行,克服情志上倦懒思眠的状态,以助生阳之气升发。

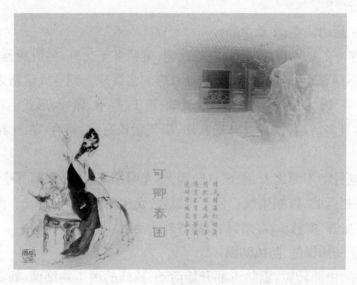

春困

(三)饮食调养,宜食辛甘

春季阳气初生,宜食辛甘发散之品,而不宜食酸收之味。酸味入肝,且具收敛之性,不利于阳气的生发和肝气的疏泄,且足以影响脾胃的生化功能,《摄生消息论》说:"当春之时,食味宜减酸增甘,以养脾气。"即在春天,人们要少吃点酸味的食品，而要多吃些甜味的饮食，这样做的好处是能补益人体的脾胃之气。

春时木旺，与肝相应，肝木不及固当用补，然肝木太过则克脾土，故《金匮要略》有"春不食肝"之说。

春天饮食调养要多吃些蔬菜。因为人们经过冬季之后，较普遍地会出现多种维生素、无机盐及微量元素摄取不足的情况，如春季常见人们发生口腔炎、口角炎、舌炎、夜盲症和某些皮肤病等，这些都是与新鲜蔬菜吃得少所造成营养失调有关。因此，春季到来，人们一定要多吃点新鲜蔬菜。

春天养生原则是"春夏养阳"，因此宜适当多吃些能温补阳气、辛温升散的食物，李时珍《本草纲目》引《风土记》里主张"以葱、蒜、韭、蓼、蒿、芥等辛嫩之菜，杂和而食"这些都是养阳的蔬菜。其他如麦、枣、豉、花生、葱、香菜等也宜多吃一些，而生冷黏杂之物，则应少食，以免伤害脾胃。以预防调理脑血管疾病为主，可适当地服用平补肝阴、潜阳、化痰、和脾通便的药物进行调理。

（四）运动调养，多动少静

在寒冷的冬季里，人体的新陈代谢，藏精多于化气，各脏腑器官的阳气都有不同程度的下降，因而入春后，应加强锻炼。到空气清新之处，如公园、广场、树林、河边、山坡等地，玩球、跑步、打拳、做操，形式不拘，取己所好，尽量多活动，使春气升发有序，阳气增长有路，符合"春夏养阳"的要求。

年老行动不便之人，乘风日融和，春光明媚之时，可在园林亭阁虚敞之处，凭栏远眺，以畅生气。但不可默坐，免生郁气，碍于舒发。因此，春天要：多旅游、多散步、多踏青、多做户外活动。

（五）防病保健，防风防温

初春，由寒转暖，温热毒邪开始活动，致病的微生物细菌、病毒等，随之生长繁殖。因而风温、春温、温毒、温疫等，包括西医学所说的流感、肺炎、麻疹、流脑、猩红热、禽流感、非典等传染病多有发生、流行。预防措施，一是讲卫生，除害虫，消灭传染源。二是多开窗户，使室内空气流通。三是加强保健锻炼，提高机体的防御能力。

在春天亦不可忽略了药物保健，一些古代中医养生家就提出了在这个季节还应服用一些中药，以调整机体功能，预防疾病。如孙思邈曾在《千金翼方》中提出："凡人春服小续命汤三五剂及诸补散各一剂"；《寿世保元》亦指出："三月采桃花酒饮之，能除百病益颜色。"除此外，古人认为，在"立春"那天，宜服蔓青汁，以预防春季传染病；在"三月之节宜饮松花酒"；在"春分后宜服神明散"，其他如玉屏风散、黄精丹、补健增肥丸也可适当服用一些。

"药补不如食补"，春天尤当重食补，可考虑采用制首乌、白芍、枸杞、人参、黄芪等药物做药，也可多食用鸡肉（蛋）、鹌鹑（蛋）、羊肉、猪肉、笋、木耳、黄花菜，香菇、鲫鱼等。

二、夏季养生，着眼于"长"

夏三月，指阴历四月至六月。包括立夏、小满、芒种、夏至、小暑、大暑六个节气。夏季烈日炎炎，雨水充沛，万物竞长，日新月异。阳极阴生，万物成实。《素问·四气调神大论》所说："夏三月，此谓蕃秀，天地气交，万物华实。"

初夏黄梅雨季，细雨纷纷，湿气较重；盛夏阳光艳丽，天气酷热，万物生长繁茂，地面一片葱绿。夏季是天暑下迫，地湿蒸腾的暑湿主令季节。

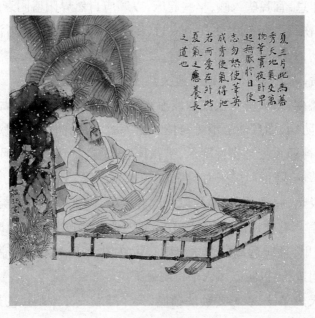

夏季养生图

人在气交之中,故亦应之。所以,夏季养生要顺应夏季阳盛于外的特点,注意养护阳气,着眼于一个于"长"字。

(一) 精神调养,重在心神

夏属火,与心相应,所以在赤日炎炎的夏季,要重视心神的调养。《素问·四气调神大论》指出:使华英成秀,若所爱在外,养长之道也。就是说,"使志无怒,使气得泄,此夏气之应"。夏季要神清气和,快乐欢畅,胸怀宽阔,精神饱满,如同含苞待放的花朵需要阳光那样,对外界事物要有浓厚兴趣,培养乐观外向的性格,以利于气机的通泄。

与此相反,凡懈怠厌倦,恼怒忧郁,则有碍气机,皆非所宜,嵇康《养生论》说,夏季炎热,"更宜调息静心,常如冰雪在心,炎热亦于吾心不减,不可以热为热,更生热矣"。这就是"心静自然凉"的夏季养生法。

夏季精神养生的基础是要保护好心脏;除此以外,在精神方面还要做到"使华英成秀"。首先,要有好的精神寄托,其次,时时对自己的性格进行陶冶。要有事可做,不使精神空虚;同时要有较好的精神修养,免除外界不良情绪的干扰,只有这样,精神饱满,"无厌于日",做好夏日精神调养。

(二) 起居调养,清凉防暑

夏季作息,宜晚些入睡,早些起床,以顺应自然界阳盛阴衰的变化。

"暑易伤气",炎热可使汗泄太过,令人头昏胸闷,心悸口渴,恶心,甚至昏迷。所以,劳动或体育锻炼时,要避开烈日炽热之时,并注意加强防护。午饭后,需安排午睡。既可避炎热之势,也可消除疲劳。

酷热盛夏,每天洗一次温水或凉水澡,不仅能洗掉汗水、污垢,使皮肤清爽,消暑防病,而且能够锻炼身体。因为温水冲洗时水压可起机械按摩作用,可使神经系统兴奋性降低,扩张体表血管,加快血液循环,改善肌肤和组织的营养,降低肌肉张力消除疲劳,改善睡眠,增强抵抗力。

夏日炎热,腠理开泄,易受风寒湿邪侵袭,睡眠时不宜扇类送风,更不宜夜晚露宿。有空调的房间,也不宜室内外温差过大。纳凉时不要在房檐下、过道里,且应远离门窗之缝隙。可在树荫下、水亭中、凉台上纳凉,但不要时间过长,以防贼风入中得阴暑证。

夏日天热多汗,衣衫要勤洗勤换,久穿湿衣或穿刚晒过的热衣服都会使人得病。

(三) 饮食调养,宜清淡凉

1. 省苦增辛,以养肺气

五行学说认为夏时心火当令,心火过旺则克肺金,故《金匮要略》有"夏不食心"之说。味苦之物亦能助心气而制肺气,故孙思邈主张"夏七十二日,省苦增辛,以养肺气"。因此有"冬吃萝卜夏吃姜,不找医生开处方"之说。

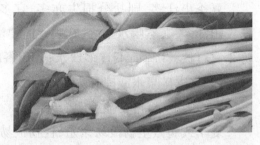

"冬吃萝卜夏吃姜,不找医生开处方",是吃这种仔姜

2. 夏月伏阴,食不可过寒

阴阳学说则认为,夏月伏阴在内,饮食不可过寒,如《颐身集》指出:"夏季心旺肾衰,虽大热不宜吃冰雪、蜜水、凉粉、冷粥。饱腹受寒,必起霍乱。心主表,肾主里,心旺肾衰,即外热内寒之意,唯其外热内寒,故冷食不宜多吃,少则犹可,贪多定会寒伤脾胃,令人吐泻。西瓜、绿豆汤、乌梅小豆汤,为解渴消暑之佳品,但不宜冰镇。夏季气候炎热,人的消化功能较弱,饮食宜清淡不宜肥甘厚味。

3. 饮用自制饮料,清热解毒消暑

可自制一些消暑饮料:①三鲜饮:用鲜竹叶、鲜荷叶、鲜薄荷各 30 克,加水煎煮约 10 分钟取汁,再加入适量蜂蜜代茶饮用,可起生津止渴,清热解毒的功效;②香薷饮:洁净的香薷 10 克、厚朴 5 克,用剪刀剪碎,白扁豆 5 克炒黄捣碎,放入保温杯中,以沸水冲泡、盖严温浸一小时,代茶频饮,每日二次,对于夏季感冒,以发热、头沉、倦怠、吐泻为主症者,效果较好。③三仙饮:用金银花 10 克,土茯苓 20 克,生蚕豆 30 克,加水煎煮,以蚕豆煮熟为度,饮汁食豆,有消暑健身,清热解毒的作用,尤宜用于伏天好生痱子、疮疖者;④五

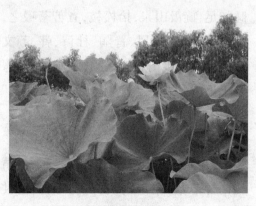

夏天常用食材——荷叶

豆汤饮料:取绿豆、赤白小豆、黑豆、白扁豆各适量,生甘草 10 克,煮沸凉后代茶饮。本汤营养丰富,味道甜美,既可补充盐分,又能清暑解渴。

4. 出汗多需补水,饮水尚须注意

夏季出汗,则盐分损失亦多,宜多食酸味,以固表,多食咸味以补心。出汗多,必然喝水也多,在喝水时要注意:①饮水莫待口渴时;②大渴亦不宜过饮;③睡前不宜多饮水;④用餐时不宜喝水;⑤晨起喝水有助健康;⑥最好喝矿泉水或凉开水。

5. 病从口入,小心饮食

夏季致病微生物极易繁殖,食物极易腐败、变质,肠道疾病多有发生,因此,讲究饮食卫生,谨防"病从口入"。以调理消化道疾病为主,适当选择一些健脾化湿、消食和中、止呕、止泻的药物。同时注意:一要注意生吃瓜果的消毒,二要注意食品的保鲜,三不要忽略了家庭案板的消毒,四要适当多吃些大蒜。

(四) 运动调养,游泳避暑

夏天运动锻炼,最好在清晨或傍晚较凉爽时进行,场地宜选择公园、河湖水边,庭院空气新鲜处,锻炼项目以散步、慢跑、太极拳、气功、广播操为好。有条件最好能到高山森林、海滨地区去疗养,夏天不宜做过分剧烈的运动。因为剧烈运动,可致大汗淋漓,汗泄太多,不仅伤阴,也伤损阳气。出汗过多时,可适当饮用盐开水或绿豆盐汤,切不可饮用大量凉水,不要立即用冷水冲头、沐浴。否则,会引起寒湿痹证等多种疾病。

宋代的大养生家陈直曾在他的《寿亲养老新书》描述夏天的养生:"午睡初足,旋汲山泉,拾松枝,煮苦茗啜之,随意读周易、国风、晋陶、杜诗、韩、苏文数篇。从容步山径、抚松竹,与麛犊共偃息于长林丰草间。坐弄流泉,漱齿濯足。"晚饭后,则"弄笔窗间,随大小作数十字,展所藏法帖、墨迹、画卷纵观之……出步溪边,邂逅园翁友,间桑麻、说粳稻、量晴核雨探节数,相与剧谈一俏。归而倚杖柴门之下,则夕阳在山,紫绿万状,变幻

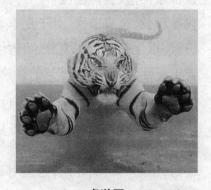
虎游图

顷刻,悦可入目。"

夏天养生常见的运动:①提倡旅游,目的地宜是海滨和山区。这些地方气温相对较低,昼夜温差大,有利于避暑。②最好游泳。游泳能提高人的呼吸系统的功能,游泳能提高心血管系统功能,游泳能使大脑皮层的兴奋性增高,游泳还可以减肥,保持好的身材。③钓鱼。钓鱼不仅在于获鱼,更在于怡养性情,增益身心,过去许多文人名士把"烟波垂钓"视为文雅活动。古人对钓鱼养生是这样描述的:

垂钓湖畔心悠然,嫩柳丝丝挂我肩;

鸟语声声悦我耳,春风微微拂我脸;

湖光水影收眼底,愁情杂念抛天边;

鱼杆拉成弯弓形,上钓鲫鱼活鲜鲜;

村人笑笑问我言:"为啥一钓就半天?"

"钓来锦绣不老春,钓来幸福益寿年!"

(五) 防病保健,冬病夏治

夏季酷热多雨,暑湿之气容易乘虚而入易致疰夏、中暑等病。疰夏主要表现为胸闷、胃纳欠佳、四肢无力,精神萎靡、大便稀薄、微热嗜睡、出汗多、日渐消瘦。预防疰夏,在夏令之前,可服补肺健脾益气之品,并少吃油腻厚味,减轻脾胃负担,进入夏季,宜服芳香化浊,清解湿热之方,如鲜藿香叶、薄荷、夏枯草、荷叶、菊花、竹叶心、炒麦芽等,水煎代茶饮。

如果出现全身明显乏力、头昏、胸闷、心悸、注意力不能集中、大量出汗、四肢发麻、口渴、恶心等症状,是中暑的先兆。应立即将病人移至通风处休息,给病人喝些淡盐开水或绿豆汤,若用西瓜汁、芦根水、酸梅汤,则效果更好。为预防中暑,应合理安排工作,注意劳逸结合,避免在烈日下过度曝晒,注意室内降温,睡眠要充足,讲究饮食卫生。另外,防暑饮料和药物,如绿豆汤、酸梅汁、仁丹、十滴水,清凉油等,亦不可少。

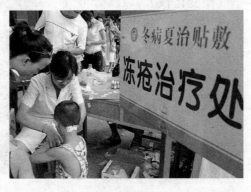

冬病夏治

夏季药补主要应贯彻以下三条原则：

一是要益气生津。即要吃一点能够补益阳气和津液的药物，但性质要平和、微凉，切忌滋腻、温热之品，如生地黄、葛根等。这是因为夏天气候炎热，汗出过多，而耗气伤津，对于老人、体质虚弱之人尤应如此。

二是应健脾和胃。由于夏天暑湿之气盛，而湿邪困脾，易阻碍脾胃之阳气；同时夏季人们吃寒凉食品多，而寒凉伤胃；再加上夏天喝水多，冲淡了胃液，降低了胃液的杀菌力，致使致病微生物容易滋生；因此在夏天脾和胃容易受到损害。此时宜服用大麦茶。

三是可"冬病夏治"。冬季常发的慢性病及一些阳虚阴盛的疾患，往往可以通过伏夏的调养，使病情得以好转。其中，以老年慢性支气管炎的治疗效果最显著。从小暑至立秋，人称为"伏夏"，即"三伏天"，是全年气温最高、阳气最旺盛的时候，"春夏养阳"，此时予以治疗，可以使患者的阳气充实，增强抗病能力。依据中医"发时治标，平时治本"的原则，除了在冬天发作时治疗之外，就常常采用"冬病夏治"的方法治疗。在夏天未发病时，就"培本"以扶助正气。人体正气旺盛，抵抗力增强，到了冬天就可以少发病或不发病。

三、秋季养生，重在养阴

秋季，指阴历七月至九月，包括立秋、处暑、白露、秋分、寒露、霜降六个节气。秋季气候变化较大，以秋分节气为分野，初入秋令，天气仍然很热，所以有"火烧七月半，八月木樨蒸"之说。但是，"立秋早晚凉"，一日中温差较大，人们晚间能够安寐。秋分以后的深秋，才是典型的秋凉时节，秋风送爽，云淡天高，气候干燥。晚秋则初霜降临，气候

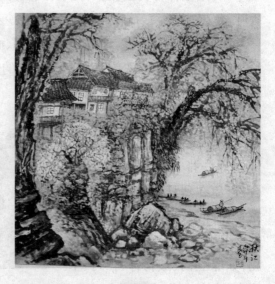

秋色图

转冷。

《管子》认为："秋者,阴气始下,故万物收。"这里的阴气始下,是说在秋天由于阳气渐收,而阴气逐渐生长起来;万物收,是指万物成熟,到了收获之时。从秋季的气候特点来看,由热转寒,即"阳消阴长"的过渡阶段。人体的生理活动,随"夏长"到"秋收",而相应改变。

因此,秋季养生不能离开"收养"这一原则,也就是说,秋天养生关键是保养体内的阴气,因此《黄帝内经》说:"秋冬养阴。"所谓秋冬养阴,是指在秋冬养收气、养藏气,以适应自然界阴气渐生而旺的规律,从而为来年阳气生发打基础,不应耗精而伤阴气。

秋季保养体内的阴气,关键是要防燥护阴。中医理论认为燥为秋季的主气,称为"秋燥"。其气清肃,其性干燥。每值久晴未雨、气候干燥之际,常易发生燥邪为患。由于肺可呼吸,肺合皮毛,肺与大肠相表里,故当空气中湿度下降时,肺、大肠与皮毛首当其冲,这是燥邪致病的病理特征。

秋令燥气又有温凉之分,一般认为早秋气温尚高,故为温燥;晚秋气

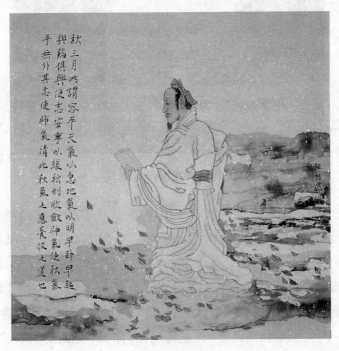

秋季养生图

温下降,故为凉燥,无论温凉,总是以皮肤干燥,体液缺乏为其特征。但二者在临床上还是有区别的,温燥伤人,常表现为不恶寒或微恶寒,发热较明显,脉呈细数;而凉燥伤人,则常不发热或微发热,反之,恶寒较明显,脉多不数。

(一)秋渐凄凉感垂暮,精神调养要乐观

秋应于肺,肺在志为忧,悲忧易伤肺。肺气虚,则机体对不良刺激耐受性下降,易生烦躁悲忧情绪。

秋天是宜人的季节,秋高气爽,遍地金黄,人们有收获的喜悦。但气候渐转干燥,日照减少,气温渐降,草枯叶落,花木凋零,也难免触景生情,产生"夕阳无限好,只是近黄昏"的失落感,使人心中引起凄凉,垂暮之感,产生忧郁、烦躁等情绪变化。

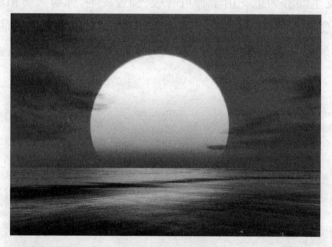

夕阳无限好,黄昏景更佳

宋代大养生家陈直说:"秋时凄风惨雨,老人多动伤感,若颜色不乐,便须多方诱说,使役其心神,则忘其秋思。"所谓凄风惨雨,秋风扫落叶之后,当人们身临草枯叶落、花木凋零的深夜之时,此时霜降已至,自然界的秋风、秋雨常令人出现秋愁。尤其是对于老年人来说,常易在他们心中引起萧条、凄凉、垂暮之感,勾起忧郁的心绪。《红楼梦》作者曹雪芹就有"已觉秋窗愁不尽,那堪秋雨助凄凉"的诗句,而有"秋风秋雨愁煞人"。

为了避免秋天凄凉垂暮的悲凉情绪,要培养乐观情绪,可经常在阳光

下散步,房间不要太暗。《素问·四气调神大论》指出"使志安宁,以缓秋刑,收敛神气,使秋气平,无外其志,使肺气清,此秋气之应,养收之道也"。不要想到"夕阳无限好,只是近黄昏",而应该想到"夕阳无限好,最美是黄昏"。当情绪不好时,要知道转移注意力,多去参加体育锻炼,或参加适当的体力劳动,用肌肉的紧张去消除精神的紧张,这样可能通过运动能改善不良情绪,使人精神愉快。有可能最好去旅游,去游山玩水,因为临水使人开朗,游山使人幽静,泛舟水中,怡然自得。

保持神志安宁,以避肃杀之气;收敛神气,以适应秋天容平之气,我国古代民间的九九重阳节登高赏景习俗,就是养收之法,登高远眺,可使人心旷神怡,一切忧郁、惆怅等不良情绪顿然消散,是调解精神的好方法。

(二)顺应阳气,秋衣宜冻

1. 早卧早起,顺应阳气。

秋季,自然界的阳气由疏泄趋向收敛,起居作息要相应调整,《素问·四气调神大论》说:"秋三月,早卧早起,与鸡俱兴。"早卧以顺应阳气之收,早起,使肺气得以舒展,且防收之太过。

2. 春捂秋冻,加衣易缓

夏去秋来,凉风习习,虽凉还不至于寒,人们还能耐受,不妨进行一点锻炼,"人要健康身体安,还需三分饥与寒"。如果观一叶落而知秋,早着裘棉,那时穿上去就脱不下。随着寒冷的加剧,就会越穿越多,御寒的能力越来越差。

"春捂秋冻",初秋,暑热未尽,凉风时至,天气变化无常,即使在同一地区也会有"一天有四季,十里不同天"的情况。古今养生都十分强调的秋天养生方法。所谓"秋冻",通俗地说就是"秋不忙添衣",有意识地让机体"冻一冻"。不要一下子穿得太多,捂得太严,以免因气候回升又得脱掉,一穿一脱,反而容易受凉感冒,加之气候干燥,更容易得燥咳病。这样,就避免了多穿衣服产生的身热汗出,汗液蒸发、阴津伤耗。阳气外泄,顺应了秋天阴精内蓄,阳气内守的养生需要。

3. 护肤保健,重在防燥

每到秋季,随着天气的变冷,人的肌肤一下子适应不了这种变化,血液循环变慢,皮肤干燥,容易出现细碎的皱纹,尤其是在眼睛周围。所以,秋季更要注意对皮肤的护理。药物美容法，按给药途径，可分为外用和内服两类；按作用部位，可分为颜面肌肤美容剂、五官美容剂、毛发美容剂、形体美容剂、美化气味剂等。

（三）饮食调养，滋阴润肺

酸味收敛补肺，辛味发散泻肺，秋天宜收不宜散。所以，要尽可能少食葱、姜等辛味之品，适当多食一点酸味果蔬。秋时肺金当令，肺金太旺则克肝木，故《金匮要略》又有"秋不食肺"之说。

秋燥易伤津液，故饮食应滋阴润肺。《饮膳正要》说"秋气燥，宜食麻以润其燥，禁寒饮"，要多吃些滋阴润燥的饮食，以防秋燥伤阴，《仙神隐书》主张入秋宜食生地粥，以滋阴润燥。秋季可多食人参、沙参、西洋参、百合、银耳、杏仁、川贝母、胖大海、梨、苹果、芝麻、糯米、粳米、蜂蜜等柔润食物，以益胃生津，有益于健康。其他如燕窝、鳖肉、豆浆、饴糖、鸭蛋、龟肉等滋阴凉血益气之品也宜多吃。

秋燥，肺、大肠与皮毛首当其冲，燥邪伤人容易耗人津液，所谓"燥胜则干"。若为温燥咳嗽可用大甜梨1只，川贝粉3克，冰糖9克，先将梨去核，把川贝粉和冰糖纳入梨中，再将梨扎好，隔水蒸熟。凉燥咳嗽可用生梨1只，去核，加冰糖9克，在梨中心插入净麻黄6~11根，将梨扎好，隔水蒸熟。每日服半只梨，连服2~3天。

（四）运动调养，登高减肥

秋季，天高气爽，正是各种运动锻炼的好时期，可根据个人具体情况选择不同的锻炼项目，如登山、跑步、打球等。

1. 重阳登高，健身避灾

九月九日重阳节登高，是中国的传统，这一习俗来源于《续齐谐记》里记载的一个神话。东汉时代有一个叫费长房的道士，他预测到桓景家里九月九日有灾难，就劝他于该日离家到山上饮菊花酒，结果等他回家后发现家里的鸡犬牛羊全部暴死。后来的《幼学琼林》一书有"重阳登高，效桓景之避灾"的说法。

重阳时节登高山除了避灾外，更主要是为了健身，中国有句俗语："人老脚先衰"，腿脚是否灵活，往往是一个人是否衰老的信号。因为腿部的股骨、胫骨和腓骨，是人体最长的骨头，它们组成人体的重要支柱，当衰老

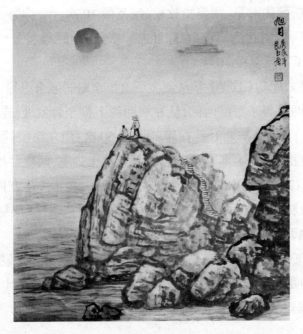

秋日登高

时,骨髓腔内的红骨髓逐渐为脂肪所代替,失去造血的功能,使骨头得不到良好的营养,骨质变得疏松脆弱,神经调节也渐渐失灵,肌肉变得松弛、干枯、失去光泽和弹性,而适度的散步、登高,或朝朝夕夕、年年月月的登楼梯,也是防止衰老的一种重要的运动方式。

2. 秋天宜练减肥功

尽管一年四季皆可减肥,但还是以秋天减肥效果最好。西医学研究证明,肥胖会随着季节的变化而改变。夏季,由于天气炎热,出汗多,能量的消耗较大,脂肪细胞代谢也较快,因而肥胖程度有所减轻。到了秋天,随着天气逐渐转凉,脂肪细胞开始逐渐积聚,以防止热量散失,加之脂肪细胞的组织结构较好,并具有极强的化学活性,在夏季虽然可以萎缩,但一般不会死亡,到了秋天便又会重新活跃起来,如果这时不加以抑制,人体就开始趋于肥胖,但这时也正是我们减肥的最好时节。这里介绍腰部和腹部两种减肥功。

(1) 腰部减肥功:①自然站立,双手叉腰,两拇指按于两侧肾俞穴(第2腰椎棘突下旁开约5cm)处,意守命门。吸气,腰向后弯,两拇指用力下按肾俞穴;呼气,腰向前弯,两拇指放松,反复做 10 次。②仰卧,两手放于体侧,掌心向下,双腿并拢伸直,意守肚脐。吸气,两腿缓缓上抬 45°;呼气,两腿缓缓放下。反复做 10 次。

(2) 腹部减肥功:①双手掌从剑突下直推至耻骨联合上缘,连推 12 次,然后分别将两手置于腹部两侧,从左右肋缘下推至骨盆处,连推 12 次;再用右手掌置于脐周,按顺时针在腹部揉压 50 次;用左手按同样方法以逆时针揉压 50 次,直至腹部有热感为度。②坐床垫上,两腿并拢伸直,使下肢与上体成 120°,两手按于肚脐上,劳宫对肚脐,男子左手在内,女子右手在内,意守肚脐。吸气后闭气片刻,然后大吼一声:"嗨!"反复做 10 次。

(五) 防病保健,注意秋燥

秋季的气候,以秋分节气为分野。"立秋早晚凉",这时虽然中午炎热,早晚气温已明显下降,一日中温差较大,秋分以后的深秋,才是典型的秋凉时节,秋风送爽,云淡天高,气候干燥。若到了晚秋,则秋霜降临,气候已经转冷。

秋季总的气候特点是干燥。燥邪伤人,容易耗人津液,常见口干、唇干、鼻干、咽干、舌上少津、大便干结、皮肤干,甚至皲裂,预防秋燥除适当多服一些维生素外,还应服用宣肺化痰、滋阴益气的中药,如沙参、西洋参、地黄、百合、杏仁、胖大海、川贝母等,对缓解秋燥多有良效。

秋季是肠炎、痢疾、乙脑等病的多发季节,预防工作显得尤其重要。要搞好环境卫生,消灭蚊蝇。注意饮食卫生,不喝生水,不吃腐败变质和被污染的食物。适当服用中药,如板蓝根、马齿苋等煎剂,对肠炎、痢疾可起到一定的防治作用。

四、冬季养生,敛阴护阳

冬三月,指阴历十月至十二月,包括立冬、小雪、大雪、冬至、小寒、大寒六个节气,是一年中气候最寒冷的季节。严寒凝野,朔风凛冽,阳气潜藏,阴气盛极,草木凋零,蛰虫伏藏,用冬眠状态养精蓄锐,为来春生机勃发做好准备,人体的阴阳消长代谢也处于相对缓慢的水平,成形胜于化气。因此,冬季养生之道,应着眼于一个"藏"字,同时要顺应体内阳气的潜藏,以敛阴护阳为根本。

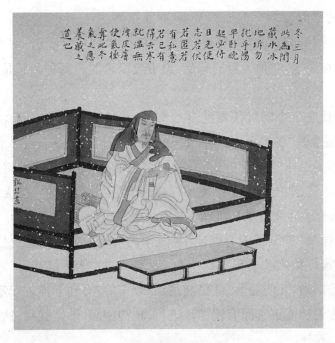

冬三月，此为闭藏，水冰地坼，勿扰乎阳，早卧晚起，必待日光，使志若伏若匿，若有私意，若已有得，去寒就温，无泄皮肤，使气亟夺，此冬气之应，养藏之道也

冬季养生图

由于阳气的闭藏，人体新陈代谢水平相应较低，因而要依靠生命的原动力“肾”来发挥作用，以保证生命活动适应自然界变化。中医认为，人体能量和热量都来源在于肾，就是人们常说的“火力”。“火力”旺，反映肾脏功能强，生命力也强；反之，生命力弱。冬季时节，肾脏功能正常，则可调节机体适应严冬的变化，否则，将会使新陈代谢失调而发病。保证肾气旺，是要防止冬季严寒气候的侵袭，寒为阴邪，常伤人阳气，故需要保暖防寒，补肾壮阳，敛阴护阳，养精蓄锐，以待来年。

（一）精神调养，神藏于内

严寒冬季，寒风凛冽，雨雪纷飞，大地固冻，蛰虫伏藏，万物凋零，常会使人触景生情，郁郁寡欢，情绪低落，尤其是老弱多病之人，情志变化更为明显，有些人认为“过冬难”，愁眉苦脸，闷闷不乐，有的老人忧郁少欢，意志消沉，甚至夜眠难安，精神萎靡，心中烦躁，并导致咳喘、失眠、便秘等症，甚至诱发心脑血管疾病。

《黄帝内经》说：“得神者昌，失神者亡。”指出了有神的人生机旺盛，无神的人则生命消亡。又说：“躁则消亡，静则神藏”，“精神内守，病安从来”，强调"神藏于内"。

"养心则神凝,神凝则气聚,气聚则形全。"若日日忧烦,神不守舍,则易于多病和衰老。"神贵凝而恶乱,思贵敛而恶散。"凝神敛思是保持精神的良方。

为了适应冬令阳气伏藏的自然特点,在精神上要求安静。《素问·四气调神大论》讲"冬三月,此为闭藏……使志若伏若匿。若有私意,若已有得"。意思是欲求精神安静,必须控制情志活动,做到如同对待他人隐私那样秘而不宣,如同获得了珍宝那样感到满足。如能这样就"无扰乎阳",养精蓄锐,有利于来春的阳气萌生。

中医强调"神藏于内",要使"神藏于内",首先要加强道德修养,少私寡欲。儒家创始人孔子早就提出"仁者寿","大德必得其寿",从生理上来讲,道德高尚、光明磊落、性格豁达、心理宁静,有利于神志安定,气血调和,人体生理功能正常而有规律地进行,精神饱满,形体健壮,这说明养德可以养气、养神。

"神藏于内"的第二点是:要能调摄不良情绪。人生活在世界上,总会遇到不顺心的事,使你不高兴的事,甚至是悲欢、愤怒、气急败坏。我们要学会调摄情绪,宠辱不惊。调摄情绪,也可采取疏泄法,把积聚、抑郁在心中的不良情绪,通过适当的方式宣达,发泄出去,以尽快恢复心理平衡。

《红炉点雪》中说:"若能清心寡欲,久久行之,百病不生。"其意思是奉劝人们少私寡欲,宁静精神,这样坚持下去,会使百病不生。在冬令季节能做到安定心志,使情志与"冬藏"之气相应,就能平安少疾,养精蓄锐。

(二) 起居调养,保阳防寒

《素问·四气调神大论》所说:"冬三月,此为闭藏,水冰地坼,无扰乎阳,早卧晚起,必待日光……去寒就温,无泄皮肤,使气亟夺,此冬气之应,养藏之道也。"《千金要方·道林养性》也说"冬时天地气闭,血气伏藏,人不可作劳汗出,发泄阳气,有损于人也"。在寒冷的冬季里,不应当扰动阳气,因此,要早睡晚起,日出而作,以保证充足的睡眠时间,以利阳气潜藏,阴精积蓄。

冬令季节,天地闭藏,起居调摄应顺乎于自然。具体要做到"六宜五不宜":

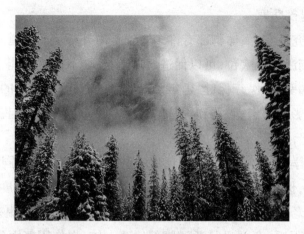

冬季闭藏

1. 冬天起居，注意六宜

（1）宜早睡晚起

《素问·四气调神大论》说："早卧晚起，必待日光。"早睡晚起以养人体的阳气，保持身体的温热，使人体阴平阳秘。尤其是阳气不足的人，当风起骤寒之时，更要注意早卧晚起，深居简出，使意志埋伏藏匿般的宁静，让自身潜伏的阳气不受干扰。

（2）宜避寒防风

汪倚石在《理虚元鉴》中说："冬防寒，又防风。"石成金在《养生镜》中说："冬三月乃收藏闭塞之时，最宜固守元阳，以养真气。"故冬令季节应注意保持室内温度，不可太低，免伤人体阳气；但室温也不可过高，过高又会劫伤阴精，积热于内，形成阴虚火旺之候，诱发宿疾或温病。

（3）宜背部保暖

"夏不敞胸，冬不凉背。"冬天要注意背部的保暖。

从中医经络学说来说，人体背部是阳经循行之处。督脉和太阳膀胱经两条经脉主一身之阳气。风寒之邪侵袭人体，太阳经首当其冲。如不注意背部保暖，风寒之邪侵袭背部，就会损伤阳气而致病，或使旧病复发。从西医学说，人体背部有丰富的脊神经支配人体运动及心血管和内脏的功能，背部受了风寒，除引起背部腰部疼痛外，还可引起身体多处不适。因此，冬季应多穿一件贴身的纯棉、羽绒或皮毛背心，有利于背部防寒保暖。

（4）宜足部防寒

中医研究证实，人体脚部有许多穴位是内外环境的通道。用针灸、电流、温水等刺激这些穴位，可以促进气血运行，调节内脏功能，疏通全身经络，达到祛病驱邪、医疗保健、延年益寿的目的。同样，寒冷的刺激亦可通过这些穴位影响肌肉、骨骼和内脏的功能，使人致病。故在我国民间素有"百病从寒起，寒从脚下生"的说法。

从解剖学观点看，人的双脚远离心脏，供血相对较少，同时脚的皮下脂肪层又薄，保温性能差。所以在一般情况下，脚的皮肤温度较低。老年人由于脏器老化，功能衰退，对寒冷刺激的适应性和耐受力更差。冬季，若不注意脚的保暖，寒邪极易通过脚部侵袭人体，损伤阳气而致病，或使旧病复发、病情加重，甚至恶化。因此，老年人要安全过冬，必须重视脚的保暖。研究表明，人的双脚表面温度维持在28~30℃时，感觉最为舒适。为此，应采取综合性措施，使脚部保持最佳温度。

（5）宜多晒太阳

冬日多晒太阳，不仅能取暖，还能增进健康。阳光中的红外线作用于人体，能加速血液循环，增进新陈代谢，使身体温度增高。阳光中的紫外线有较强的杀菌、消炎作用，还可以帮助皮肤中的麦角固醇转变成维生素D，促进身体对钙和磷质的吸收。阳光对心、肺有良好影响，可增加心脏每次搏动的输出量和肺换气量，有利于心肺功能改善。

（6）宜定时开窗、晒被褥

常开窗换风，能吹走污浊空气，使室内得到充足的光线，保持干燥，赶走室内的病毒和病菌，对人体健康有益。常晒被褥，不仅被褥松软，盖起来舒服，也是一次很好的杀菌、消毒。

2. 冬天起居，注意五不宜

一不宜起得太早和超负荷锻炼，不宜在大风、大寒、大雪、雾露中锻炼。宋代史家真修德在《四季养生歌》中说："伏阳在内三冬月，切忌汗多阳气泄。阴雾之中勿远行，冻雪严霜宜早歇。"旨在防止寒邪侵袭人体，损伤阳气，诱发疾病。

二不宜饮食过饱和饭后洗澡及空腹跑步。民谚"饱不澡，饿不跑"。饱后洗澡，周身血管扩张，易导致脑部供血不足而发生晕倒等意外情况。

空腹跑步易发生低血糖情况，也易发生疾病。

三不宜吃黏硬生冷食物。据医学观察，约半数以上胃肠病患者与饮食失调有关，天寒易伤脾胃，老人脾胃又弱，更应注意饮食。

四不宜蒙头睡觉，以免被窝里的混浊气体吸入。

五不宜夜间憋尿，以免尿中有毒代谢产物伤身，甚至产生尿毒症。

（三）饮食调养，补肾壮阳

民谚："冬季进补，开春打虎"。说明冬季是饮食补养的最佳季节，尤其是冬至以后进补最好。凡身体衰弱、有亏损的人，趁冬季及时进补，能养精蓄锐，可为下一年打好基础。

冬季饮食应遵循"秋冬养阴，无扰乎阳"的原则，既不宜生冷，也不宜燥热。宜食用滋阴补阳、热量较高的食物。为避免维生素缺乏，应摄取新鲜蔬菜。这是因为冬季阳气衰微，腠理闭塞，很少出汗。减少食盐摄入量，可以减轻肾脏的负担，增加苦味可以坚肾养心。

1. 冬季的饮食原则是：保证热能的供应、配合适量的蔬菜、多吃黑色食品

冬天的寒冷气候影响人体的内分泌系统，使人体的甲状腺素、肾上腺素等分泌增加，从而促进和加速蛋白质、脂肪、碳水化合物三大类热源营养素的分解，以增加机体的御寒能力，这样就造成人体热量散失过多。因此，冬天营养应以增加热能为主，可适当多摄入富含碳水化合物和脂肪的食物。

摄入充足的蛋白质。蛋白质的分解代谢增强，人体易出现负氮平衡。以优质蛋白质为主，如瘦肉、鸡蛋、鱼类、乳类、豆类及其制品等，这些食物所含的蛋白质，不仅便于人体消化吸收，而且富含必需氨基酸，营养价值较高，可增加人体的耐寒和抗病能力。

在冬季，人体进食蔬菜减少，出现维生素不足，如缺乏维生素C，常

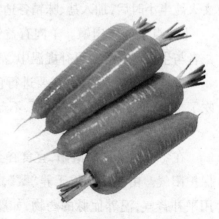

冬天多吃胡萝卜

导致发生口腔溃疡、牙龈肿痛、出血、大便秘结等症状，多食大白菜、小白菜、白萝卜、红萝卜、豆芽、油菜等。在北方，冬天绿叶菜相对较少，可多食薯类，如甘薯、马铃薯等，也可以多吃一些豆制品，如豆腐、豆芽等。

多吃黑色食品。传统养生十分注意"天时"，认为冬天寒冷与水的特性相似，在与人体五脏配属中肾属于水，在与自然界五色配属中，则黑色属于水。古人由此推知，肾与冬相应，黑色入肾，多吃黑色食品有助于补肾。黑色食品如黑米、黑豆、黑芝麻、黑木耳、黑枣、黑菇、黑桑葚、魔芋、乌骨鸡、乌贼鱼、甲鱼、海带、紫菜等。

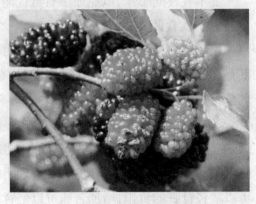

多吃补肾黑色食品桑葚

2. 补肾壮阳食疗

冬季怕冷之人，可以多食壮阳的食物，如羊肉、狗肉，如食用当归羊肉汤。

【原料】羊肉200克，当归20克，生姜50克，葱白段10克，植物油20克，食盐、味精、水各适量。

【制法】(1)将羊肉洗净，切片；生姜洗净，切片待用。(2)炒锅上火，下油，油沸后，加入羊肉，翻炒几下，加水、生姜、葱白、当归，旺火烧开，改用文火炖半小时后，加入盐、味精各适量即可。

【特点】汤鲜肉嫩。羊肉有益气补虚的作用，当归有补血活血之功。二者与生姜、葱相配，可补虚温中、活血祛寒。

特别是在冬至这天，需要进行食补，有谚语讲："吃了羊肉，不惧严寒；吃了羊肠，少穿衣裳；吃了羊肝，不盖被单；吃了羊肺，不盖棉絮。"

3. 补肾壮阳的药

在冬季为了保阴潜阳，宜食谷类、羊肉、鳖、龟等食品，宜食热饮食，以保护阳气。由于冬季重于养"藏"，故在此时进补是最好的时机。适当服用平补肾气，温养血脉的药物，如鹿茸、巴戟天、制首乌、淫羊藿、人参、冬虫夏草等补肾壮阳的药物。偏于阳虚，可用羊肉，偏于阴虚，可用鳖甲、木耳、连皮猪蹄;根据"冬至一阳生"的观点,冬令进补,选择食补、药补或者药酒,气虚明显的用人参,阳虚四肢厥逆的可用鹿茸、鹿角胶、金匮肾气丸,气血不足的可用十全大补丸、归脾丸等。"冬吃萝卜夏吃姜,不找医生开处方",在冬天宜多吃一些用萝卜炖猪蹄猪肘,既可强身,也可美容。

(四) 运动调养,重在锻炼

"冬天动一动,少得病与痛,冬天懒一懒,多喝药一碗",又说:"夏练三伏,冬练三九。"养生家曰:"动则生阳。"说明坚持锻炼有利于身体健康。冬令季节若能勤锻炼,既能舒张筋骨,流通血脉,又能增热抗寒,是养精蓄锐的积极措施。

冬日虽寒,仍要持之以恒进行自身锻炼,但要避免在大风、大寒、大雪、雾露中锻炼。冬天早晨,由于冷高压的影响,往往会发生逆温现象,即上层气温高,而地表气温低,大气停止上下对流活动,工厂、家庭炉灶等排出的废气,不能向大气层扩散,使得户外空气相当污浊,能见度大大降低,有逆温现象的早晨,在室外进行锻炼不如室内为佳。

一般而言,要动静结合,以室内锻炼为主,但风和日丽,可进行适度户外锻炼。室内锻炼,以静功为主,室外锻炼,以动功为主。锻炼时,运动量要适度。冬季阳气潜藏,若运动量过度,则会耗散阳气。

冬天较有效的运动是:

散步:散步是一种方便易行的健身锻炼法,吃过晚饭半小时后去散散步,既可消除一天的疲劳,又能调节心理,有助于胃肠蠕动,帮助消化吸收。唐代孙思邈说:"食毕当行步……令人能饮食,无百病。"李白曾写诗抒怀:"手持绿玉杖,朝别黄鹤楼,五岳寻仙不辞远,一生好入名山游。"散步一般采用慢速,要选择一条比较平坦而又幽静的道路,以半小时至1小时为宜。

冬练"吹"字功:此是导引气功的一种。冬练"吹"字功,不仅可以养肾固精,强身防病,还可以治腰腿无力或冷痛,以及潮热盗汗,头晕耳鸣,目涩健忘,牙齿松动,头发脱落等症。吹能补肾气,肾属水为肺金所生,"吹"字功练完五脏之气都得补养。

修炼方法:一、预备式要注意两点:松静站立,即头顶如悬,百会朝天,双目凝视,神不外驰,两脚分开,与肩同宽,全身放松。二、调整呼吸;采用腹式呼吸,用鼻吸气,用口呼气,要自然均匀。当念吹字时,舌向里微翘、唇微启、声音由口内喷出,而两嘴角微向后用力,足跟着力,发"吹"字音,吹气后,头微收,配合吸气。发"吹"字时,头和上身慢慢向左侧、右侧转,共3遍,吹6次。吹后,两手向外画弧形,慢慢回收,待至胸前,转为两手心向内,两手慢慢下移。一个式子做完,可加一个自然呼吸,稍事休息。

按摩法:这里介绍一种简便实用的"神仙保健法"。此法见于晋代嵇康的《养生法辑要》,并附有操作要领。很适合按摩保健者,尤其冬令季节更为室内使用。歌诀曰:行往坐卧处,手摩胸与腹。胸腔通畅时,两手肠下踞。踞之彻膀腰,背拳摩肾部。行之不厌烦,昼夜无穷数。却病又延年,渐入神仙路。

操作要领:两手重叠,左手在下,右手在上(女性反之),先以膻中穴(心窝处)为中心,自左向右顺时针方向按摩胸部36次;再以脐为中心,顺时针方向按摩腹部36次。然后将两手停放在腹下小肠部位,稍片刻,再将双手捏半拳放到背部肾区,上下揉摩,直至发热为一通。此法不论昼夜,行往坐卧皆可行之。此按摩法能开胸理气,疏肝强心,健脾胃,散热结,强肾壮腰,血气通畅,久行不懈,可强身延年。

此外,如太极拳、八段锦等方法,可根据个人情况选择,只要坚持锻炼,就会气血调畅,筋骨健壮,精力充沛,益寿延年。

(五)防病保健,防寒护阳

冬季是麻疹、白喉、流感、腮腺炎等疾病的好发季节,除了注意精神、饮食运动锻炼外,还可用中药预防,如大青叶、板蓝根对流感、麻疹、腮腺炎有预防作用,黄芩可以预防猩红热,鱼腥草可预防百日咳、生牛膝能预防白喉,这些方法简便有效,可以酌情采用。

现代气象医学研究认为,寒冷的气候会使一些疾病比平常更容易侵袭人体,特别是那些严重威胁生命的疾病,如中风、脑溢血、心肌梗死等,不仅发病率明显增高,而且死亡率亦急剧上升。国外许多研究认为,冬季有80%以上的死亡与寒冷气候有关,我国的有关统计也表明,冬季有85%以上的死亡率高峰的前五天内有冷空气降温。对于心血管病来说,往往在冷空气过境后两天内死亡率达到高峰,呼吸系统疾病则在冷空气过境后三天死亡率达到高峰,脑血管病多在冷空气过境后的一天和五天各出现一个高峰。

重视冬至这个日子，农历从冬至开始"数九"，它标志着寒冬来临了。据我国近 30 年来的气象资料反映，在每年的冬至前后都有强大的冷空气和寒潮南下，造成骤然降温，这时往往伴有大风、雨雪、冰冻等恶劣气候。对那些年老体弱者以及患有上述疾病的人来说，这时会感到浑身难受，并引起病情恶化、甚至死亡，因此民间有"冬至老人关"的说法。对于老年人来说，在冬至前后一定要加强防病保健，尽量把不利的气候因素对人体的影响减少到最低限度。

冬寒也常诱发痼疾，如支气管哮喘、慢性支气管炎、心肌梗死等心血管病、脑血管病，以及痹证等，也多因触冒寒凉而诱发加重，因此防寒护阳，是至关重要的。同时，也要注意颜面、四肢的保健，防止冻伤。

入冬以后，天气寒冷，不少人往往生冻疮，冻疮常常发生在手、脚、耳等部位，一般只有红、肿、痛的症状，严重的可能起水疱，甚至溃烂。

冻疮的预防应从秋末冬初开始，容易发生的部位要提早保暖，可在皮肤上涂些油脂，以减少皮肤的散热；要增加手脚的活动量，加速血液循环，鞋袜穿得不宜过紧。

若已发生冻疮，不妨多按摩手脚以促进血液循环，特别是毛细血管内的循环，使血不瘀滞，从而加速痊愈。食物外敷法：生姜 15 克，辣椒 15 克，白萝卜 30 克，水煎，洗患处。若是冻疮溃烂，可用鸡蛋黄油外涂，每日 2~3 次。

五、四季养生锦囊妙句

(一) 四时起居养生谚语

1. 春捂秋冻。
2. 冬季进补，开春打虎。
3. 剃头洗脚，胜如吃药。
4. 烟酒不尝，身体必强。
5. 指甲常剪，疾病不染。
6. 要想感冒少，常洗冷水澡。
7. 日光不照门，医生便上门。
8. 不染烟和酒，活到九十九。

9. 常洗衣服常洗澡，常晒被褥疾病少。

10. 捂捂盖盖脸皮黄，冻冻晒晒身体强。

11. 欲得长生，肠中常清；欲得不死，肠中无屎。

12. 冬天动一动，少得病与痛，冬天懒一懒，多喝药一碗。

13. 夏不睡石，秋不睡板。春不露脐，冬不蒙头。

(二) 四季养生歌谣

1. 饮食有节，起居有常。疾病难犯，终生享福。

2. 夏秋防着凉，免得伤胃肠；春冬保身暖，免得伤风寒。

3. 冬季不求极暖，夏季不求极凉。逞一时之快，常常招病害。

4. 坐卧防风吹脑后，脑后受风人不寿。避风如避箭，坐卧须防患。千万莫大意，中风成瘫痪。

5. 冬三月，水冰地坼，早卧晚起，必待日光，使志若伏若匿，去寒就温，无泄皮肤。

6. 春温生之，夏热长之，秋凉收之，冬冷藏之。悖于时宜，灾难至矣。此天之道，此人之理。顺之则生，逆之则病。

7. 春三月，天地具生，万物以荣，夜卧早起，广步于庭，被发缓形，以使志生。夏三月，天地气交，万物华实，夜卧早起，勿厌于日，使志勿怒。

8. 《卫生歌》
春寒莫使绵衣薄，夏热汗多需换着。
秋冬衣冷渐加添，莫待疾生才服药。

9. 春季养生 I
春季养生重生养，万物始生要护阳。
力戒暴怒忌忧郁，心胸开阔把花赏。
棉衣不宜立即去，早卧早起行厅堂。
饮食酸涩生冷忌，香菜麦枣豉葱良。
不可默坐免气郁，加强锻炼正气长。
防病保健也重要，贯众甘草蓝根尝。

10. 春季养生歌 II
春季冷暖互交替，顺应气候调整衣。
减衣切勿太突然，春捂秋冻要牢记。

春季阳气渐上升，万物生化勃生机。

抓住春天好时光，户外活动练身体。

春季养生保护肝，少酸多甜以养脾。

大枣甘甜富含VC，猪肝韭菜芹荠菜。

春季老病易复发，高压心梗乱心率。

支气管炎肺心病，哮喘胆石精神疾。

传染疾病如肝炎，流行感冒高发率。

流腮麻疹脑膜炎，非典肺炎要警惕。

要想幸福好生活，需有健康棒身体。

11. 夏季养生 I

夏季养生着眼长，阳盛于外最宜养。

神清志和勿懈怠，息调心静自然凉。

晚睡早起午间休，温水洗澡人更爽。

卧不当风禁露宿，阴暑之证还得防。

暑伤无力食不振，藿香佩兰甘草方。

酸咸多食益健康，解暑西瓜绿豆汤。

12. 夏季养生歌 II

夏季炎热潮湿，须防风湿暑湿。

夜晚不宜露宿，空调风扇适度。

大汗冷水冲洗，随便躺卧湿地。

阴气侵袭机体，诱发肠炎湿痹。

夏季酷热熏蒸，须防中暑伤津。

及时补足水分，避免津液耗净。

忌在日下暴晒，或作剧烈活动。

可选钓鱼散步，旅游太极游泳。

夏季饮食清淡，少吃油腻生冷。

喝些热茶热汤，注意饮食卫生。

夏季闷热烦躁，精神自我宁静。

欣赏百花齐放，聆听百鸟争鸣。

观数夏夜繁星，保持好的心情。

13. 秋季养生 I

秋季养生收为重，情绪乐观第一功。

早卧早起与鸡兴，秋装增减尤老童。

酸味多食少辛辣，锻炼正值黄金钟。

肠炎痢疾重预防，注意饮食灭蚊蝇。

口干便结燥伤人，滋阴百合和麦冬。

14. 秋季养生歌 II

秋风瑟瑟秋雨绵，仲秋天气渐转寒。

饮食起居防秋燥，秋燥伤肺宜收敛。

秋季注意多喝水，牛奶豆浆多喝点。

百合生梨西红柿，萝卜豆腐保平安。

季节交替忽冷热，应防感冒与肺炎。

致敏物质哮喘病，虫咬皮肤易感染。

添加衣服不过快，春捂秋冻增耐寒。

秋季肃杀人伤感，调整心态不心烦。

外出感受秋高爽，体会丰收也心甜。

15. 冬季养生 I

冬季养生在于藏，养精蓄锐不扰阳。

早卧晚起待阳光，生冷燥热莫相望。

清淡饮食养心肾，谷类木耳羊肉汤。

冬天锻炼少患病，持之以恒练于房。

进补强身最适时，防寒保暖免冻伤。

16. 冬季养生歌 II

冬季万物皆闭藏，养生滋阴又壮阳。

顺应天时人康泰，衣食住行均有讲。

胃部下腰需保暖，慎防脚下寒气凉。

冬季进补勿过量，适当吃些肉无妨。

羊肉牛肉鸡狗肉，鳝鱼海参也可尝。

喝酒御寒不可取，反使体温更下降。

室内温度要稳定，忽冷忽热不适当。

早睡晚起避风寒,冷水洗脸增抵抗。

外出增添衣和帽,下雪出行防摔伤。

防止心脑血管病,多晒太阳心开朗。

精心保养过寒冬,升温不忙减衣裳。

17. 冬季保健歌Ⅲ

冬季严寒万物藏,保健敛阴又护阳。起居作息顺天时,老人早睡晚起床。

冬令进补莫过量,合理膳食重营养。生冷黏硬不可食,少吃干食多喝汤。

暴暖暴冷易感冒,暴食暴饮伤胃肠。冬练日出最佳时,雾中锻炼肺受伤。

前腹后背要保暖,谨防寒气脚下凉。烟酒御寒反有害,衣食住行保健康。

不要猫冬就不动,锻炼还需要适当。老人过好严冬关,五福降临寿无疆。

18. 四季养生歌

高温季节,时干时湿。

风寒暑湿,燥火六气。

为害甚剧,夏具其四。

严寒冬季,可取攻势。

冬练三九,生命长久。

冬季进补,开春打虎。

酷暑夏季,可取守势,

平安度夏,便是福气。

防暑蔬菜,宜于多食:

凉性蔬菜,杀菌蔬菜,

富水蔬菜,利尿蔬菜。

冬不过暖,夏不过凉,

注意养生,永远健康。

(三) 四时起居养生名言

1. 出则以车,入则以辇,务以自佚,命以曰招蹶之机。——《吕氏春秋》战国·吕不韦等

2. 寒暖适体,勿侈华艳,可以延年。——《养性延命录》南朝·梁·陶弘景

3. 冬不宜极温,夏不宜穷凉。——《备急千金要方》唐·孙思邈

4. 发，血之穷也，千过梳发，发不白。——《养生要集》唐·张湛

5. 牢齿之法，早朝叩齿三百下为良。——《养生要集》唐·张湛

6. 齿，骨之穷也，朝朝琢齿，齿不龋。——《养生要集》唐·张湛

7. 衣服厚薄，欲得随时合度。是以暑月不可全薄，寒时不可极厚。——《养生要录》宋·蒲虔贯

8. 卧欲侧而曲膝，益气力。——《宝生要录》宋·蒲虔贯

9. 腰腹下至足胫欲得常温，胸上至头欲得稍凉。——《养生要录》宋·蒲虔贯

10. 夫人夜卧，欲自以手摩四肢胸腹十数遍，名曰干沐浴。——《宝生要录》宋·蒲虔贯

11. 按摩为养生之一术。——《雨航杂录》明·冯时可

12. 春夏宜早起，秋冬宜晏眠。晏忌日出后，早忌鸡鸣前。——《养生要诀》明·胡文焕

13. 人勤于体者，神不外驰，可以集神；人勤于智，精不外移，可以摄精。——《退庵随笔》清·梁章钜

14. 养生者，心欲求寐愈难。——《老老恒言》清·曹庭栋

15. 小儿无冻饿之患，有饱暖之灾。——《温病条辨》清·吴瑭

16. 涌泉二穴，精气所生之地，寝时宜擦千遍。——《寿世青编》清·尤乘

17. 腹为五脏之总，故腹本喜暖。——《老老恒言》清·曹庭栋

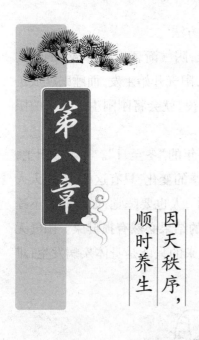

第八章

因天秩序，
顺时养生

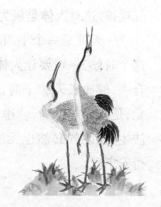

　　人法地，地法天，天法道，道法自然。养生应该顺应自然的规律，养成良好的生活习惯，才能有利于健康，故要"因天秩序，顺时养生"，即要顺应四季、二十四节气、十二时辰的养生之法。中医用阴阳五行来表达四季的和谐与协调，春三月，生发之季养肝，肝属木，只有肝阳生发了，才能助心火。木生火，而夏三月，生发之季补心，心就是属火的。一年之计在于春，只有春天生发好了，才能有利于夏天的生长。火生土，土为脾，脾主运化，"化"就是指消化食物的过程。土生金，秋三月，收敛只是润肺，肺属金。金生水，冬三月，收藏之计在于补肾，肾属水，肾水足了，肾精足了，又可以生发起来，即水生木，五行相生而来。"因天之序"也就是要我们应遵循身体的这个"天"本身的运动顺序、变化规律，春夏秋冬，生发、成长、收敛、收藏去生活，关注自己的内心和内在的脏腑运转，以达到增强体质、延年益寿的目的。

一、十二时辰养生

1. 子时沉睡养胆经

　　中医认为，子时（晚上23点至凌晨1点）是"胆"最活跃的时候，是一天中光线最暗的时候，阴气最旺，阳气才刚刚生发，是所讲的"少阳之火"。

而这时应该睡眠,这是养生最宝贵的时辰和方法。

子时为阴气最重的时刻,之后阳气渐长,阴气渐衰。善于养生的特别讲究睡"子时觉"。因为子时气血流注胆经,阳气开始生发,而睡眠就成了养护阳气最好的办法。如果在这个时候熬夜,就会将刚刚生发起来的阳气耗掉,这对人体是极为不利的。

一天就是一个小四季,子时就相当于一年的"冬至日"。冬至一阳生,这个时候,一定要让人体收藏起来,顺应四季的变化,只有这样,才能天人合一,健康长寿。子时,天黑了,天都睡觉了,人也要睡觉,如果此时不睡觉,是逆天的行为,"违天不祥",逆天而行的结果必然有损健康。阳气无法生发,阴气必然也无法收藏,阴阳失调带来的只能是身体疾病发生,难得安宁。

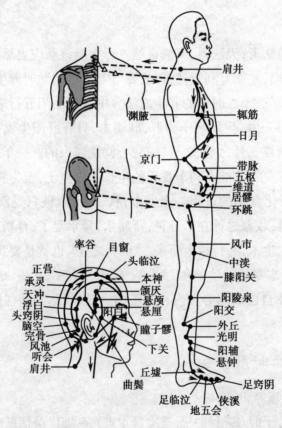

足少阳胆经

如果因工作的需要不能在子时入睡，则用疏通之法，疏通就是敲胆经，通过对胆经上重点穴位的敲打，从而起到舒经活血的效果。腿上胆经位于裤子外侧沿裤线部分，中医认为"肝胆相照"，肝经胆经互为表里。胆经通畅了，对肝经也是一种很好的保护。

2. 丑时深睡净血液

丑时（凌晨 1 点至凌晨 3 点）保持熟睡是对肝最好的养护。肝五行属木，日常养肝要如同养护树木。要想养好肝，在精神上要保持柔和、舒畅、力戒暴怒和抑郁，以维持其正常的疏泄功能。

当人休息或情绪稳定时，机体的需血量减少，大量血液储藏于肝；当劳动特别是情绪激动时，机体的需血量增加，肝排出其储藏的血液，供应机体活动的需要。"人动血运于诸经，人静血归于肝"，说的就是这个道理。肝开窍于目，久视伤肝血，电脑族、麻将族更要养肝。上班时劳逸结合，下班后不沉湎于电脑游戏，早睡早起，保持心情愉快，就是对肝脏的有效保护。而饮食油腻、劳累、熬夜、酗酒都会伤肝。

肝主疏泄，调畅气机，可保证肝脏气血的正常运行；肝养目、揉筋、营爪的物质基础是营血。如果营血亏乏，则储藏于肝的血量不足，分部到全身

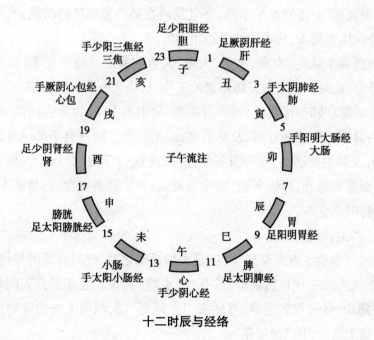

十二时辰与经络

的血液不能满足生理活动需要，不但经常感到乏力，而且也不耐劳累，且目无血养则变得干涩，血不养筋则筋肉屈伸无力，血虚则肝木失其柔和之性。

丑时应该保持深睡状态，"卧则血归于肝"，以净化气血，濡养筋目。

3. 寅时熟睡养气血

寅时（凌晨3点至凌晨5点）经脉气血循环至肺经，肺有病的人经常会在此时醒来，这是气血不足的表现。如果把心比作一位君主，那肺就像一位辅佐君主的宰相，协助心脏治理全身，调节血营卫，协调和营养各个脏腑。凌晨3点到5点，由肺经来重新分配全身气血。

在此时辰养生中，寅时是肺当令。这时大地阴阳间开始发生转化，由阴转阳，人们需要保持熟睡。寅时睡得好的人，第二天清晨就会显得面色红润，精力充沛。《素问·刺法论》讲："肾有久病者，可以寅时面向南，净神不乱思，闭气不息七遍，以引颈咽气顺之。如咽甚硬物，如此七遍，饵舌下津令无数。"

中医讲，"形寒饮冷"皆有害于肺，因为肺主皮毛，脾胃是肺的对应部位。如果皮毛感受寒气，会直接影响浅表气血的运行和汗液的排泄，肺气的宣肃功能，也就是肺的气化功能马上就会受到影响。所以，冷气吹得太过，不利于肺脏的气化功能。"手太阴肺之脉起于中焦，下络大肠，还循胃口，上膈属肺"。吃寒凉的东西，寒气从内在肺经影响肺的功能，吹冷气则是由外在体表侵入，其致病结果是相同的。

中医养生认为：大寒、大热、大风、大雾须避之。肺主皮毛，司肌肤腠理之开合，此时一定要做好防寒暑的工作，这当为首要保肺之道。

平时那些肺部虚弱者，可学习按摩、导引等方法，以增强功能、改变体质。一旦察觉肺系病症状，及早治愈，以绝后患。肺开窍于鼻。鼻为呼吸之气出入的主要通道，与肺直接相连。《灵枢·五阅五使》认为：如果肺气宣畅，则鼻窍通利，呼吸平稳，嗅觉也灵敏；如果肺失宣发，则鼻塞不通，呼吸不利，嗅觉也差。

4. 卯时排便身轻松

卯时（早晨5点至早晨7点）是大肠活动之时，此时养成的排便习惯，是人体气机的一种自然走势，古有"五更泄"之说。起床后宜先喝杯温开水，跑跑步，促使胃肠运动，然后去卫生间把一天积攒下来的废物排出体外，"肠无渣"才能"面如花"。

大肠的两大功能是主传化糟粕和主津，意指大肠吸收水分，参与调节体内水液代谢的功能。现代人生活紧张、工作压力大，有的人又吃了太多荤腥之食或不容易消化的精细食物，若新陈代谢不理想的话，会出现便秘或腹泻等现象。便秘和腹泻，都是大肠主津的功能失常所致。中医认为肺与大肠相表里，肺气足了大便自然顺畅。

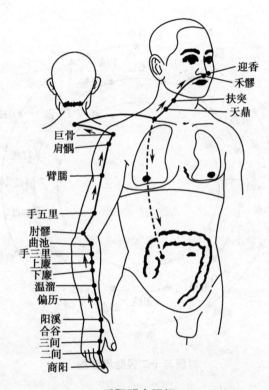

手阳明大肠经

　　口角常出现溃烂的人，可以刺激大肠经以改善症状。方法是用指压或刺激经络上的穴位如合谷穴，经络本身就可以跟它相关的肌肉、骨头、血管、关节联络，改善循环不顺畅的问题，甚至还可以治疗远端的疾病。《四总穴歌》讲"肚腹三里留，腰背委中求，头项寻列缺，面口合谷收"。意思是说"胃肠不好，可按摩足三里穴；腰酸背痛可按摩委中穴；头痛、项强可按摩列缺穴；面部、口部有病，可按摩合谷穴"。这里的"面口合谷收"说的就是这个道理。只要按摩合谷穴，就可以使合谷穴所属的大肠经组织和器官疾病减轻或消除，按摩合谷穴的功效数不胜数。

5. 辰时早餐养脾胃

辰时(早晨 7 点至上午 9 点)是人体阳气旺盛的时候,此时吃饭最易消化,再多热量也能消散而不积存,吃得多也不易肥胖。有些人为了减肥而不吃早饭的做法是错误的。不吃早餐会导致胃经气血不足,进而导致脾胃干燥、起皱和贫血,加速衰老。

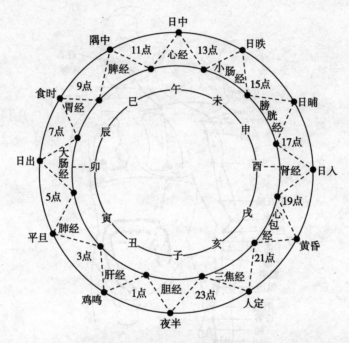

时辰与十二经脉流注图

早餐宜吃温热的食物养胃,"内伤脾胃,百病有生"。脾胃在五行中属土。要让土地化生万物,就一定要有适宜的温度。人体气血得热则行,遇寒则凝,晨起时吃喝冷的食物,必定使体内各个系统更加萎缩、血液流通更加不顺。因此早上喝凉开水是不科学的,早上第一口食物,应该是温热的食物。辰时气血流注于胃经。营养丰富的早餐给胃提供了丰富的原料,胃就可以在"上班"的时候有活可干。胃是机体对食物进行消化吸收的重要脏器,是人体能量的发源地。胃是储存饮食的器官,有"水谷之海"的称号,是生成营养物质供给五脏六腑活动的能量源泉。辰时养生的关键是最应该吃好早餐,以养护胃气,胃气足才能滋养全身。

胃经保养，要常敲胃经，重点按足三里穴。足三里穴在小腿前外侧，当犊鼻下 3 寸，距胫骨前缘一横指，足三里是"足阳明胃经"上强壮身心的大穴。民间一直有"常按足三里，胜吃老母鸡"的说法。针灸或按摩足三里穴，能提高多种消化酶的活力，并可调节胃肠蠕动，增进食欲，帮助消化、调节机体免疫力、增强抗病能力等作用。艾灸可以使周围白细胞数量增加，增强防御功能的作用，提高机体免疫力。还是抗衰老的有效穴位，经常按摩该穴，对于抗衰老延年益寿大有裨益。经常按压足三里穴，坚持 2~3 个月，就会使胃肠功能得到改善，使人精神焕发，精力充沛。

6. 巳时脾经化食物

巳时是指上午 9 点到 11 点，这个时候是脾经当令。脾是主运化的，早上吃的食物在这个时候开始运化。

脾为"后天之本、气血生化之源"，金元时代著名医家李东垣在其《脾胃论》中指出："内伤脾胃，百病有生。"可见脾胃不分家，养好脾的同时也要养好胃。巳时是脾经当令，不食用燥热及辛辣刺激性的食物，以免伤胃败脾。如果人体出现消瘦、流口水、湿肿等问题，都属于脾弱之病。

在五行中，脾属土，土位居中央，四方兼顾，土能生化万物。脾与胃，一阴一阳，互为表里，脾与胃共同参与饮食的消化吸收。人以水谷为本，胃主受纳水谷，脾主运化精微营养物质，食物入胃，由胃进行磨化腐熟，初步消化食物，将其变成食糜，然后由脾进行消化、吸收，化生为精微营养物质。而要完成上述功能，脾

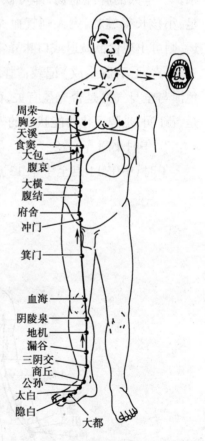

周荣
胸乡
天溪
食窦
大包
腹哀
大横
腹结
府舍
冲门
箕门
血海
阴陵泉
地机
漏谷
三阴交
商丘
公孙
太白
隐白
大都

足太阴脾经

与胃的正常生理功能应有小肠协调，才能正常发挥。脾为阴土，喜燥恶湿；胃为阳土，喜润恶湿；脾的运化有赖于胃肠的动力，胃的受纳有赖于脾阴

的资助，而且不燥不湿、不冷不热、两者相辅相成，才能完成纳运过程。

　　胃主降浊。食物入胃，经胃的腐熟后，必须下行进入小肠，才能进一步消化吸收，故胃以降为和；脾主升清，脾气上升，水谷精微等营养物质才能输布到全身发挥其营养功能，故脾以升为顺。

　　脾与胃居于中焦，是升降的枢纽，其升降影响着各脏腑的阴阳升降，因此脾胃健运，脏腑才能和顺协调，元气才能充沛。所以，在调理机体时尤其注意调理脾胃气体。

　　"脾开窍于口"，即饮食及食欲的正常与否与脾的运化功能有密切关系。一个人的脾经通畅，即可饮食有味、食谷感觉香甜，这样才能营养充足，小孩长得健壮，大人则气血充足，肌肉健美；反之，如果一个人脾失健运，则可出现食欲减退或口味异常，如口淡无味、口甜、口腻等。

　　《素问·五脏生成》记载："脾之合，肉也；其荣，唇也。"这是说，口唇的色泽与全身气血是否充盈有关，而脾胃为气血生化之源，所以口唇的色泽是否红润，是脾运化功能状态的外在体现。

　　7. 午时小睡养心经

　　午时（中午 11 点至中午 13 点）是心经当令。要吃午饭、睡午觉，因为

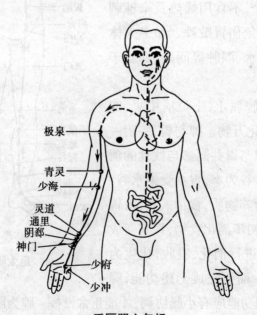

极泉

青灵

少海

灵道
通里
阴郄
神门

少府

少冲

手厥阴心包经

按照太极阴阳气化规律，这个时候阳气最旺。但天地间一阴始生。吃完午饭稍事休息继续工作，工作才有效率。阴虚的人这个时候就要好好地睡上一觉，最养阴气。午睡是养心的最好法宝。

午睡，太阳正好运行到天空的正中央，是地面上阴影最短的时候，一天中阳气最盛的时候。以人体内阳气和阴气的变化来说，阳气是从半夜12点时开始萌生，到午时的时候到达顶峰，最为旺盛；午时过后则阴气逐渐盛，子时阴气最为旺盛。所以子、午两个时辰也是人体阴阳交替、气血交换的时候。因此，子、午时刻是人体气血阴阳交替转换的两个临界点，需要我们给予特别的关注。睡"子午觉"尤其重要。午时气温达到最高峰的时候，为了让心脏受到更好的照顾，此时小憩最为适宜，午睡可以让人一下午乃至晚上精力充沛。

如果不睡午觉，刚吃午饭后，人体的能量既要用于消化食物，又要用于提供给身体的活动，使得人体功能过于劳累，容易疲劳，所以，有"中午不睡，下午崩溃"之说。

8. 未时营养调小肠

未时是指下午13点到15点，这个时候是小肠经当令。小肠主吸收，

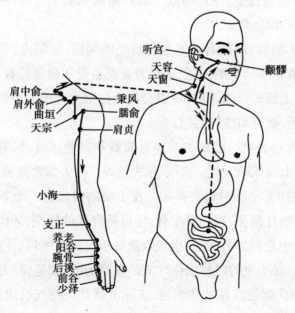

手太阳小肠经

它的功能是吸收被脾胃腐熟后的食物精华，然后把它分配给各个脏器。午饭要吃好，营养价值要丰富一些，还要吸收好。可以做得精致一些，使人心情愉悦，以满足口腹之欲。

不是吃什么好东西都能"补"。如果吸收能力差，吃再好的东西，在体内也不能够消化吸收，也照样会成为垃圾。形成垃圾以后，人体还得调出元气来化掉它，这样反而更不得健康。所以，吃饭和进食都要针对个人情况，也就是中医讲的消化能力和吸收能力。

心和小肠相表里。表就是阳，里就是阴。阳出了问题，阴也会出问题，反之亦然。心脏病在最初很可能会表现在小肠经上。有的病人每天下午两点多钟就会胸闷心慌，可到医院又查不出心脏有什么问题。因为小肠属于阳，是外边。外边敏感的地方出现了问题，里边的心脏肯定也会出现问题。

9. 申时别忘喝温水

申时是指下午 15 点到 17 点，这个时候是膀胱经当令。膀胱经从足后跟沿着小腿、后脊柱正中间的两旁，一直上到脑部，是一条大的经脉。

下午也是工作最出成效的时间段。膀胱经是一条最长的经脉，其一端至脑部。申时气血流注脑部时，此时无论是工作还是学习，效率都是最高。古人说"朝而授业，夕而习复"，就是强调早晨学习后，一定要到下午申时好好复习，以强化记忆。

如果说小腿疼，那就有可能是膀胱经的问题，是阳虚，是太阳经虚之相。后脑疼也是膀胱经的问题，记忆力衰退也是和膀胱经有关的，主要的阳气上不来，上面的气血不够，所以会出现记忆力衰退的现象。如果这个时候特别犯困，就是阳虚的问题。

膀胱与肾相表里。膀胱的功能是储藏并排泄尿液，如果膀胱储尿出现问题，就会出现尿频、尿急、遗尿、尿失禁等。古人非常强调在行、走、坐、卧中养生，包括大小便时也要养生。在小便的时候有一个非常重要的养生方法，就是咬住槽牙，因为肾主骨，牙齿是肾经的外现，牙齿也是骨头的象，它在骨头中是最为密固的，也是收敛气最足的。所以，牙齿好不好，是肾气的问题。在小便的时候咬住牙关是有原则的，就是要"肾齿两枚如咬物"，"如咬物"就是好像咬住东西，实际上就是保持气机内的一个状态，收敛住自己的肾气，让它不外泄。

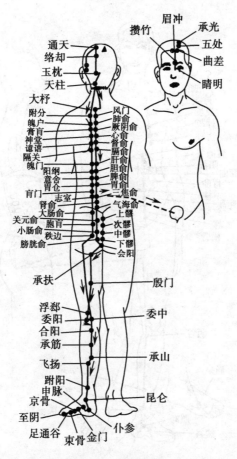

足太阳膀胱经

10. 酉时养肾护肾精

酉时是指 17 点是 19 点，这个时候是肾经当令。肾主藏精。人的精，是生命之源，是人体中最具有创造力的一个原始力量，精能化生万物。

从另外一个角度讲，元气属于肾，元气是我们天生带来的，也就是所谓的"人活一口气"。元气藏于肾。所以一般到 40 岁以上，都讲究补肾，男的可以吃右归丸，女的可以吃左归丸，用以补肾，也可以吃六味地黄丸补肾。身体自有一套系统，经脉如果不通畅，吃多少补品也没用，补不进去，一定要看自己的消化吸收能力。

肾精足的一个表现是志向。比如：老人精不足就会志向不高远，胆小慎为，年轻人精气足志向就高远。所以人要做大事，首先就要保住自己的肾精。

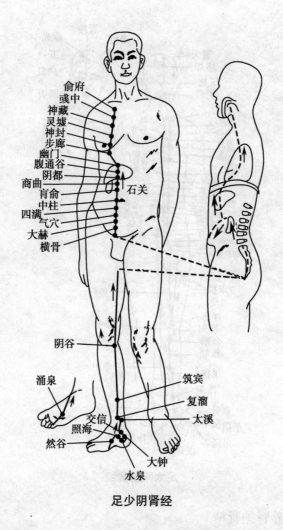

俞府
彧中
神藏
灵墟
神封
步廊
幽门
腹通谷
阴都
商曲
肓俞
中柱
四满
气穴
大赫
横骨
石关

阴谷

涌泉
筑宾
复溜
太溪
交信
照海
然谷
大钟
水泉

足少阴肾经

酉时发低烧是肾气大伤。发高烧实际还是气血足的一个表现。真正发高烧的都是小孩子，他们发烧常常可以达到很高的热度，因为小孩子的气血特别足。特别在晚上17点到19点的时候，这个时候发低烧就属于肾气大伤。

我们中国人特别注重补肾，主要是因为肾最具有创造力。《黄帝内经》里说肾可以"技巧出焉"，就是说肾可以出技巧。如果一个人心灵手巧，这实际上是肾精足的一个表现。

肾在五脏六腑当中非常重要，就是因为它最具创造力。表现在我们人身上，就是生育孩子。如果男子肾精足，女子卵泡发育好，这就是肾精足的一个表现，那么就可以"造化形容"，生育孩子。我们中国人注重补肾，因为许多人认为元气藏于肾。我们中国人常说"人活一口气",这口气就是元气。那这个元气是什么呢？就是我们先天带来的真气。假如说我们的五脏六腑就像五个兄弟,那么元气就是父母。古时父母一般都住在老大家里,故肾在五脏里就相当于老大。

我们每天都在用元气,它是维系我们生机的一个很重要的物质。那么是靠什么来调动我们的肾精和元气的呢？我们每天都要吃一定的食物,这些食物天天都在调着我们的元气,保障我们的生活能够正常有序地进行,这就是盐。古人讲"一把盐一把力",如果人体摄入盐分不足,就会浑身乏力。但中医理论认为咸味是入肾的,如果盐分摄入过多,给肾增加了负担,就会大伤元气,所以我们吃东西口味一定要清淡,不要太浓,适度即可。

11. 戌时休闲护心包

戌时是指晚上19点到21点,这个时候是心包经当令,心包是心脏外膜组织,主要是保护心肌正常工作的,此时阴气正盛,阳气将尽,喜乐出焉,人应在这时放松娱乐,古人在这时都是聊天休闲。

心是不受邪的,那么谁来受邪呢？心包来受邪。很多人出现心脏毛

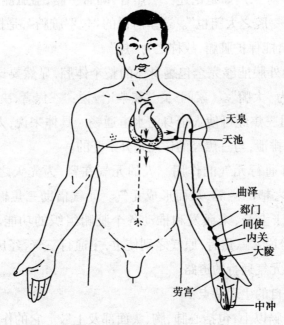

手厥阴心包经

病都可以归纳为心包经病。如果心脏跳的特别厉害，那就是心包受邪了。中医治病的原则就是从脏到腑，所以只有懂得经脉才可以治疗这类病。

心包经又主喜乐。所以人体在这个时候应该有些娱乐活动，也可以有轻松愉悦的沟通交流，以增进家人感情。

膻中位于两乳之间的正中位置，是正宗气体汇聚的地方。宗气是什么呢？它是聚集在人体胸中的气，又称大气。它主要是由水谷精微和自然界的清气生化。经脾胃消化吸收的水谷精微，上输于肺，并于肺吸入的自然界清气。

常吃牛肉养心包，中医认为，牛肉味甘、性温，归心包、心、肝、脾、肾、胃经，具有补中益气、强健心包，补肾壮骨，补血厚肠的作用，尤其是小孩在成长期间常吃牛肉，可以让筋骨更厚实。

12. 亥时入睡护三焦

亥时是指晚上21点到23点，这段时间是三焦当令。三焦经是一个特殊的概念。三焦属少阳，是小火。人体表是太阳，是大火。至今，中医对三焦有很多种解释。

《类经》中对三焦如是论述："三焦者，确有一腑，盖脏腑之外，躯壳之内，包罗脏腑，一腔之大腑也"。这里所说的"包罗脏腑"，是指三焦为包覆各腑脏的外膜，能保护脏腑，故称之为"焦"。

三焦作为外膜能够完全包裹身体的整个体腔，显然要比其他的脏腑大，故又称之为"大腑"。《素问·灵兰秘典论》说："三焦者，决渎之官，水道出焉。"这说明三焦经可使人全身的水道通畅。具体来说，人体的水液之所以能够正常排泄，与三焦经的作用是分不开的。

三焦还有通行元气的作用。人的元气在肾，为先天之精所转化而来，通过后天之精的滋养，从而形成元气。元气借助三焦输往全身的五脏六腑，充沛于全身，来激发和推动各个脏腑组织的功能活动。故《难经·六十六难》说："三焦者，原气之别使也，主通行三气，经历五脏六腑。"这表明三焦是元气通行的道路。

三焦有各自的生理特点：

上焦为横膈以上，包括心肺、胸、头面部及上肢。它的作用是主气、司呼吸，主血脉，其特点是主宣发，将食物所化生的水谷精气敷布周身，如雾露一样可以滋养全身脏腑组织，因而喻为"上焦如雾"。

中焦为横膈以下，脐以上的部位，包括脾、胃、肝、胆等脏腑。它的功能是主运，即腐熟水谷，运化精微，以化气血，故喻之为"中焦如沤"。"沤"即是指饮食水谷腐熟时的泡沫浮游状态。

下焦为胃以下部位，包括大肠、小肠、肾、膀胱等。但因肝肾同源，肝肾互见的病理关系，中医学上通常将肝肾都归属于下焦。作用是主分别清浊、排泄尿液与大便，它具有向下、向外排泄的特点，故称"下焦如渎"。"渎"指沟渠。

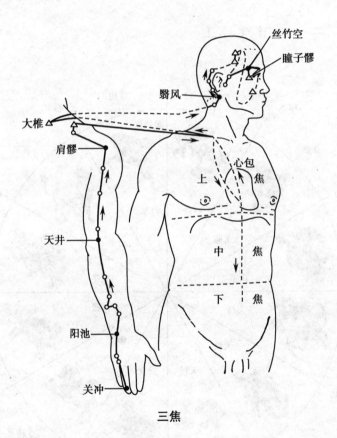

三焦

《易经》认为，我们身体的阴阳平衡直接受三焦的管理，如果三焦不通，必然疾病丛生。当三焦经多气少血，气动气乱时，人就会生病。像耳聋、耳鸣、喉干痛、精神病均需调理此经。平时照顾好三焦是对健康的最大安慰。

如何保养三焦呢？中医认为"亥时三焦通百脉"，此一语便道破了保养三焦的秘密。也就是说，人如果在亥时睡眠，百脉就会得到休养生息，对身体十分有益。

如果说"一"在古代文化中代表先天的混沌。那么"亥"字，则表示又回到初始的混沌状态，生病的轮回重新又开始。在戌时，心已经很喜悦了。那么下一步就是让肉体也能够喜悦，亥时是行房事的最佳时间。

亥时的属相是猪，猪吃饱了哼哼唧唧就睡。所以在亥时我们就要休息了，猪的心身处于三焦通泰的状态，就是一个身体全部通畅的象。让身体和灵魂都沉浸在温暖黑暗中，让生命和身体在休息中得以轮回。

二、二十四节气养生

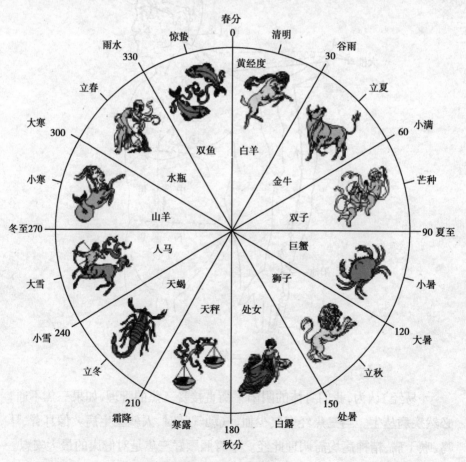

二十四节气和黄道十二宫

1. 立春养生护阳气

公历 2 月 4 日或 5 日，立春，就是春季的开始。

随着立春节气到来，人们能明显感觉白天越来越长，气温趋于上升，日照、降水逐渐增多，从事活动由此开始。春季养生要顺应阳气发生、万物始生的特点，注意保护阳气。按自然界属性，春属木，与肝相应。肝的生理特点是主疏泄，恶抑郁而喜条达。要力戒暴怒，更忌心情忧郁，要保持心胸开阔、乐观向上、心境恬愉好心态。

天气乍暖还寒，人体腠理开始变得疏松，对寒邪的抵抗能力有所减弱。初春时节，特别是生活在北方地区的人不宜马上脱去棉服，年老体弱者换装尤其要谨慎，不可骤减。

饮食调养宜食辛甘发散之物，不宜食酸收之味。宜选择一些柔肝养肝、疏肝理气的中药，如枸杞子、郁金、丹参、元胡等，宜遵医嘱。同时吃一些辛温发散的食品，如大枣、豆豉、葱、香菜、花生等。

初春由寒转暖，各种致病细菌、病毒随之生长繁殖，温热毒邪开始活动，西医学所说的流感、禽流感、非典、流脑、麻疹、猩红热、肺炎等多有发生和流行。为避免春季疾病的发生，首先要消灭传染源；二要常开窗，使室内空气流通，保持空气清新；三是加强锻炼，提高机体的防御能力。

2. 雨水养生宜春捂

公历 2 月 19 日或 20 日，降雨开始，雨量渐增。

雨水节气表示着冬季少雨现象的结束。此时气候日趋暖和，人们逐渐去棉衣穿着。雨水的蒸发吸收了地面空气中大量热量，此时温度亦会降低，还会造成春寒天气，尤其是北方阴气未尽，气温变化大。由于人体脾胃腠理已经变得相对疏松，对风寒之邪的抵抗力有所减弱，易感风邪而致病。此时应继续"春捂"，不可迅速换下保暖衣服。

雨水节气空气湿润，是养生的好时机，尤以调养脾胃为主。气候转暖，早晚较冷，风邪渐增，雨水纷纷，人常出现口舌干燥的现象，宜多吃新鲜蔬菜、水果以补充人体水分，少食油腻食物。多食红枣、山药、莲子、韭菜、菠菜、柑橘、蜂蜜、甘蔗等，少食狗肉、羊肉等温热之品，忌食花椒、茴香等辛热之品。雨水节气，北方食疗以粥为好，如莲子粥、山药粥、红枣粥等；南方特别是珠江三角洲一带的食疗多以汤为好，如猴头菇煲鲜鸡汤、云苓山药煲猪瘦肉汤、菠菜滚牛肉片汤等；宜在气温湿冷时以炖汤养脾胃，如冬虫夏草炖水鸭等。用中药材调理时，要考虑脾胃功能的特点，在中医指导下选用西洋参、沙参、决明子、白菊花等。此节气应特别注意肝部的疏泄条达，须振奋精神，勃发朝气，起居有常，劳逸结合，使生命过程的节奏随着时间、空间和四时气候的改变而调整，达到建运脾胃、调养后天、延年益寿的目的。

3. 惊蛰养生防流感

公历3月5日或6日，惊蛰，蛰是藏的意思，惊蛰指春雷乍动，惊醒了蛰伏在土中冬眠的动物。

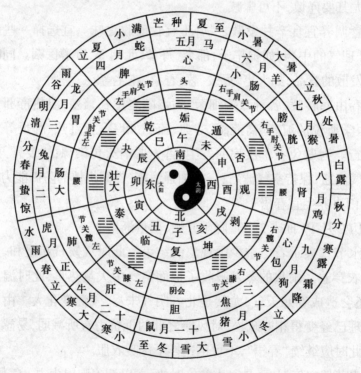

二十四节气与经络图

"春雷惊百虫"，温暖的气候条件有利于多种病虫害的发生和蔓延，田间杂草也相继萌发，应及时搞好病虫害防治和深耕除草。"桃花开，猪瘟来"，家禽家畜的防御也要引起重视了。农谚"到了惊蛰节，锄头不停歇"。到了惊蛰，我国大部分地区进入了春耕大忙季节，真是"季节不等人，一刻值千金"。

惊蛰过后，万物复苏，各种病毒和细菌也开始活跃，是流感、流脑、水痘、甲型肝炎、花粉过敏等疾病的多发季节，应做好流行疾病的预防工作。另外，春属肝脏，因而常会出现一系列肝经的病症，如精神疾病、高血压、中风等常在春季复发或加重。春季要保持肝脏旺盛的生理功能，以适应自然界生机勃勃的变化。惊蛰时节冷暖无常应防感冒，户外运动可有效抗感冒。春季饮食宜清淡、新鲜、易消化，少吃肥肉和油炸食品，以利肠道的消化和吸收。还要保证睡眠充足，以防止"春困"的侵袭，精神百倍地投入工作和学习。

惊蛰时节，应注意调理起居饮食，起到预防疾病的目的。应早睡早起，散步缓行，生活上不可过于劳累；要保持精神愉快和心平气和，切忌妄动肝火，否则肝气太盛易患头晕、目眩、中风和精神疾患；饮食调养以保阴潜阳、清理肝胆火气的食品为主，多吃富含蛋白质、维生素的食物，宜清淡，少食动物脂肪，以养阳为原则，多吃能升发阳气的食物，如韭菜、菠菜、荠菜等，如菠菜鸭血汤，可治疗肝气不舒；多吃有清热泻火作用新鲜水果蔬菜，如芦荟、萝卜、苦瓜、西兰花、木耳菜、芹菜、油菜等，扶正祛邪、滋阴补肾健脾。肝气旺易伤脾，要少吃酸味食物，多吃大枣、山药、莲子、银耳等甜食。

4. 春分养生重运动

公历3月20日或21日，春分，分是平分的意思，春分表示昼夜平分。

春分时节，春暖花开，莺飞草长，宜农作、田间管理、观光出游等。由于春分平分了昼夜、寒暑，故在保健养生时应注意保持人体的阴阳平衡状态。应根据不同时期的阴阳状态，使"内在运动"（脏腑、气血、精气的生理运动）与"外在运动"（脑力、体力和体育运动）和谐一致，保持"供销"关系的平衡，加速人体某些器官的损伤和生理功能的失调，进而引起疾病的发生。春分后虽天气渐暖，但日夜温差大，按照"勿极寒，勿太热"的原则，早晚要适时添加衣物，可以多晒太阳，以利祛散寒邪。

春分时节人体血液旺盛激素水平也处于相对高峰期，易发高血压、月经失调、痔疮及过敏性疾病等。饮食调养应根据自身情况，选择能够保持机体功能协调平衡的膳食，禁忌偏热、偏寒、偏升、偏降的饮食。在烹调鱼、虾、蟹等寒性食物时，应佐以葱、姜、酒、醋等温性调料，以防止菜肴性寒偏凉；食用韭菜、大蒜、木瓜等助阳类菜肴时，应配以蛋类等滋阴之品，达到阴阳互补。

5. 清明养生调阴阳

公历4月4日或5日，天气晴朗，草木繁茂。

清明，桃花初绽，杨柳泛青，是颇受人们重视的日子。中医养生认为，清明是一个尤为重要的节气。阳春三月好踏青，欣赏花红柳绿的无限春光。但须注意这段时间过敏常会发生。在清明时，人们要经常去户外呼吸新鲜空气，并进行一些健身运动，最为重要的是要保持充足的睡眠，以便有足够的精力去面对一天繁重的工作或学习。

清明是高血压易发期，患有高血压的人在进行养生时，应针对阴阳失调、本虚标实的病理，调和阴阳、扶助正气。调畅肝脏可减压。西医学研究表明，外界的不良刺激，长时间的精神紧张、焦虑和烦躁等情绪波动，都可导致和加重高血压的症状。因此，在调理过程中及情志方面，应当减轻和消除异常情志反应，移情易性，保持心情舒畅，选择动作柔和、动中有静的太极拳作为首选锻炼方式；避免参加带有竞赛性的活动，以免情绪激动；避免做负重性活动，以免引起屏气导致血压升高等。清明保健养生须防寒补阳保肝，即益肝补肾，以顺应自然界的生发规律。

饮食调理方面，须定时定量，避免暴饮暴食。形体肥胖者须减少甜食，限制热量摄入，多食瓜果蔬菜。老年高血压患者应特别强调低盐饮食，在降低盐的摄入量的同时，还应增加钾的摄入，多食蔬菜、水果类食品。

清明节气中。不宜食用"发"的食品。如竹笋、鸡等。可多食些柔肝养肺的食品，如荠菜，益肝和中；菠菜，利五脏、通血脉；山药，健脾补肺。

清明时节养生中最推崇的是品茶，尤其是"明前茶"。"明前茶"是指每年清明前采摘加工的新茶，有养肝清头目、化痰除烦渴的功效。俗话说"春眠不觉晓"，饮用"明前茶"则有提神醒脑之功效，如李时珍所说的"茶苦而寒，使人神思爽，不昏不睡，此茶之功也"。

6. 谷雨养生防感染

公历4月20日或21日，谷雨，雨生百谷，雨量充足而及时，谷类作物能苗壮成长。

谷雨节气，升温加快，雨量增多，此时天气以晴暖为主，但早晚仍时冷时热，老年人和病患者尤其要避免受寒。温度升、湿度大，为细菌、霉菌、病毒的衍生和繁衍提供了条件，应及时清理垃圾、保持环境清洁和室内通风、养成良好的个人卫生习惯。大风会影响人体神经系统，使人感到紧张、烦躁，导致神经性疼痛疾病高发，故应养肝、理气、通络、活血，调畅情志。春发时节，冠心病、关节炎、肾病、胃肠道疾病、精神病也是这一时节的多发病。早晚适当加衣服，勿大汗后吹风。过敏体质的人要预防花粉过敏、过敏性鼻炎和哮喘等。

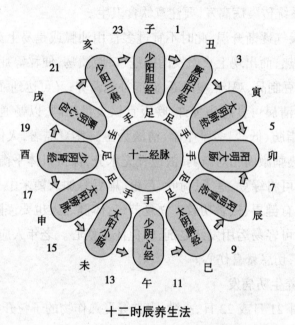

十二时辰养生法

谷雨节气是补养身体的大好时机，应适当食用补血益气的食物。早睡早起，不要过度出汗，以调养脏气。此时雨水较多，要防湿邪侵入人体，避免出现肩颈痛、关节疼痛等病症。保持心情舒畅、心胸宽广，切忌遇事忧愁焦虑，尤忌动肝火。

7. 立夏养生护心脏

农历5月5日或6日，立夏，夏季的开始，农作物渐将借温暖的升高而生长。

中医认为，立夏时节，人体心脏功能处于旺盛时期，因此在整个夏季养生中要注意调养心脏。立夏之后,雨水开始增多,温度也会持续升高,夏季对应的五行是火,五脏为心。起居上宜晚睡早起,养阴助阳,最好午休,增加睡眠时间。

这个节气还要增加户外活动,晒太阳,此时人体暴露在外面的肌肤最多,是晒太阳补钙的好时机,以早九点以前,下午四点之后为宜,中午时间太阳的紫外线太强,晒太阳易伤害身体。另外夏季也是一些秋冬病防治的季节。夏季尽量不要坐路边的木椅子,以免隐藏的湿气进入体内。夏季贪图凉快吃冷饮容易伤脾气,进而影响秋季的肺气,造成秋季咳喘发作。夏季的消化系统传染病高发,要注意饮食卫生。

立夏后天气逐渐升温,此时不宜过多食用油腻或是易上火食物,避免身体内、外皆热,而出现上火引发的痤疮、口腔溃疡、便秘等症。此时应多喝牛奶,多吃豆制品、鸡肉、瘦肉等,既能补充营养,又可达到强心作用。预防动脉硬化,清晨可食葱头少许,晚饭宜饮少量红酒,以畅通气血。膳食调养应以低脂肪、低盐、多维生素、清淡为主。盛夏酷暑,人体出汗多,胃肠功能受暑热刺激而相对减弱,故应补充水分,保持机体平衡。粥是夏季的最佳饮食,可将绿豆、莲子、荷叶、芦根、扁豆等加入粳米中一同煮粥,晾凉后食用,具有健胃、祛暑功效。立夏节气,体健之人也要谨防外感风寒。一旦患病,不可轻易运用发汗之剂,以免汗多伤心。老年人应保持情志舒畅、安闲自乐,切忌暴喜伤心。

8. 小满养生防病发

公历 5 月 21 日或 22 日,小满,麦类等夏熟作物的子粒开始饱满。

从小满开始光照普足。小满节气养生,以"未病先防"为主,即做好各种预防工作,以防止疾病发生。5 月下旬,湿热的气候极易催发风湿症、湿性皮肤病等疾病,其中最要警惕的就是"风湿"。

小满过后,天气逐渐炎热起来,雨水开始增多。预示着闷热、潮湿的夏季即将来临。根据气候的特点,小满养生重在祛湿热健胃。在饮食上,应注意多进食具有清热、养阴、祛湿、暖胃、温补等功效的食物,禁忌辛辣刺激性食物和高热量的油腻食物。早晚仍会较凉,气温日差较大,尤其是降雨后气温下降更明显,因此要注意适时添加衣服,尤其是晚上睡觉时,要注意保暖,避免着凉受风而患感冒。同时也应当顺应夏季阳消阴长的规律，早起晚睡，但要保证睡眠时间，以保持精力充沛。小满时风火相煽，人们也易感到烦躁不安，此时要调整心情，注意保持心情舒畅，心胸宽广，以防情绪剧烈波动后引发心脑血管疾病。

小满饮食应以清爽的素食为主，常吃清利湿热的食物，如赤小豆、薏苡仁、绿豆、冬瓜、丝瓜、黄瓜、黄花菜、黑木耳、番茄、山药、鲫鱼、鸭肉等，有利于防治皮肤疾病。忌味重油腻、生湿助湿的食物，如动物脂肪、海腥鱼类、酸涩辛辣食物、油煎熏烤食物以及性属温热助火之品，包括生葱、生蒜、生姜、芥末、胡椒、茴香、桂皮、韭菜、茄子、蘑菇、海鱼、虾、蟹等各种海鲜发物以及牛肉、羊肉、狗肉、鹅肉等。

9. 芒种养生防传染

公历 6 月 5 日或 6 日，芒种，麦类等有芒作物成熟。

芒种时节，温度升高、空气湿度增加，体内汗液无法顺畅地散发出去，身之所及、呼吸之所受，均不离湿热之气，常使人感到四肢困倦、萎靡不振。因此，在芒种节气要注意增强体质，避免季节性疾病和传染病的发生。要晚睡早起，适当地接受阳光照射以利于气血运行、振奋精神。中午小憩有益健康，以 30 分钟至 1 小时为宜。不可贪图凉快而迎风或露天睡卧，也不要大汗而光膀吹风。要常洗澡，衣衫勤洗勤换，使皮肤疏松。

芒种节气要多食蔬菜、豆类、水果，如菠菜、苦瓜、西瓜、荔枝、芒果、绿豆、赤豆等。身体大量出汗后，不要马上喝过量的白开水或糖水，可喝些果汁或盐水，防止血钾过度降低。

夏季人体新陈代谢旺盛，宜多吃祛暑益气、生津止渴的食物。老年人饮食宜以清补为主，辅以清暑解热、护胃健脾并具有降压、降脂效果的食品，忌过咸、过甜。女性月经期或产后期间，虽天气渐热，也忌食生凉性之品，以防由此引发其他疾病。精神调养应保持轻松、愉快，忌恼怒忧愁。

10. 夏至养生护阳气

公历 6 月 21 日或 22 日，夏至，炎热的夏天来临。

夏至是阳气最旺的时节，应注意保护阳气。天气炎热，阴气开始生长，阴阳交替，人体易患各种疾病。宜晚睡早起，利用午休来弥补夜晚睡眠的不足。老年体弱者应早睡早起，尽量保证充足的睡眠。由于气温高，人体只能通过排汗来散热，体内水分大量流失，若不及时补充水分，就会使人头痛头晕。最好选择清晨或傍晚天气较凉爽时进行运动，场地宜选择在河湖水边、公园庭院等空气新鲜的地方。运动以散步、慢跑、太极拳、广播操为好，不宜做过分剧烈的运动。出汗过多时，可适当饮用淡盐开水或绿豆盐水汤，切不可大量饮用凉开水，更不能立即用冷水冲头、淋浴。

夏至饮食宜清淡，多食杂粮；不宜肥甘厚味、热性的食物；冷食瓜果适可而止，以免损伤脾胃。此外，夏至时节人体出汗多，盐分损失大，若心肌缺盐，心脏搏动就会出现失常，故中医认为此时宜多食咸味以补心。

11. 小暑养生重静心

公历7月7日或8日，小暑，暑是炎热的意思，小暑就是气候开始炎热。

小暑时节，炎热渐渐袭来，此时是进入伏天的开始，应当少许外出以避暑气，常吃清凉消暑的食品。养生应重点突出"心静"，舒缓紧张的情绪，使心情舒畅、气血和缓。可晚睡早起，保持情志愉快，不生怒气。适当活动，如游泳、听音乐等，使体内阳气向外宣泄，协调各系统器官的正常活动，促进血液流通，增加消化液分泌，提高人体免疫力。人体容易心烦不安，疲倦乏力，在自我养护和锻炼时，应平心静气，确保心脏功能的旺盛，以符合"春夏养阳"的原则。此时节的养生原则为少动多静、饮食有节。

小暑时节是"冬病夏治"的好时机，一些慢性支气管炎、肺气肿、过敏性鼻炎等疾病正好趁这个好时机辨证施治，预防冬季疾病复发。

小暑气温高，人体消化液分泌减少，胃酸降低，食欲受到抑制，饮食调理和水分补充至关重要。膳食应多样化，不可偏重一种食物或一种味道，饮食五味酸、苦、甘、辛、咸要适宜。小暑节气是消化道疾病多发时节，如果饮食不洁、偏嗜，则会导致营养摄入过少而气血不足，引起形体倦怠消瘦，正气虚弱，抵抗力降低，还会引发腹痛、吐泻等其他病症。要改变不洁、偏嗜的不良饮食习惯。

12. 大暑养生防中暑

公历7月22日或23日，大暑，一年中最热的时候。

大暑正值中伏前后，防暑降温不容忽视。如出现全身明显乏力、头昏、心悸、胸闷、注意力不集中、大量出汗、四肢麻木、口渴、恶心等症状，多为中暑先兆。应立即将患者移至通风处休息，喝些淡盐开水、绿豆汤、西瓜汁、酸梅汤等。要合理安排工作，劳逸结合；避免在烈日下曝晒；注意室内降温；睡眠要充足；饮食要卫生。可在暑热之季服用仁丹、十滴水等。

大暑饮食以清热解暑为宜，可选用药粥滋补身体，对老年人、儿童、脾胃功能虚弱者都很适宜，糯米粥更是温养胃气的妙品。夏季饮食养生，水是极为重要的。每日清晨宜饮用一杯新鲜凉开水。除水之外，合理选用酒、汤、果汁等饮品，都能起到很好的强身健体的作用。

13. 立秋养生养肺阴

公历8月7日或8日，立秋，秋季的开始。

立秋是由热转凉的交接节气，也是阳气渐收、阴气渐长，由阳盛逐渐转变阴盛的时节，人体阴阳代谢出现阳消阴长。精神调节要做到内心宁静，神志安宁，心情舒畅，切忌悲忧伤感。即使遇到伤感的事，也应积极予以排解，以避肃杀之气，同时还应收敛神气，以适应秋天容平之气。

生活起居宜早睡早起，使肺气得以舒展。虽有凉风时至，但天气变化无常，因此着衣不宜太多，否则会影响机体对气候转冷的适应能力，易受凉感冒。

立秋后饮食应以滋阴润肺为宜。秋天对应的是辛味，过食辛味容易克伐肝气，所以此时尽量少吃葱、姜等辛味之品，适当多食酸味果蔬以养肝气，同时可适当食用芝麻、糯米、粳米、蜂蜜、枇杷、菠萝、乳品等柔润食物，以益胃生津。经历了一个夏季的暑热之气的煎熬，加上秋天燥邪来袭，火气主要以脸上及后背上生出青春痘为表现，可通过拍打背部的膀胱经或刮痧等方法，以达到祛瘀排毒的效果。中老年人此时需要注意清除血液内的毒素，预防高血脂的发生。此外，饮食上以清淡为主。

14. 处暑养生重调养

公历8月23日或24日，处暑，处是终止、躲藏的意思，表示炎热的夏天结束。

处暑表明暑天即将结束，此时早晚气温低，白天气温高，要注意随天气变化增减衣服。处暑后天气变凉，应改变夏季晚睡的习惯，尽量争取晚上10时前入睡，并要早睡早起，提前进入"备战"状态，防止工作时犯困。午睡有利于化解困顿情绪，特别是中老年人更要适当午休。

处暑养生应重视增强身体素质和精神调养，以平和的心态对待一切事物。饮食调节方面，要多喝水、淡茶、果汁饮料、豆浆、牛奶等，做到量少而频饮;多吃新鲜蔬菜和水果,以尽快排出人体疲劳时积存的代谢物;不吃油腻食物,少吃辛辣煎炸等热性食物,包括辣椒、生姜、花椒、葱、桂皮及酒等;宜食清热安神之品,如银耳、百合、莲子、蜂蜜、黄鱼、干贝、海带、海蜇、芹菜、菠菜、糯米、芝麻、豆类及奶类;宜适量增加优质蛋白质摄入量,多吃鸡蛋、瘦肉、鱼、乳制品和豆制品等。锻炼以早晚为好,登山、散步、做操等简单运动,均有利于平静情绪、解除秋乏。即使在不疲劳的时候,有意识地伸几个懒腰,也会觉得舒适。

15. 白露养生防秋燥

公历9月7日或8日,白露,天气转凉,露凝而白。

到了白露节气,阴气逐渐加重,清晨的露水随之日益加厚,气候干燥。燥邪伤人,容易耗人津液,人体会出现口干、唇干、鼻干、咽干及大便干结、皮肤干裂等症状。可适当地多服一些富含维生素的食品,也可在医生指导下选用宣肺化痰、滋阴益气的中药,如人参、沙参、西洋参、百合、杏仁、川贝等,以缓解秋燥。

随着白露的到来,气温下降,白天日照时间变短,强度减弱。鸟类开始做过冬储备,人们也要做好御寒的准备。俗话说:"白露天渐凉,气管当保养",因此,白露时节,人们要润肺防秋燥,保养气管防感冒。遵循"白露身不露"的原则,起居宜保暖。从白露开始,天气越来越凉,有些人出现手脚冰凉、肢体怕冷、尿频、乏力等症状,中医认为这是肾气不足的表现。所以白露起要经常补养肾气。坚持晚上用温水泡脚,水要没过脚腕,时间在15到30分钟,泡到身体微微发热最好,泡脚的同时把耳朵和腰部搓热,肾开窍于耳,而且耳朵有密集的反射区,联系着全身的每一个器官,所以常搓揉耳朵是一种很好的养生方法。要进行适当的体育锻炼,如散步、爬山等都是很好的选择。

在秋季季节变更时,不但要注重饮食的全面调理,有针对性地多吃某些营养食物来预防疾病,更应发挥某些食物的特异性作用,直接用于疾病的预防。如用葱白、生姜、豆蔻、香菜预防并治疗感冒,用甜菜汁、樱桃汁预防麻疹,用白萝卜、鲜橄榄煎汁预防白喉,用荔枝预防口腔炎、胃引起的口臭症,用胡萝卜煮粥预防头晕等。

白露节气,要避免鼻腔疾病如哮喘病和支气管疾病的发生。凡是因过敏引发支气管哮喘的患者，平时应少吃或不吃鱼虾海鲜和生冷、炙焙、辛辣、酸咸、甘肥的食物，如带鱼、虾类、螃蟹、黄花菜、韭菜花、胡椒等，而宜以清淡、易消化且富含维生素的食物为主。

16. 秋分养生避肃杀

公历 9 月 23 日或 24 日，秋分，昼夜平分。

秋分之后，天气逐渐转冷，降雨量慢慢变少。在养生方面要注意阴阳平衡，使机体保持"阴平阳秘"的状态。保持良好的睡眠，培养乐观情绪，保持乐观的工作状态、精神状态、神志安宁，这样才能避让肃杀之气，收敛神气，以适应秋天的容平之气。登高眺远是此时节最适宜的活动，怡人的景色可使人心旷神怡，所有的忧愁、惆怅等不良情绪烟消云散。此时节，凉风习习，碧空万里，风和日丽，秋高气爽，丹桂飘香，蟹肥菊黄，是美好宜人的时节，也是散心出游的最佳时节。

秋分的"燥"不同于白露的"燥"。秋分的"燥"是凉燥，而白露的"燥"是"温燥"。因此，在饮食方面要注意多吃一些清润、温润为主的食物。脾胃不和的人到此季节特别容易出现消化不良、胃脘胀满、腹泻的现象，所以要特别注意。按照中医五行配属，秋属金，属肺，肺合鼻、皮毛。秋天凉燥之气又最易侵犯口鼻皮毛而首先伤肺，引起口唇干燥、干咳甚至哮喘等呼吸疾病。所以在秋分之际也要注意保养肺气，防护呼吸道疾病，可服用黄芪、太子参、杏仁等入肺经、补肺气的药物。

秋分饮食要多吃一些清润、温润的食物，如芝麻、核桃、糯米、蜂蜜、乳品、雪梨、甘蔗等，少食辛辣食物。老年人，应忌食大热进补之品；发育中的儿童，如无特殊原因，也不宜过分进补；痰湿体质人群忌油腻；皮肤病、哮喘患者忌食虾、蟹等海产品；胃寒之人忌食生冷食物。

秋寒，容易生胃病。秋冻要看自己的身体状况量力而行，有胃病者不要盲目秋冻，以免增添新的疾病。

17. 寒露养生防感冒

公历 10 月 8 日或 9 日，寒露，露水以寒，将要结冰。

寒露时节气温不断下降，为预防感冒，要适时更衣。伴随自然万物萎黄干枯，人体也相应出现"津干液燥"的现象，如口鼻干燥、皮肤干裂、大便秘结等。

气候开始明显变冷,心脑血管疾病的高危人群或有病史的人,要注意防寒保暖,进行适当的御寒锻炼,合理的起居饮食。在寒露节气,哮喘病可能会越来越重,慢性扁桃体炎患者易出现咽痛,千万不能掉以轻心。宜早卧以顺应阴气的收藏,早起以顺应阳气的舒适,避免形成血栓。应保持良好的心态,乐观豁达。

寒露饮食调理应以滋阴润肺为宜,多食芝麻、糯米、粳米、蜂蜜、乳制品等柔润食物,同时多吃鸡、鸭、牛肉、猪肝、鱼、虾、大枣、山药等以增强体质。应在平衡饮食五味的基础上,根据个人的具体情况,适当多食甘淡滋润的食品,既可补脾胃,又能养肺润肠、防治咽干口燥等症。这些食物也包括梨、银耳、柿子、藕、海带、豆类、紫菜、菌类等。早餐应吃温食,最好喝热粥。中老年人和慢性疾病患者应多吃些红枣、莲子、山药、鸭、鱼、肉等。

18. 霜降养生防咳喘

公历 10 月 23 日或 24 日,霜降,天气渐冷,开始有霜。

霜降节气气温变化幅度较大,要注意气象对冷空气活动的预报,适时添加衣服。保持精神愉快、情绪稳定,尽量避免紧张、焦虑等不良刺激。要加强体育锻炼,提高机体的抵抗力,注意劳逸结合,增强人体对寒冷的适应性并减少胃病的发生。

此时是慢性胃炎、胃溃疡、十二指肠溃疡的高峰期。溃疡患者此时要特别注意自我保养。胃病患者尤其要注意腹部保养,即使热得出汗也不要敞胸露怀,夜间睡觉时要盖好被子,以防受凉。由于天气一天比一天寒冷,老年人极易患膝关节、风湿性关节炎,俗称"老寒腿",要特别注意加强保暖。

秋季是易犯咳嗽的季节,也是慢性支气管炎容易复发或加重的时期。饮食应以淡补为原则,宜多吃梨、橄榄、苹果、白果、白萝卜、芥菜、洋葱等。胃病患者饮食以温、软、淡、素为宜,少吃多餐,定时定量,切忌暴饮暴食,忌食过冷、过热、过硬、及刺激性的食物,忌烟酒。

19. 立冬养生要闭藏

公历 11 月 7 日或 8 日,立冬,冬季开始。

立冬,作为冬季的第一节气,意味着冬季的来临。冬季养生应顺应自然界闭藏的规律,以敛阴护阳为根本。在精神调养上,要做到力求其静,控制情志活动,保持精神情绪的安宁,含而不露,避免烦扰,使体内阳气得以潜藏。

日常起居宜早睡晚起,睡眠时间长一些可以养阴经,促使体力恢复。最好等到太阳出来以后再起床活动,运动前要做好准备活动,运动量逐渐增加,避免在严寒、大雪中锻炼。老年人一定要注意背部保暖,如果寒风吹后背,会对整个机体产生不良影响。

冬季气温过低,人体为了保持热量,宜多吃富含糖、脂肪、蛋白质和维生素的食物。同时,寒冷也影响人泌尿系统,排尿量增加,随尿排出的钠、钾、钙等无机盐也较多,因此应多吃动物内脏、瘦肉类、鱼类、蛋类等食品,有条件的还可多吃鸡、甲鱼、龟、羊肉、桂圆、荔枝、胡桃肉、木耳等,不仅能补充因冬季而消耗的热量,还能益气、养血、补虚,对身体虚弱的人尤为适宜。

20. 小雪养生需乐观

公历 11 月 22 日或 23 日,小雪,开始下雪。

小雪前后,天气时常阴冷晦暗,此时人们的心情也会受其影响,特别是抑郁症患者更容易加重病情,随之出现失眠、烦躁、悲观、厌世等一系列症状。此类患者要特别注意在天气阴沉的日子里调养自己。易患忧郁症的朋友要调节好心态,保持乐观,节喜制怒,经常参加一些户外活动以增强体质,多晒太阳、多听音乐,增加生活中的乐趣。

中医十分重视阳光对人体健康的作用,认为常晒太阳能助发人体的阳气。特别是在冬季,由于大自然处于"阴盛阳衰"状态,人与自然相应,自然也不例外,冬天常晒太阳,更能起到壮人阳气、温通经脉的作用。另外,起居要做好防寒保暖,预防感冒。

小雪时节,宜吃温补性食物和益肾食品。温补性食物有羊肉、牛肉、鸡肉、狗肉、鹿茸等;益肾食品有腰果、芡实、山药粥、栗子炖肉、白果炖鸡、大骨汤、核桃等。另外,要多吃黑色食品,如黑木耳、黑芝麻、黑豆等。

21. 大雪养生重防寒

公历 12 月 7 日或 8 日,大雪,降雪量增多,地面可能积雪。

大雪节气后,天气越来越冷。雪后的大风使气温骤降,咳嗽、感冒患者逐渐增多。俗话说"寒从脚下起",此时尤应加强对脚部的保暖,必须经常保持脚的清洁干燥，袜子勤洗勤换，每天坚持步行半小时以上并用温水洗脚。

隆冬季节为急性心肌梗死的发病高峰期，有病史患者应重视防寒保暖，随时增添衣服、被褥，以防寒冷侵袭；定期进行心血管系统体检，在医生指导下服药；常开窗通风换气，以清洁空气、健脑提神。慢跑、滑冰、跳舞、打球等都是消除冬季烦恼、保养精神的好方法。冬日阳气肃杀，夜间尤甚，故应"早卧迟起"。

大雪节气饮食忌黏硬生冷。晨起可服热粥，以羊肉粥、糯米红枣百合粥、八宝粥、小米牛奶冰糖为佳；晚餐宜节食，以养胃气。日常膳食应以温软淡素、易消化为宜，忌生冷、烟酒，可适当进补。

22. 冬至养生需温补

公历 12 月 21 日或 22 日，冬至，寒冷的冬天来临。

冬至日是一年中白天最短的一天，过了冬至之后，白天的时间逐渐延长。保健养生方面，古人云冬至日一阳始生。天寒地冻，然而其间一阳始生，是重要的保健日子，可用艾灸温灸神阙、关元、命门等穴位，以助人体阳气生发。提倡以精神摄养，饮食调养为主，以顺势奉养、起居护养、食物相助为辅。

冬至节气的饮食应以"滋肾"为主，味宜减咸而增苦，以养心气。可以选用牛肉、羊肉、狗肉等来滋养脏腑，在调味品上可以选择一些辛辣食物，如胡椒、姜、辣椒、蒜等。饮食宜多样，适当用高钙食品。在我国四川等地，冬至是一个重要的节气，在这一天，一般都会吃羊肉以补肾壮阳。

23. 小寒养生防中风

公历 1 月 5 日或 6 日，小寒，气候开始寒冷。

大寒节气，大部分地区已进入严寒时期。在这一节气里，心脏病和高血压患者往往会病情加重，中风患者增多。保暖工作一定要做好，老年人尤其应该注意。宜早睡晚起，锻炼时间最好在日出后。冬泳宜选择在午饭后 1 小时进行。晨起室外气温低，宜多穿衣，待身体温和后再脱掉厚重的衣裤进行锻炼。

小寒节气正处于"三九"寒天，是一年中气候最冷的时段。此时正是人们加强身体锻炼、提高身体素质的大好时候。但要根据个人的身体情况，切不可盲目，即使身体强健的人，也要讲究一下锻炼的方式和方法。在这干冷的日子里，宜多进行户外的运动，如早晨的慢跑、跳绳、踢毽等。还要在精神上宜静神少虑、畅达乐观，不为繁琐劳神，心态平和，增添乐趣，要注意补养肾气。

小寒饮食调理应食补、药补相结合，以温补为宜。常用补药有人参、阿胶、枸杞子、黄芪、首乌、冬虫夏草、当归等；结合食物特性，可选择羊肉、猪肉、鸡肉、鸭肉、海虾以及核桃仁、大枣、芝麻、山药、栗子等。腊八粥有益气生津、养脾胃、治虚寒、补气养血的功效，可以作为早餐或者晚餐主食。小寒天气寒冷，进补应该以补肾驱寒为主。如以"当归生姜"为主要原料的当归生姜羊肉汤，有温中补血、驱寒强身的作用，适合慢性疲劳、亚健康状态较为严重的白领一族；驱寒用中药材当归、红花、鸡血藤等煮水泡脚，用 5 分钟揉搓足心涌泉穴，有益身心，促进睡眠。每天揉搓按摩腹部调理脾胃，用搓腰法预防长时间久坐带来的腰肌劳损。

24. 大寒养生重保暖

公历 1 月 20 日或 21 日，大寒，一年之中最冷的时候。

大寒是一年中最后一个节气，仍处于寒冷时期。早晨和傍晚尽量少出门，注意保暖，外出时一定加外套，戴上口罩、帽子、围巾。早晚室内要通风换气，以保持室内湿度。要多喝白开水，补充体内水分。入睡前以热水洗脚，能使血管扩张、血流加快，改善脚部的皮肤和组织营养，降低肌张力，改善睡眠质量。早睡晚起，保持精神安宁，可慢跑、打太极拳、打篮球等，但均应注意适宜，适度，同时室外活动不可起得太早，等日出后为好。

大寒节气的日常饮食中，应常食辛温解表、发散风寒的食物，如紫苏叶、生姜、大葱、辣椒、花椒、桂皮等。切忌黏硬、生冷食物，宜熟食，以防止损害脾胃阴气。食物的味道可适当浓一些，要有一定量的脂肪类，以增加一定的热量。此外，还应多食用黄绿色蔬菜，如胡萝卜、油菜、菠菜等。

三、时辰节气养生锦囊妙句

(一) 顺时养生谚语

1. 急脱急着，定要服药。

2. 热练三伏，冷练三九。

3. 三月三,荠菜当灵丹。

4. 身宜常浴,衣宜勤洗。

5. 食取称意,衣取合体。

6. 贪凉失盖,不病才怪。

7. 晚上开窗,一夜都香。

8. 一夜不睡,十夜难补。

9. 中午不睡,下午崩溃。

10. 立夏不洗澡,全身毒疮咬。

11. 春生、夏长、秋收、冬藏。

12. 请人吃饭,不如请人出汗。

13. 晨起三百步,睡前一盆汤。

14. 江湖走得老,六月带棉袄。

15. 为道之百篇,睡卧最为首。

16. 睡觉不蒙头,清早户外走。

17. 暑月不可全薄,寒季不可极热。

18. 能睡者寿。一夕不卧,百日不复。

19. 会吃不如会睡,吃人参不如睡五更。

(二) 顺时养生歌谣

1. 夏不睡石,秋不睡板,春不露脐,冬不蒙头。

2. 立春日清晨,煮白芷、桃皮、青木香三汤,沐浴吉。

3. 出汗除内秽,夜寝勿贪凉,盛暑头别热,心静自然凉。

4. 黎明睡一觉,一天精神好;饭后烟一袋,更有大伤害。

5. 夏秋谨防歪嘴病,切莫贪凉莫中风。
   暴雨震雷宜远避,阴雾之中莫远行。

6. 春不减衣,秋不加帽;
   冬不蒙首,春不露背;
   洗头洗脚,胜似吃药;
   春捂秋冻,到老不病。

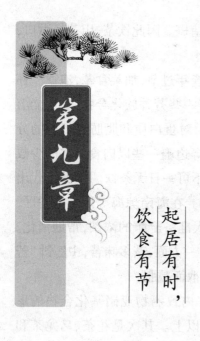

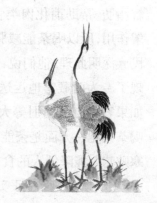

一、饮

　　人体需要水分,人们不免需要选用所饮之物,那什么是最好的饮料呢? 目前国际上提出了六种最佳的保健饮品:第一绿茶,第二红葡萄酒,第三豆浆,第四酸奶,第五骨头汤,第六蘑菇汤。

　　1. 茶能解渴,更能长寿

　　茶作为保健饮料,最早可以追溯到远古时期,《神农本草经》记载"神农氏尝百草,日遇七十二毒,提茶解之"。《茶经》云:"茶之为饮,发乎神农氏,闻于鲁周公,兴于唐朝,盛在宋代。"茶是天然养生保健饮料,现代研究表明,茶叶含有蛋白质、几十种维生素,还有茶多酚、咖啡碱、脂多糖等近300种成分,饮茶可止渴、消食、除痰、明目、利尿、除烦、去腻、防癌、提神益思、延年益寿。

　　(1)防龋齿:笔者在 1996 年时,曾做过一个防龋齿的课题,叫防龋齿口服液,该方以绿茶为君药,加有花椒等药组成。绿茶里含氟,氟能使牙齿坚固,不患虫牙,其实我国古代人很早就知道茶对牙齿的保健作用,曹雪芹在《红楼梦》中就写有贾府的人吃完饭拿茶漱口。苏东坡也讲他每次吃完饭拿茶漱口,目的是坚固牙齿,但他不知道是氟的作用。现代研究表明氟不仅能坚固牙齿,还能预防虫牙,消灭菌斑。因此饮茶、用茶汤漱口、刷牙可预防龋齿。

(2) 消脂减肥:饮茶能去油腻,助消化,逢年过节,加菜食荤,泡饮一杯浓茶,便容易化腻消食。这是由于茶中含有一些芳香族化合物,它们能溶解脂肪,帮助消化肉类食物,调节脂肪代谢,对蛋白质和脂肪有很好的分解作用,所以喝茶能减肥。我国西藏、内蒙等边疆一些以肉食为主的少数民族深明此理,他们说:"宁可一日无油盐,不可一日无茶饮。"因此古代出现了专为西藏等地运送茶叶的"茶马古道"。在海南琼海等地一些餐厅,如果客人点了猪肘等大肉,一般都会给客人准备酽酽的浓茶,帮助消化。喝茶减肥一方面是茶能帮助消化脂肪,另外一方面,茶多味苦,中医讲"苦寒败味",能降低人的食欲,而减少食物的摄取而减肥。

(3) 防癌:研究证实茶多酚能阻断人体内致癌物亚硝基化合物的形成。绿茶的阻断作用最强,阻断率达 90% 以上。其次是花茶、乌龙茶和红茶。如果每天喝 4 杯绿茶,癌细胞就不易分裂,即使分裂也要推迟 9 年以上。

(4) 防治心血管疾病:茶中含有茶多酚,茶多酚抑制动脉平滑肌细胞的增殖,明显具有抗凝及促进纤维蛋白溶液,抗血液斑块的形成,提高血管韧性,使血管不容易破裂,降低毛细血管脆性和血液黏度等作用。因而有改善血液循环,防止高血压、动脉粥样硬化及血栓形成的作用。一般一天 5 克绿茶泡水即可。福建医科大学曾在安溪茶区对 1080 人进行了调查,发现喝茶与减少冠心病的发生很有关系。不喝茶的人群冠心病的发病率为 3.1%,偶喝茶的为 2.3%,常喝茶的为 1.4%。可见,常喝茶对预防冠心病确有好处。这是因为茶叶中所含的咖啡因和茶碱,可直接兴奋心脏,扩张冠状动脉,使血液充分地输入心脏,提高心脏本身的功能。

(5) 提神益思消疲劳:"北窗高卧鼾如雷,谁遣香茶换梦回",这是陆游《试茶》诗中雅句,说明茶叶有提神醒脑作用。唐代大诗人白居易,也用"破睡见茶功"的诗句,来赞扬茶叶的提神醒脑作用。茶叶之所以提神,茶叶中含有 2%~4% 的咖啡碱以及少量的茶碱和可可碱。咖啡碱能兴奋中枢神经,增强大脑皮质的兴奋过程。使头脑清醒,思维敏捷,又能加快血液循环,活跃筋肉,促进新陈代谢,使人解除疲劳。因而饮茶使人精神振奋,思维敏捷,工作效率提高。所以扁鹊讲"久食苦茶益思"。

(6) 生津止渴解暑:《本草纲目》中说:"茶苦味寒……最能降火。火为百病,火降则上清矣。"唐《本草拾遗》亦云:"止渴除疫,贵哉茶也。"尤其是在夏天,茶是防暑、降温、除疾的好饮料。由于茶水中的多酚类、糖类、果胶、氨基酸等与口中涎液发生化学变化,使口腔得以滋润,产生清凉感觉,促进唾液分泌,口内生津。咖啡碱可调节体温,故喝茶能生津止渴解暑。即使是炎热的夏天,喝热茶也比其他饮料解渴,而且降温持续时间较长。

(7) 饭后茶漱卫生:研究表明,茶水富含碱性物质,其除污、解腥、消腻的功能远比一般清水强,一日三餐毕,尤其是在饱食鱼肉荤腥香醇美酒之后,用茶水漱口,更能洁口、除腥、却腻。茶水还可杀灭口腔里的一些细菌,防止口腔炎症。茶还可除臭,特别是对酒臭、烟臭、蒜臭效果好。因此,在古代一些大富人家,在饭后都会为用清茶漱漱口。

(8) 防辐射:研究表明,茶叶中含的多酚类物质、脂多酸、维生素 C、A的综合作用,有防辐射功能。喝茶能有效地防止辐射引起的白细胞下降。采用放射治疗的癌症病人,服可溶茶能消除或减轻放疗后出现的恶心、呕吐、食欲不振、腹泻等不良反应。

(9) 杀菌消炎止泻:茶叶对大肠杆菌、葡萄球菌以及病毒等都有抑制作用,这是因为茶叶中的儿茶素和茶黄素等多酚类物质会与病毒蛋白相结合,从而降低病毒的活性。茶叶浸剂或煎剂,对各型痢疾杆菌皆有抗菌作用,其抑菌效果与黄连不相上下。咀嚼、吞服茶叶可以止泻,古代还用来治疗红白痢疾。

(10) 防治肠道疾病:茶叶中含脂肪酸和芳香酸等有机酸有杀菌作用,可治疗细菌性痢疾、慢性溃疡性大肠炎、回肠炎等肠道病。用茶叶 9 克,浓煎口服即可。

(11) 延年益寿抗衰老:茶中所含的茶多酚具有很强的抗氧化性和生理活性,是人体自由基的清除剂。茶多酚有阻断脂质过氧化反应,清除活性酶的作用。据实验结果证实茶多酚的抗衰老效果要比维生素 E 强 18 倍。茶叶中含有的多种脂溶性维生素,如维生素 A、维生素 D、维生素 E、维生素 K 等,对维持人体的正常生长发育十分重要。其中维生素 E 有抗衰老的功效。每 100 克茶叶中维生素 E 的含量高达 50~70 毫克,比一般的蔬菜水果高得多。特别是茶叶中的茶多酚能有效地防止细胞内不饱和脂肪酸的过氧化作用，从而延缓细胞老化。其作用与维生素 E 一样，但效果比维生素 E 高十几倍。所以经常饮茶可延年益寿。

在日本，懂"茶道"人士多长寿，而且气色好、皮肤润，这与他们经常饮茶有密切关系，故日本有人称"茶叶是长生不老的仙药"。

（12）利尿醒酒：俗话说："茶叶浓，小便通。三杯落肚，一利轻松。"这是指茶的利尿作用，故饮茶可以治疗多种泌尿系统的疾病，如水肿、膀胱炎、尿道炎等；对于泌尿系统结石，茶叶也有一定的排石作用。茶中的咖啡碱具有利尿、解除酒精毒害和提高胃液分泌量、增进食欲、帮助消化等功能，因而在饮酒过量之后，喝上几杯浓茶，便可促进酒精的吸收、分解和排泄，帮助醒酒。

总之绿茶可以生津、止渴、解热、消暑；助消化、增进食欲；兴奋神经中枢、消除疲劳、少睡、益思；利尿、增强肾脏的排泄功能；防治坏血病；固齿强骨；去脂、减肥、防治动脉硬化；清肝、明目、保护视力；解毒、防癌、抗衰老、延年益寿等二十多个功效。饮茶不仅能防止人体动脉硬化的产生，而且还能去脂减肥，使人不易发胖。

茶，真是天下第一饮品。

2. 品茶养性，茶道养生

养生的关键是养性，养性为本，养身为辅，修养好性情，才能真正养生。孙思邈在他的《养性》《补益》中讲"人之所以多病，当由不能养性"，而品茶正是修生养性的方法之一。通过品茶，人们的精神得以放松，心境达到虚静空明，心情感到愉悦，故饮茶可以使人健康长寿。

茶之味清淡，平和，甘洌，相伴国人数千年。饮茶不仅是为了解渴，饮茶也是一种心境和趣味。品茶需要有空闲的时间、平和的心态，达到神清气爽、心气平静，"其旨归于色香味，其道归于精燥洁"。古人说"莫道

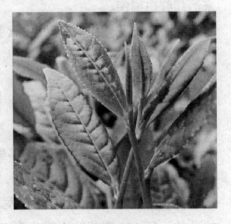

茶叶

醉人唯美酒,茶香入心亦醉人"。方毅也有对联讲"美酒千杯难成知己,清茶一盏也能醉人"。饮茶的妙处不只在品其香,还在于清香袅袅中一壶在手,清心怡神,万古长空,一朝风月。

茶是清静的、内敛的,素淡却隽永绵长。品茶的闲情逸致,在乎山水之间,在乎风月之间,在乎诗文之间,让人有所忘怀,有所领悟。细细地品味,慢慢地琢磨,一丝一毫也不遗漏。只有这样,才能品味出茶的意境,茶的真味。"一碗清茶谢知音,半生知己有几人?"与友烹茶长叙,如入世外桃源,喧嚣纷扰烟消云散,于茶间安享人生况味。

中国茶道有四谛:"和、静、怡、真"。"和"是中国茶道的灵魂,是中国茶道的思想核心,和而阴阳平衡,和而五行生克制化,和是中庸之道,和则天人合一,"茗外风清移月影,壶边夜静听松涛"这是自然的和;"为爱清香频入座,欣同知己细谈心"、"山好好,水好好,入亭一笑无烦恼;来匆匆,去匆匆,饮茶几杯各西东"、"四方来客坐片刻无分你我,两头是路吃一盏各自东西"这是与人和。

"静"是中国茶道灵魂能以奠立和实现的基础,因静而平和,因静而无欲,因静而物我两忘,因静而人生顿悟,"尘虑一时净,清风两腋生"、"趣言能适意,茶品可清心"、"为名忙,为利忙,忙里偷闲,且喝一杯茶去;劳心苦,劳力苦,苦中作乐,再倒一杯酒来"就是一种静的追求。

"怡"是"和、静"后所体会到的一种愉悦感受,没有了烦恼,也没有忧愁,没有了不适、更没有痛苦,唐代僧人皎然的"一饮涤昏寐,再饮清我神",《饮茶歌》云:"情思爽朗满天地,忽如飞雨洒轻尘。""饮一盏新绿,染满身清香",这就是饮茶的怡。

"真"是茶道的终极追求,真是一种参悟、是悟道,是升华、是明了,所以"独品得神",两人对饮"得趣",众人聚品"得慧"。唐代卢仝在《茶歌》中讲:一碗喉吻润,二碗破孤闷。三碗搜枯肠,唯有文字五千卷。四碗发轻汗,平生不平事,尽向毛孔散。五碗肌骨轻,六碗通仙灵。七碗吃不得也,唯觉两腋习习清风生。"有了茶道的四谛,其心理功效成为保持人身心健康的灵丹妙药,性可养,寿可长。

唐代元稹《赋茶词》云:"茶,香叶,嫩芽。慕诗客,爱僧家。"喝茶的人多,长寿的也多。"茶圣"陆羽活了72岁,"茶僧"皎然活了81岁,"别茶人"白居易活了 74 岁,"五十斤茶"和尚活了 130 岁,宋代"眼明身健何妨老,饭白茶甘不觉贫"的陆游活了 86 岁,"不可一日无茶"的乾隆皇帝活了 88 岁。"尝尽天下之茶"的袁枚活了 82 岁,女茶人冰心活了 99 岁……

其实早在南朝梁时的养生家陶弘景就曾说:"茗茶轻身换骨,古丹丘子,黄山君服之。"唐代著名医家最先提出"茶为病之药",他认为"止渴除疫,贵哉茶也……诸药为各病之药,茶为万病之药"。日本高僧荣西禅师(宋)来中国学习佛学同时也体验到茶养生的神奇功效,他回日本后写的《吃茶养生记》中开篇明言"茶乃养生之仙药,延龄之妙术,山谷生之,其地则灵,人若饮之,其寿则长"。李时珍的《本草纲目》从机理上论述了茶的保健作用,"茶苦而寒,阴中之阴,最能降火,火为百病,火降则上清矣"。"鲜明香色凝云液,清澈神情敌病魔。"

唐宋八大家的柳宗元认为"茶可调六气而成美,挟万寿以效珍"。大诗人李白在《答族侄僧中孚赠玉泉仙人掌茶序》中更是肯定了茶的保健作用:"唯玉泉真公,常采而饮之,年八十余岁,颜色如桃李,而此茗清香滑熟,异于他者,所以能还童振枯,扶人寿也。"

3. 一天一杯红酒,助你健康长久

红酒是以葡萄为原料的酒,是一种营养丰富的饮料。它含有人体维持生命活动所需的三大营养物质:维生素、糖及蛋白质。葡萄糖是人类维持生命、强身健体不可缺少的营养成分,是人体能量的主要来源。葡萄酒中还含有 24 种氨基酸,是人体不可缺少的营养物质。葡萄酒中的有机酸成分也不少,如葡萄酸、柠檬酸、苹果酸,大都来自葡萄原汁,能够有效地调节神经中枢,舒筋活血,对脑力和体力劳动者来说,都是不可缺少的营养物质。

干红葡萄酒中还含有维生素 E、维生素 B、维生素 B_2 等多种维生素和钙、镁、铁、钾、钠等多种矿物质,其中矿物质与多种微量元素集合起来,远胜于最优质的矿泉水。

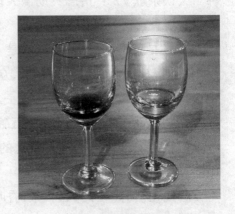

红酒、白干

红酒中的多酸含量相当多，所以人们一直认为红酒对于预防心血管疾病有极好的作用，有助于预防动脉硬化和早老性痴呆等疾病，还具有减少骨质疏松症的危险和"驻颜色"等重要功效。

某些葡萄酒含有一种可以抗癌的栎皮黄素，这种物质来自红葡萄皮，经提炼酿后可高度浓缩于葡萄酒内，起防癌作用。

（1）葡萄酒的保健作用

① 增进食欲

葡萄酒鲜艳的颜色，清澈透明的体态，使人赏心悦目；倒入杯中，果香酒香扑鼻；品尝时酒中单宁微带涩味，促进食欲。所有这些都使人体处于舒适、欣快的状态中，有利于身心健康。

② 滋补作用

葡萄酒中含有糖、氨基酸、维生素、矿物质。这些都是人体必不可少的营养物质，可以直接被人体吸收。

③ 助消化作用

葡萄酒是优良的佐餐饮料。葡萄酒能刺激分泌胃液，每60~100毫升葡萄酒能使胃液分泌增加120毫升。葡萄酒中单宁物质，可增加肠道肌肉系统中平滑肌肉纤维的收缩，调整结肠的功能。对结肠炎有一定疗效。甜白葡萄酒含有山梨醇，有助于消化，有防止便秘的作用。

④ 减肥作用

葡萄酒有减轻体重的作用，每升葡萄酒中含525卡热量，这些热量只相当于人体每天平均需要热量的1/15。饮酒后，葡萄酒能直接被人体吸收、消化，在4小时内被消耗掉而不会使体重增加。所以经常饮用葡萄酒的人，不仅能补充人体需要的水分和多种营养素，而且有助于减肥。

⑤ 利尿作用

一些白葡萄酒中，酒石酸钾、硫酸钾、氧化钾含量较高，具有利尿作用，可防止水肿和维持体内酸碱平衡。

⑥ 杀菌作用

很早以前，人们就认识到葡萄酒的杀菌作用。例如：感冒是一种常见的多发病，葡萄酒中的抗菌物质对流感病毒有抑制作用，传统的方法是喝一杯热葡萄酒或将一杯红葡萄酒加热后，打入一个鸡蛋，搅拌一下，即停止加热，稍凉后饮用，有助于预防感冒。

(2) 葡萄酒对某些疾病的辅助治疗作用

① 葡萄酒与心血管病的防治

葡萄酒中的原花色素，能够稳定构成各种膜的胶原纤维，能抑制组氨酸脱羧，避免产生过多的组胺，降低血管壁的通透性防止动脉硬化。据美国医学研究会统计资料表明：常饮用低度葡萄酒的法国人、意大利人，心脏病死亡率最低，而喝烈性酒多，葡萄酒少的美国人、芬兰人心脏病死亡率很高。

② 葡萄酒对脑血栓的防治作用

葡萄酒中含有白藜芦醇，它是一种植物抗毒素，具有抑制血小板凝集作用，可减少脑血栓的发生。葡萄酒中的白藜芦醇存在于葡萄皮上，在红葡萄酒中每升含 1 微克左右，而在白葡萄酒中只含 0.2 微克。

③ 葡萄酒可防治肾结石

德国科学家在研究中发现，适量饮用葡萄酒可以防肾结石。慕尼黑大学医学研究所的医学家们最近指出：通过对 4.5 万健康人和病人的临床观察，研究人员确认，经常饮用适量葡萄酒的人，不易得肾结石。研究人员发现，适量饮用不同饮料的人，得肾结石的风险也不一样，每天饮用适量咖啡的人，得肾结石的风险要比无此习惯的人低 10%；常饮红茶则要低 14%；而常饮葡萄酒的人得肾结石的机会最少，得病的风险要比无此习惯的人低 36%。

④ 葡萄酒可预防乳腺癌

最新试验结果显示：以葡萄酒饮料喂养已诱发得了癌症的老鼠，发现葡萄酒对癌症有强烈的抑制作用。美国科学家最近发现，葡萄酒里含有一种可预防乳腺癌的化学物质，这一物质之所以有这种功效，是因为它能抗雌激素，而雌激素与乳腺癌有关。

⑤ 红葡萄酒防治视网膜变性

美国哈佛大学研究发现：红葡萄酒有防止黄斑（视网膜）变性的作用。黄斑变性是由于有害氧分子游离，使黄斑受损，而葡萄酒，特别是红葡萄酒中含有能消除氧自由基的物质——白藜芦醇，能保护视觉免受其害。实验证实：经常饮用少量红葡萄酒的人，患黄斑变性的可能性比不饮用者低 20%。

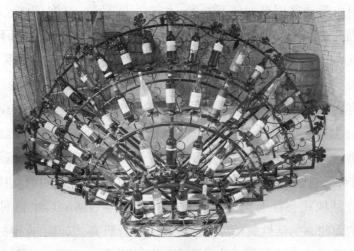

红葡萄酒

⑥ 葡萄酒有助于提高记忆力

科学家公布的实验结果表明:适量饮用葡萄酒,有助于提高大脑记忆力和学习能力。两位来自米兰大学的医生经过大量实验发现,适量饮用葡萄酒可促进大脑内产生一定量化学物质,这种物质能促进一种与神经细胞记忆有关的酶生成。据测定:饮用葡萄酒后这种酶的生成量比未饮者增强大脑的记忆力和学习能力。

⑦ 葡萄酒能防治感冒

至今全世界对流行性感冒尚无良策,因为流行性感冒的病毒对大多数药物都有抗药性。但是,人们发现:常饮葡萄酒的人群中,很少感冒。科学家认为,这是因为葡萄含有"酚"类化合物,苯酚能灭活感冒病毒,从而达到防治感冒的效果。由于"酚"主要存在葡萄皮上,所以感冒时,饮用热的红葡萄酒,可减轻感冒症状和预防感冒。

⑧ 葡萄酒与抗衰老

氧是人类生存所不能缺少的东西,但当人体内存在氧自由基时,氧就成为了人类健康的大敌。人体每天都要经受来自外界和自身的有害物质的毁灭性攻击,这些有害物质中的大多数是自由基,而对人体最具破坏性的自由基则是活性氧基团,又叫氧自由基,这是造成人中风,甚至瘫痪的主要物质。

氧自由基通常因贫血、应激、光、大气污染、药物、过饱、吸烟、放射线、过分激烈的运动等原因生成。目前人们的各种疾病约 89% 起因于氧自由基。心脏病、脑出血以及帕金森病、痛风、风湿病、白内障和其他视觉障碍、风湿性关节炎等疾病,是由于氧化损害的长期积累而导致的病症。

研究人员发现,葡萄酒,尤其是干红葡萄酒中的花色素苷和单宁等多酚类化合物具有活性氧消除功能。Maxwell 等于 1994 年测试了红葡萄酒在人体血液中的抗氧化能力,发现喝下红葡萄酒后抗氧化活性就开始上升,90 分钟后达到最大,抗氧化活性平均上升 15%。日本的酒类技术中心与日研食品株式会社老化控制研究所于 1995 年、1996 年对 43 种进口和日本产的葡萄酒的活性氧消除功能进行了联合研究,取得了肯定的结果。

葡萄酒中许多成分能在人体内起到抗氧化物的作用。抗氧化物可以多种方式对活性氧基团产生作用。最简单的方式是清除活性物质。葡萄酒中的水杨酸、苯甲酸和它们的代谢物属于活性氧清除剂这一类抗氧化物。消除活性氧的另一种重要方式是由抗氧化剂向其提供一个氢离子,使其产生还原反应而将其除去。葡萄酒中的没食子酸、儿茶酚、槲皮酮、花青素、2,3- 和 2,5- 二羟基苯甲酸等,都能与活性氧基团起还原作用而将其除去。

⑨ 葡萄酒与美容

红葡萄酒中具有良好的抗氧化作用的多酚和寡糖,还能直接保护肌肤,促进肌肤的新陈代谢,防止皱纹的形成、皮肤松弛、脂肪积累等,也能间接地抑制黑斑的形成。当然,如果皮肤上已经出现了黑斑,饮用红葡萄酒虽然不能祛除黑斑,但却会让肌肤变得更年轻、更富有弹性。

所以,每天饮用 1~3 小杯干红葡萄酒,也是美容的良方。

⑩ 其他作用

葡萄酒还具有预防痴呆、预防糖尿病、消除疲劳,促进睡眠、滋补、强身、提高性欲等作用。

二、吃五谷杂粮,养身体健康

膳食养生的原则是:①饮食有节,定量定时。②饮食自倍,肠胃乃伤;若要身体安,常带三分饥和寒;饱食过多,则成痰湿。③饮食注意卫生,宜新鲜洁净煮熟。④不宜食用发霉、烧焦、烤煳的食物，不宜多食腌制品，肉食类不宜生吃。⑤进食保健：宜缓、宜专、宜乐，食后宜摩腹、散步。⑥膳食太过对身体的影响：营养过剩，带来的结果就是气虚而肥胖；营养不足，促生气虚或阳虚体质；饮食过咸，促生阳虚间夹痰湿、瘀血体质；长期吃辣，加重湿热和阴虚体质；常食寒凉，促生阳虚或瘀血体质；常吃夜宵，促生痰湿体质；不吃早餐，促生气郁或痰湿体质；食速过快，加重气虚或痰湿体质。

（一）不知食宜，不足存生

自古民以食为天。药王孙思邈在《备急千金要方·食治·序论》中说："安身之本，必资于食"，就是说食物是身体健康的基础。还说"不知食宜者，不足以存生也"，即不懂如何进行饮食养生，就不能生存更不能长寿。

那么如何食养才能有助于健康长寿呢？纵观古今养生之道，可总结为"食养三知"，即"知食之宜，知食之节，知食之别"。

1. 知食之宜

所谓"知食之宜"，就是明确什么食物宜吃，什么食物不宜吃。这是食养首要解决的问题，古代经典医籍多有记载。

早在两千年前，《素问·脏气法时论》就说："五谷为养，五果为助，五畜为益，五菜为充，气味合而服之，以补精益气。"这是一张荤素搭配、营养均衡的经典食谱，具备维持人体生命活动所需的各种营养物质。对不宜吃的食物，医圣张仲景在《金匮要略·果实菜谷禁忌并治》有论述："桃子多食，令人热。杏酪不熟，伤人。梅多食，坏人齿。李不可多食，令人胪胀。林禽不可多食，令人百脉弱。橘柚多食，令人口爽，不知五味。梨不可多食，令人寒中，金疮产妇，亦不宜食。樱桃杏多食，伤筋骨。生石榴不可多食，损人肺。胡桃不可多食，令人动痰饮。生枣多食，令人热渴气胀，寒热羸瘦者，弥不可食，伤人。芋不可多食，动病。"

古今注重养生之名流在选择

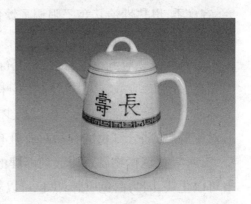

长寿壶

食物时就很讲究，郑板桥在《题李复堂秋稼晚嵩图》中写道："充饥肠。菜叶绿，趣悠长。"可见他崇尚田园式的农民生活，"稻穗黄，作羹汤。味平淡，能以食稻谷、菜叶为乐，知食之宜。"

2. 知食之节

"知食之节"是说平时要注意节制饮食，这是食养的核心所在。《医宗金鉴》提出"乳贵有时，食贵有节"。意在告诫人们从小到大，都应该节制饮食。《素问·痹论》也有"饮食自倍，肠胃乃伤"的记载。饮食过饱会增加肠胃负担，致使肠胃蠕动不利，造成消化吸收不完全，甚至让人精神不振、入睡困难。若适当节制，给肠胃留一定的空隙，则有利于蠕动和消化吸收。

养生长寿和节制饮食关系密切。苏轼养生，有著名一篇《记三养》："东坡居士自今日已往，早晚饮食，不过一爵一肉。有尊客盛馔，则三之，可损不可增。有召我者，预以此告之。主人不从而过是，乃止。"即使有贵宾也严格限制食量，足见他强烈的节食意识。他还说，"口体之欲，何穷之有？每加节俭，亦是惜福延寿之道。"曾担任毛泽东主席保健医生的傅连暲认为，养生长寿不可贪食过饱，多食有四患：一大小便多，二睡眠不安，三身重不堪修业，四不易消化。他提倡"定时、定量、细嚼、慢咽"的饮食习惯。古人都有"节食惜福"、"寡智才能习静，寡营方可养生"之说。

3. 知食之别

"知食之别"，强调食物根据四时、五行及身体状态当有所差别。我国古人饮食注重春、夏、秋、冬的不同，元代忽思慧在《饮膳正要》说："春气温，宜多食麦以凉之；夏气热，宜食菽以寒之；秋气燥，宜食麻以润之；冬气寒，宜食黍，以热性治其寒。"强调了饮食在不同季节应适当调整，以春凉、夏寒、秋润、冬热最为适合。

另外就是顺应五行进行食养，五行理论认为，木、火、土、金、水五行相生相克，分别对应酸、苦、甘、辛、咸五味，青、赤、黄、白、黑五色。所以有说法称：喝酒时配一点青梅子，可以减少酒精对肝的损害，因为梅子色青味酸对应肝脏；部分红色的食品对心脏有益处，如山里红、西瓜等；南瓜、黄豆、玉米等黄色食物就可以起到养脾的作用；而白梨可以润肺养肺，白萝卜可以化痰，因为白色应肺；黑色可以养肾，如黑豆、黑芝麻、桑葚、木耳等食物可以起到补肾、抗衰老的作用。

（二）孔子饮食观，需要好借鉴

孔子云："食不厌精，脍不厌细。食饐而餲，鱼馁而肉败，不食；色恶不食，臭恶不食；失饪不食；不时不食；割不正不食；不得其酱不食。肉虽多，不使胜食气。唯酒无量，不及乱。沽酒市脯不食。不撤姜食，不多食。食不语。"

"食不厌精"，吃东西一定要吃很精美的食物。

"脍不厌细"，脍是把肉切成很细的丝。古代认为牛羊肉等五畜类食物营养价值很高，对人体是补益的，能补精血。把肉切得很细很细的，有益于消化。这种脂肪类的食物，60岁以上老人可以适当吃一些。

"食饐而餲"，鱼馁而肉败，腐烂的食物一般不允许吃。

"色恶不食"，食物的颜色不对的也不要吃。

"臭恶不食"，臭是味道不好的意思，味道不好的也不能吃。

"失饪不食"，烹调手法不对的不吃。比如鸡是火性的，如果烤，就是失饪。鸭子就要烤。

"不时不食"，不按季节，不按节气去吃的东西不要吃。比如冬天吃西瓜，古代认为就是不守时令。要吃应季食物。食物有两个方面：气和味。按照时节去吃，守住其气。

"割不正不食"，烹饪时切割不对都不要吃。厨师如果连切割都做不好，烹饪的其他事情也可能做错。做事烹饪要严谨。

"不得其酱不食"，不同季节要配不同的酱，配伍不当也不可以食用。

中药的配伍很大程度上源于食物的配伍。中国最早写过中药的书的伊尹，就是殷王的厨师。《伊尹汤液经》是第一本关于饮食的书，也是一本关于中药的书。

"肉虽多，不使胜食气"，吃再多的肉，不可以超过主食。古代认为主食是养生很重要的东西，五谷为养。吃菜不能代替主食，五菜为充。菜只是对主食的补充。现在很多人，只吃菜，不吃饭，这不利于养生。

"唯酒无量，不及乱"，酒可以多喝，这个酒类似于古代的醪糟。醪糟可以多吃，有一个原则就是"不及乱"，不要让自己喝醉了。

"沽酒市脯不食"，买的酒不喝，市场上买回来的肉脯也不吃，怕买到假冒伪劣产品，或不洁的食品。

"不撤姜食"，古代鼓励吃姜，"冬吃萝卜夏吃姜，不找医生开药方"。"上床萝卜下床姜"，晚饭应吃萝卜顺气，利于消化吸收；早饭吃姜，姜助阳气助生发，使阳气更加振奋。每天要吃姜，晚饭一般不吃姜。

"不多食"，吃多了增加脾胃负担，夺心的气，火生土，心为火，火就会生脾胃，如果胃的负担特别重了，就会子盗母气，损心火之气。吃得多，会导致心脏的不舒服。过节暴饮暴食很危险。老人过节见到儿女高兴，喜则气缓，已经耗了心气，再暴饮暴食，子盗母气，心就会怦怦跳，心跳加速，出现危险。暴饮暴食表面损的是脾胃，实际上损的是心肺。

"食不语"，吃饭时不要说话，吃饭说话有可能会噎住，不安全。

孔子认为，人要慎重的，一个是斋，斋戒，也有吃饭的意思；祭祀时要懂礼，宁可不说话，也不要胡说话。还有一个是战，认为战争会造成人心、人民生活的动荡。再有一个是疾病，疾病要很慎重，孔子是不乱服药的。药不见得都是治百病的，古人讲"是药三分毒"。中医的原则：自己的健康自己来做主。任何疾病和人的身和心是密切相关的。得病不仅是生理上的反应，也可能是心理上的反应。

（三）重要时节，需要食补

有几个重要的节气是讲究进补的。

冬至：冬至相当于子时，是一阳生，一派主张吃当归生姜羊肉汤；一派主张吃鸭子，鸭子气是平的，以平阳气。假如下午四时交冬至，冬至前（午饭），要补阳，吃当归生姜羊肉汤；冬至后（晚饭），吃清淡的鸭汤。冬天可以进补，因为热全在身体里，可以把一些不容易消化掉的东西都可以消化掉。在冬至前后四天，加上冬至一共九天，买艾条熏神阙穴，肚脐周围。

腊八：喝腊八粥，大豆、小豆、米、红枣、桂圆、红豆等，几乎五谷全在里面，冬天时令对应肾，而豆类的东西是入肾的。喝腊八粥是补精髓的。

立春：吃春饼。韭菜、豆芽、鸡蛋这些东西全是助春天的生发之机的。

（四）食物分五味，酸苦甘辣咸

食物有五味：酸：收敛，归肝；苦：能泻能燥，归心；甘：又称甜，补养气血，归脾；辛：又称辣，能散能行，归肺，咸：软坚泻下，归肾。

人们的口味千差万别，酸、苦、甜、辣、咸，各不相同，为了健康，各种味道的食物都应该均衡进食。

酸："酸生肝"。酸味食物有增强消化功能和保护肝脏的作用，常吃不仅可以助消化，杀灭胃肠道内的病菌，还有防感冒、降血压、软化血管之功效。以酸味为主的西红柿、山楂、橙子，均富含维生素C，可防癌、抗衰老，防治动脉硬化。

苦：中医认为"苦生心"，"苦味入心"。苦味具有除湿和利尿的作用。如苦瓜，常吃能治疗水肿病。

甘：又称甜，甜入脾，食甜可补养气血，补充热量，解除疲劳，调胃解毒。但糖尿病、肥胖病、心血管等患者宜少食。

辛：又称辣，辛辣之品，辣入肺。有发汗、理气之功效。人们常吃的葱、蒜、姜、辣椒、胡椒，均是以辛辣为主的食物，这些食物既能保护血管、又可调理气血、疏通经络。经常食用，可预防风寒感冒。但患有痔疮便秘、神经衰弱者不宜多食。

咸：为五味之冠，百吃不厌。"咸入肾"，有调节人体细胞和血液渗透、保持正常代谢的功效。呕吐、腹泻、大汗之后宜喝适量淡盐水，以保持电解质代谢平衡。

（五）食物有性味，寒热温凉平

食物可以分为寒热温凉四气：寒凉，有清热泻火解毒或滋阴作用；温热，有散寒或温补阳气的作用，此外还有平味。

1. 温热食物

肉鱼类：雀肉、狗肉、牛肉、羊肉、鸡肉、虾肉、鳝鱼、海参、草鱼、鲢鱼、鳜鱼、带鱼。

蔬菜类：辣椒、姜、蒜、葱、韭菜、芥、刀豆、香菜等香辣之品。

果实类：桂圆、荔枝、橘子、杏、桃、核桃、石榴、大枣、板栗。

2. 寒凉食物

肉鱼类：鳖肉、牡蛎肉、鸭肉、蚬肉、螺丝、猪肉皮、兔肉、马肉、青蛙、蚯蚓、蜗牛、黑鱼、蟹、蚌、海蜇、紫菜、海带。

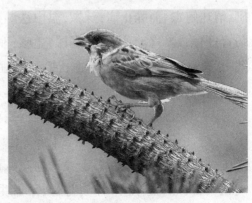

温热食物——麻雀

蔬菜类:大多数为寒性之品,如苦瓜、菠菜、豆芽菜、黄瓜、茄子、冬瓜、茭白、葫芦、发菜、莴苣、马兰、荠菜、黑木耳、丝瓜、番茄、竹笋、萝卜、蘑菇。

果实类:梨、西瓜、柿子、香蕉、橙、柑、猕猴桃、藕、菱、柚、枇杷、甘蔗、荸荠、绿豆、小米、薏米、大麦。

3. 平性食物

肉鱼类:猪肉、牛乳、鸡蛋、鸽肉、鹌鹑肉、黄鱼、鲤鱼、鳗鱼等。

蔬菜类:花菜、卷心菜、茼蒿、芋头、胡萝卜、土豆、茄子。

果实类:粳米、玉米、高粱、小麦、黄豆、黑豆、赤豆、苹果、蚕豆、豇豆、扁豆。

(六) 食物不同,功效各异

米面类:大多有益气健脾作用。糯米,止汗止泻;玉米,降糖、降脂;薏米,健脾利湿、排脓消肿、抗癌;小麦,安神敛汗;大麦,回乳、开胃。

豆类:大多有补肾利水作用。绿豆,清暑热、利水湿、解毒、抗过敏;黑豆,补肾活血、利水解毒;扁豆,健脾化湿、止泻;红薯,有通便减肥等作用。

坚果类:大多有补肾益气、滋阴润肠作用。核桃仁,补肾、纳气、润肠止带;花生,养血补脾、润肺化痰、止血、催乳、润肠通便;向日葵子,滋阴、止痢、透疹;栗子,补肾强骨、活血、止血;榛子,健脾开胃、止泻、明目;莲子,健脾固涩、补肾、养心安神;芝麻,养血润燥。

蔬菜类:大多有清热解毒功用。黄瓜,清热利水;冬瓜,润肺化痰、清热解毒、利尿、解暑;南瓜,补气、止痛、降血糖;丝瓜,清热解毒、化痰、通经脉、利尿、下乳;番茄,生津止渴、健胃消食、清热祛暑、利尿;茄子,活血散瘀、清热解毒、消肿止痛;辣椒,温中祛湿、开胃消食;青菜,清热解毒、通利肠胃;白菜,养胃消食、清热利尿、止咳;韭菜,温中壮阳、行气、止呕;芹菜,解毒、降压;菠菜,养血、补血;油菜,活血解毒;荠菜,明目降压、止血、解毒;卷心菜,补肾健胃;茼蒿,健胃、化痰、通便;莴笋,清热凉血、利尿通乳;大蒜,杀虫、行滞、健胃;葱,发汗解表;芫荽,发汗解表、消食;茭白,解毒利尿;芋头,消肿散结;竹笋,消食化痰、利尿;萝卜,消食化痰行气;胡萝卜,降压、强心、抗炎、抗过敏;土豆,健脾和胃、补肾、消炎;蘑菇,健脾开胃、理气化痰、抗癌;黑木耳,补气益智、活血生血;银耳,滋阴润肺;发菜,助消化、止血降压;葫芦,利尿通淋。

水果类:大多有生津止渴作用。杏子,止咳平喘;桃子,活血、养肺;猕猴桃,健脾止泻,对胃癌有较好作用,还有一定的补肾健脑作用;梅子,收敛肺、涩肠止泻;橘子、金橘、柚子等具有化痰和胃作用;柿子,润肺化痰、软坚;大枣,健脾益气、滋养阴血、安神;藕,消瘀清热、解渴醒酒、止血健胃;菱角,凉血止血、抗癌,梨,生津止渴、止咳化痰、解酒毒;苹果,健脾益胃、养心除烦、生津;柠檬,安胎、利尿消肿;香蕉,清热凉血、生津止渴、润肠、解毒;石榴,杀虫止痢;菠萝,生津和胃、消肿祛湿;芡实,固涩止泻;桑葚:补肾补血乌发;山楂,消食、化瘀、止痛、降血脂;葡萄,滋阴补血、强筋骨,生津止渴;枇杷,润肺止咳、和胃生津;草莓,润肺生津、补血、凉血;甘蔗,清热生津;桂圆,补血安神、温补壮阳;荸荠,生津清热、化痰、消食;枸杞子,补肝肾、明目;荔枝,生津补血。

　　肉、鱼类:大多有补益肝肾气血等功用,以脏补脏。

(七) 常见小食疗,大建养生功

　　药膳、药酒、药茶、药粥、药米面食等,常作为食疗食养:

　　感冒:生姜红糖茶、香菜葱白茶、桑菊薄荷茶。

　　高血压:枸杞菊花茶、芹菜苦瓜、山楂茶。

　　动脉硬化:山楂黑耳粥、玉米小米绿豆粥,山楂荷叶米仁茶。

　　肠胃病:山药莲子米仁粥、山药白术汤。

　　糖尿病:南瓜饭、苦瓜蚌肉汤、鳝鱼汤,猪胰蚕茧杞子汤,梨子薏仁南瓜山药汤;

　　疖肿及痤疮:绿豆瓜皮汤、银花黄芪甘草茶、多食芹菜、冬瓜、萝卜、荸荠、海带、黄花菜、黑木耳、芦荟汁。

　　遗精早泄:莲子芡实山药粥、猪腰炒核桃、丝瓜汤、二子茶、虫草鸭、锁阳首乌汤。

　　阳痿:虫草鸡肉汤、虾肉虫草汤、五香狗肉、韭菜炒雀卵、羊肉类、鱼鳔。

　　痛经:生姜红糖茶、山楂红糖茶,延胡索茶。

　　闭经:墨鱼桃仁汤、鳖甲鸽肉汤、红花茶。

(八) 膳食养生好,格言千古传

　　百菜白菜最为上,清热生津通利肠;竹笋化痰通二便,芹菜平肝血压降。
　　凉血通便空心菜,祛酲畅胃数生姜;大蒜暖胃行滞气,大葱散寒血脉畅。

香菇抗癌降血脂，木耳益气疗痔疮；黄瓜利尿消烦渴，丝瓜解毒疗痈疮。
健胃明目胡萝卜，和血利水荠菜香；冬瓜利尿去头热，苋菜止痢目明亮。
蚕豆消肿补中气，豇豆健脾壮肾阳；南瓜性温补中气，茄子清肿性甘凉。
通乳利尿黄花菜，开胃祛湿辣椒强；菠菜止血解热毒，芫荽消食胃口爽。
绿豆利尿清热毒，黑豆活血性寒凉；萝卜止渴消食积，油菜散血治劳伤。
莴苣利尿下乳汁，韭菜散血暖肾阳；鲜藕生津散瘀血，香椿收敛止便溏。
黄豆生食通大便，降压消肿饮豆浆；紫菜消热除口臭，散瘿消肿是海带。

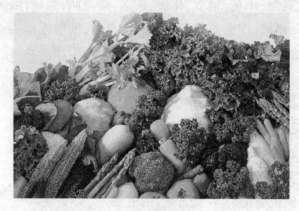

多吃蔬菜利健康

三、居住养生，起居有常

起居，主要指作息，也包括平时对各种生活细节的安排。《黄帝内经》总结上古长寿之人的长寿原因之一即为"起居有常"。如果起居无节，便将"半百而衰"。从近代一些长寿老人的经验看，他们的生活起居都符合生理要求，并已养成良好习惯。

张隐阉说："起居有常，养其神，不妄作劳，养其精也。夫神去，形独居，人得死，能调养神气，故能与形俱存，而尽终其天年也。"说明起居养生的重要。

（一）早睡早起，身体好

人，经过一天的劳动，各个器官特别是大脑，需要早点休息，通过睡眠以消除疲劳，恢复体力。晚上噪音小，环境安静，无日光刺激，给睡眠创造了良好条件，早睡可以保证充足的睡眠。

天地万物中，阴、阳变化是根本。阳气好比天上的太阳，人若失去阳气就会折寿。一般说来，一天之中，清晨阳气逐渐上升，傍晚阳气已衰，半夜（子时）阳气最弱、阴气最盛。所以，古人强调"日出而作，日落而息"来适应这种变化，以达到"天人合一，祛病延年"的目的。

"早睡早起身体好"，这是我小学时就受到的教育，在读初中高中时，由于是住校，每天晚上寝室的灯都会在九点半或十点按时熄灭，并有值班的老师来督促我们熄灯后入睡。到读大学时，学校寝室也会在晚上十点半准时关灯，但由于没有了升学考试的压力，许多同学都会在寝室里打牌、聊天，疯玩到晚上十二点以后才睡，由此培养了一批"夜猫子"。我由于长期养成早睡早起的习惯，在读大学时，虽然其他寝室的同学都在向"夜猫子"转型，但我坚持我们寝室在十点半后，大家最多能再卧谈半小时，半小时后必须谁也不讲话，安静睡觉。刚开始有一两个同学不习惯，但在我的坚持下，我们寝室的同学四年都是早睡早起，结果我们寝室七个同学中，有三个同学的成绩每年都会进入全班的前五名，并且学年成绩的第一名一直都在我们寝室，后来有两位同学还攻读了博士（后）学位。可见，早睡早起除了对身体有益外，也有利于智力的开发和学习成绩的提高。

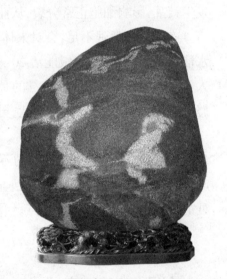

闻鸡起舞图

日本国民患抑郁症的较多，这是日本有这样一个不成文的习惯，男人下班以后，能直接回家的说明没本事，男人下班以后，都要去喝酒，现在很多女性也这么做，一喝酒就要到晚上一两点，如果谁不参加，下一个裁减的员工可能就是他（她）。这种夜生活伤了胆气，当胆气被伤人就会惕惕不安、多疑、厌世，而抑郁症其本质也是由于身体状况不佳而引起的。

最近日本厚生劳动省的研究小组证实，与常熬夜的人相比，早睡早起的人精神压力较小，其精神健康程度较高。早睡早起者唾液中的皮质醇指标较低，因此他们的精神抑郁度也较低。据科研人员介绍，人体激素分早晨型和夜晚型两种，皮质醇是早晨型激素的代表，起着分散压力的作用。检测结果还表明，早睡早起者的不安和失眠指标都比常熬夜者低。

晚上11前要睡觉，因为过11点身体会分泌一种物质，如褪黑素等，使皮肤光亮，健康，滋润。上午最好7点之前起床，太晚起床对身体非常不好，"久卧伤气"、时间久了，减短寿命，皮肤也受影响。

如果经常熬夜，正常生理规律就会被扰乱，激素的分泌规律也不同程度的损害，从而危害健康。长期熬夜的人更易遭遇癌症之害，因为癌细胞是在细胞分裂中产生的，而细胞分裂多在睡眠中进行。熬夜使睡眠规律发生紊乱，影响细胞正常分裂，从而导致细胞突变，产生癌细胞。

连续几晚睡眠不足，会对人体造成极大的损害，现代研究表明人不喝水能活7天、喝水不吃饭能活20天，但是不睡觉只能活5天，所以失眠是人类健康的头号天敌。更糟糕的是，长期熬夜会慢慢地出现失眠、健忘、易怒、焦虑不安等神经和精神症状，男人会因此急剧衰老，女人会变得丑陋。

谨记：熬夜＝透支生命

不过，古人认为一年四季的不同，起床的时间也各异，春三月夜卧晚起，夏三月夜卧早起，秋三月早卧早起，冬三月早卧晚起，以待阳光。但此处的夜卧是指十点半到十一点。

（二）中午不睡，下午崩溃

1. 午睡养生，自古有之

最近网上有句戏言：孔子曰，中午不睡，下午崩溃；孟子曰，孔子说得对。虽是戏言，但却道出午睡的重要性。

午睡，这一生活习惯古已有之。午睡与文人也有着千丝万缕的联系，夏日午睡，实为调节精神的养生之道，清人李笠翁曾说："夏日午睡，犹如饥之得食，渴之得饮，养生之计，未有善于此者。"

午睡，古人称之为"午梦"或"昼寝"。孔子的学生宰予午饭后就有"小寝"习惯。

其实午睡从古到今都有，在许多古典著作里都有专门对"昼卧"、"昼寝"进行的叙述。刘备三顾茅庐，前两次造访，没有见到，第三次正好诸葛亮在午睡，刘备在外静等，几个时辰以后，睡足了的诸葛亮醒来长吟："大梦谁先觉？平生我自知。草堂春睡足，窗外日迟迟。"然后接着问："有俗

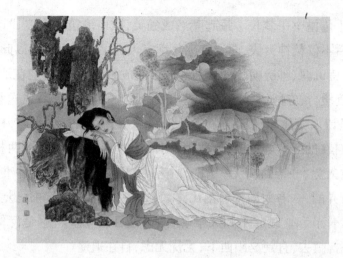

午睡图

客来否？"高人呀！如果诸葛先生没有睡足午觉，可能也没有清醒的头脑跟刘备谈"隆中对"，论述三分天下的必要性和可行性。

王安石的午睡诗："细书妨老眼，长簟惬昏眠。依簟且一息，抛书还少年。"这首诗是由午睡悟道，真能发人深思。清代长寿者曹庭栋的《养生随笔》中，就有"午后……就卧室安枕移时。或寐或醒，任其自然"的记载。

当然也有午睡后写诗遭贬的，北宋元祐年间，宰相蔡确因变法失败被贬安州，在游览当地名胜车盖亭时写下名篇《夏日登车盖亭》："纸屏石枕

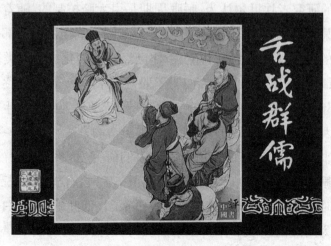

大梦谁先觉

竹方床,手倦抛书午梦长。睡起莞然成独笑,数声渔笛在沧浪。"诗人以书催眠,醒后不仅精神爽快,而且备感环境宜人。保守派官员竟以此为证据,指责他借诗讥讽、诽谤朝政。蔡确因此被流放到岭南,并终老在那里。

"饱食缓行初睡觉,一瓯新茗侍儿煎。脱巾斜倚绳床坐,风送水声到耳边。"这是诗人丁崖州的闲情。将睡未睡,饮茗待息,耳边水声,权作催眠之曲,够自在的了。陆游有诗道:"相对蒲团睡味长,主人与客两相忘。须臾客去主人觉,一半西窗无夕阳。"主客对榻午睡,客人睡醒后准备离去,主人才被弄醒,一看太阳都要落山了,真是一场好睡。"读书已觉眉棱重,就枕方欣骨节和。睡起不知天早晚,西窗残日已无多。"这是诗僧有规的体会。一枕睡去,直到夕阳西下,无忧无虑,自在逍遥。

看来午睡除了休息、养神、养生外,也很有诗情画意。

2. 中午午睡,是生理需要

在我们实际生活中,很多人都有夏天午睡的习惯。夏天的正午时分,周围环境的温度很高,人体的血管往往会扩张,大量血液集中于皮肤,造成了体内血液分配不平衡的现象。尤其使大脑的血液减少,加上经过一个上午的学习、工作和劳动,于是人便感到精神不振,昏昏欲睡。同时,夏天昼长夜短,天气闷热,夜睡不安,常常睡得晚、起得早,以至于睡眠不足,所以人一到中午就感到精神困顿。午睡好比运动后的一次缓冲,经过午睡以后,人们的疲劳消除了,这对下午工作时保持充沛精力是有利的。

德国的研究者坎贝尔认为,睡眠周期是由大脑控制的,随着年龄的增长而发生某种变化;同时也发现,午休是自然睡眠周期的一个部分。佛罗里达大学的一位睡眠研究专家说,午休已经逐渐演化成为人类自我保护的方式。最初,午休可能只是人们为了躲避正午的烈日,后来逐渐变成一种习惯;那时的人类生活在暖热的地区,户外劳动是人们维持生存最基本的条件。因此午休成为人们避免遭受热浪袭击的方法。

近年来,德国精神病研究所睡眠专家们研究发现,人体除夜晚外,白天也需要睡眠。在上午9时、中午1时和下午5时,有3个睡眠高峰,尤其是中午1时的高峰较明显。也就是说,人除了夜间睡眠外,在白天有一个以4小时为间隔的睡眠节律。专家们认为,人白天的睡眠节律往往被繁忙的工作、学习和紧张的情绪所掩盖,或被酒茶之类具有神经兴奋作用的饮料所消除。所以，有些人白天并没有困乏之感。然而，一旦此类外界刺激减少，人体白天的睡眠节律就会显露出来，到时候会有困乏感，到了中午很自然地想休息。倘若外界的兴奋刺激完全消失，人们的睡眠值亦进一步降低，上下午的两个睡眠节律也会自然地显现出来。这便是人们为什么要午休的道理。

研究还表明，午休是正常睡眠和清醒生物节律的表现规律，是保持清醒必不可少的条件。不少人，尤其是脑力劳动者都会体会到，午休后工作效率会大大提高。国外有资料证明，在一些有午休习惯的国家和地区，其冠心病的发病率要比不午睡的国家低得多，这与午休能使心血管系统舒缓，并使人体紧张度降低有关。所以，有人把午休比喻为最佳的"健康充电"，是有充分的道理的。我国魏晋南北朝时懂养生之人也很注重"睡子午觉"。

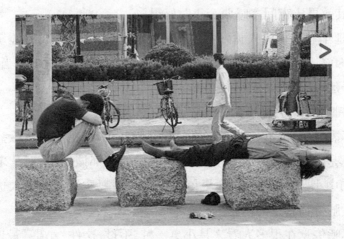

午间小憩

3. 中午睡觉，好处多多

中午睡觉的好处很多。

（1）可增强记忆力。美国宇航局研究人员发现，每天平均午睡26分钟，人的精力和警觉性就能提高50%以上。德国杜塞道夫大学的研究显示，午睡不但可以消除疲劳，对增强记忆力也有帮助。

（2）提高免疫力。德国精神病研究所睡眠专家们研究发现，中午1时是人在白天一个明显的睡眠高峰。免疫学专家指出，这时睡个短觉，可有效刺激体内淋巴细胞,增强免疫细胞活跃性。

(3) 预防冠心病。雅典医科大学教授研究发现,午睡与冠心病发病率关系很大,经调查证明,因轮班工作不能午睡者,其冠心病发作的危险性显著增高,并表明只要每天有半小时午睡,可使体内激素分泌更趋于平衡,使冠心病发病率减少30%。地中海各国冠心病发病率较低与午睡习惯是分不开的。而北欧、北美国家冠心病发病率高,其原因之一就是缺乏午睡。

(4) 心情更舒畅。午后打盹可改善心情,降低人体紧张度,缓解压力,效果就像睡了一整夜。

(5) 避免抑郁。美国斯坦福大学医学院的一项研究发现,每天午睡40分钟,可以有效避免抑郁情绪。

(6) 使精力旺盛。午间小睡精力更旺盛,许多人都有午餐后疲倦的烦恼。英国学者就这一现象进行研究,发现每日午后小睡10分钟就可以消除困乏,其效果比夜间多睡两个小时好得多。

(7) 延年益寿。成人睡眠不足4小时者,其死亡率比每晚睡7~8小时的人高180%。这就提示人们,晚间睡眠不足,如能在午睡中适当补充,也将有益于延年益寿。

4. 午睡事小,关联事大

需不需要午睡和个人自身的体质、睡眠状态、年龄和有无疾病等密切相关。凡是平素睡眠不足的人及体弱多病的人都该午睡;对从事脑力劳动的人和中小学生而言,午睡更值得提倡。睡眠质量差的老人也能通过午睡让大脑得到真正的休息。

睡不睡午觉在很多人看来是小事一桩,不过,这件"小事"最近却越来越受到一些国家的重视。德国、法国、日本,尤其是素来重视午睡的国家西班牙,纷纷掀起了一场"午睡运动",各国采取多种方法,帮国民提高午睡质量。德国甚至将午睡写入法律,由政府强制推行。

德国的"午睡运动"起源于汉堡附近一个叫弗希塔的小镇,该镇鼓励政府雇员每天中午小睡20分钟。实践证明,雇员们不仅没有因此减少工作量,效率还大为提高。如今,午睡风已经刮到德国各行各业,并成为政府推行的一项法律。这项法律规定,德国企业在午间必须保证给员工2小时左右的午休时间,员工可以在此期间进餐并午睡。健康保险公司也对每天午睡的投保者进行奖励。在德国一家著名汽车公司，办公区里专门辟出了"小睡区"，宽大的躺椅、毛毯、枕头等一应俱全。德国一些学校也引入午休制度，据称，学生成绩显著提高，缺席率明显降低。

法国人过去没有午休习惯，尤其是上班族，很多人感到压力大、神经紧张、睡眠不足或质量差。据调查，在法国，30%发生在工作中的事故都跟员工睡眠情况有关。最近，在里昂，由健康专家发起并建立了一个"午睡中心"，房间布置充满了东方的"禅意"，床上铺着竹席，摆着荞麦皮枕头，空气中弥漫着薰衣草精油的香气。有些单间更是以东方的生命概念为主题，如给人以睡在云端的感觉；让"气间"里放了充气大枕头，"水间"放蓝色吊床，人入睡时感到海浪轻抚。最重要的是，这里价格便宜，一开业就吸引了不少上班族光顾。

在素有午睡传统的西班牙，每天下午2点~5点，几乎所有商店都关门打烊。这段时间，是西班牙人雷打不动的午睡时间。西班牙的午睡传统可追溯到上世纪初，如今，午睡甚至被人们认为是一种"权利"，是恢复体力、继续工作所必需的，而不是一种奢侈的享受。最近，巴塞罗那国际机场的新航站楼正式启用，那里甚至提供钟点房服务，为有午睡习惯的人提供方便。

向来注重睡眠的日本目前在全国推行"20~30分钟午睡"。许多学校午饭后让同学们趴在桌子上，老师将窗帘拉上或将灯关掉，再播放一些轻柔的古典音乐帮助入睡；在公司，很多人喜欢入睡前喝一杯咖啡，因为咖啡因到达大脑并发生作用需要30分钟，正与醒来时间相吻合。为了帮助大家睡好午觉，日本还出现了很多"午睡商店"，出售适合趴在桌上午睡的小枕头等午睡用品。

笔者从中学到现在，养成了午睡的习惯，如果中午不休息，下午往往没有精神，萎靡不振，学习效率和工作效率都不高，有时中午哪怕趴在桌上或坐在车上睡五分钟，也可使体能得到迅速恢复，下午进入较佳的工作状态。

中午不睡，下午崩溃。中午小睡十分钟，下午工作有神功。此言得之。

（三）睡眠好，身体才好

战国时名医文挚对齐威王说："我的养生之道是把睡眠放在头等位

置,人和动物只有睡眠才生长,
睡眠帮助脾胃消化食物,所
以,所以睡眠是养生的第一大
补,人一个晚上不睡觉,其损失
一百天也难以恢复。"

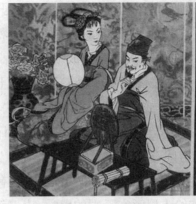

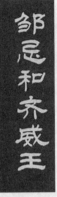

齐威王

西医学认为:睡眠是一种
主动过程,是恢复精力所必需
的休息,其有专门的中枢系统
管理睡眠与觉醒,大脑在睡眠
状态时只是换了一个工作方
式,以使能量得到储存。所以,适当的睡眠既是维护健康和体力的基础,
也是提高学习效率和工作效率的保证。

晚上21点到凌晨5点为有效睡眠时间,此时,人随着地球旋转到背
向太阳的一面。阴主静,是人睡眠的良辰,此时休息,才会有良好的身体
和精神状态。21~23点为亥时。亥时三焦经旺,三焦通百脉。亥时入眠,
百脉皆得濡养,故百岁老人的共同特点即21点(亥时)之前入睡。23点至
凌晨3点为子丑时,胆肝经最活跃的时候,肝胆要回血,"躺下去回血,站
起来供血"。躺下睡觉后肝胆开始回血,肝脏能充分发挥其解毒功能,产
生新鲜的血液,使人不容易患胆结石、肝炎等肝脏疾病。

人是动物,和植物同属于生物,白天(凌晨5点到晚上21点)活动产
生能量,晚上(21点到凌晨5点)开始进行细胞分裂,把能量转化为新生的
细胞,此时是人体细胞休养生息、推陈出新的时间。所以夜晚在农村的庄
稼地里可听到拔节的声音,而正在长身体的小孩在睡梦中,常常突然一个
惊扯,仿佛自己被拉长,这就是在长个子的体现,睡觉多的婴儿长得胖、长
得快,而爱闹觉的孩子发育不良,睡觉迟的小孩将影响个子的长高。

细胞分裂生长最佳时间是在人熟睡后,此时人体所产生的能量不需
要用以活动,错过夜里睡觉的良辰,细胞的新生远赶不上凋亡,人就会
过早衰老或患病。人要顺其自然,就应跟着太阳走,即"天醒我醒,天睡
我睡"。

睡觉是养生的一大功能,养就是用大量的健康细胞去取代凋亡的细

胞，如一夜睡不着就将影响细胞的分裂生长，新生的细胞得不到补充，而衰老的细胞得不到更换，人也就容易枯萎衰老了。女性若想长久地保持容颜娇美，应做到早睡早起。

（四）在家睡觉靠娘，出门睡觉靠墙

看二月河写的《乾隆皇帝》，里面有一章讲到乾隆皇帝的十五阿哥（后来的嘉庆皇帝）与其老师王尔烈出巡山东，想微服私访而不住驿站，那时没有五星级酒店，只能住一些老店，有时被土匪追逐就只能住荒郊小店。每次住店时，都是十五阿哥靠墙睡觉，王尔烈和保镖靠外边睡，因为"在家睡觉靠娘，出门睡觉靠墙"，睡觉靠墙是最安全、最踏实的。

我国改革开放之前的宾馆一般都是双人间或者是三人间，甚至是六七人间，每个房间里的床都尽可能靠着墙放，只有领导或长者才有资格靠墙睡觉，而年轻人或级别较低的人一般只能睡在中间那种四不靠的床，这也是因为靠墙睡有安全感。古代的床三边都有雕花的围栏，人睡在上面，踏实安全，劳累了一天的人能完全放松的入睡。

改革开放后，国外一些理念随着国门的打开而涌入，除了山区的一些景点外，宾馆、酒店里再也找不到靠墙的床了，除了头的那面靠墙外，其他三面都是空空如也，现在家里的床也是那种三不靠的床，人躺在上面一点安全感都没有，睡在上面提心吊胆，往往担心会不会一翻身就摔到地上。难怪现在失眠的人越来越多，睡眠不好的人越来越多，神经衰弱的人越来越多。

"在家睡觉靠娘，出门睡觉靠墙"，也有人说"睡觉靠墙胜似靠娘"。只有睡觉感觉到安稳，才有好的睡眠，有好的睡眠，才有好的身体。但现在无论是外出旅游还是在家睡觉，都难以靠墙睡了，故如今的整体睡眠远不如古人矣。

（五）睡床太软，体虚无胆

一生在世，半生在床。

1. 好的睡眠，离不开床

养身三大事，一睡眠，二便利，三饮食，其余起居、服装等皆是辅助，要有好的睡眠，就需要有合适的床，在谈床的选择之前，先谈谈中国床的发展。

《说文》讲"床，安身之坐者。"安身，指使身体安稳的意思，因此，古代的床是供人坐卧的器具。在《现代汉语词典》的解释中，床的含义是供人躺在上面睡觉的家具。床今天只用作睡卧了。

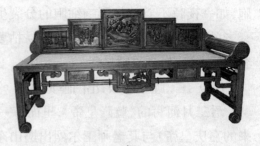

榻

床最早起源于我国的商代，也有传说是上古时代的神农氏发明了床。原始社会，人们生活简陋，睡觉只是铺垫植物枝叶或兽皮等，掌握了编织技术后就铺垫席子。席子出现以后，床就随之出现了。商代甲骨文中，已有像床形的文字，说明商代已有床，只是不为睡觉专用。战国到东汉之前没有椅凳，这时的"床"包括两个含义，既是坐具，又是卧具，床往往兼作其他家具。人们写字、读书、饮食都在床上放置案几。

西汉后期，出现了"榻"这个名称，榻大多无围，所以又有"四面床"的称呼。它在当时专指坐具，但在后来的生活中常被古人用作一种搬运方便，可提供临时休息的家具大量使用。

晋代著名画家顾恺之的《女史箴图》中所画的床，高度已和今天的床差不多。另外还出现一种四足的高床。但床仍未成为睡卧的专用家具。

唐代出现桌椅后，人们生活饮食等都是坐椅就桌，不再在床上活动。床由一种多功能的家具，退而成为专供睡卧的用品。在初唐，人们使用的就是现在我们知道的床了，带幔帐床其箱形床架，前沿镂有壶门形装饰，帐幔富丽华贵，坠以彩穗装饰，精致的编制坐垫，既美观又舒适。而在屏风上绘以山水花草也是一种风格。

明代，把床做了准确的定义，即睡觉的工具和地方，明朝的床不单是在材料上的要求特别高，就是在其做工上也有相

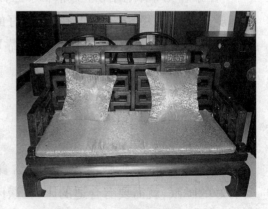

榻椅

当高的要求。其雕刻艺术在床上得到了体现。其床架子四面搭架子，用四柱或六柱支起床盖，三面设围，形成封闭的私密空间。这种架子床沿用至今，这种床现在依然还有。

到了近代，出现了叫一种叫席梦思的弹簧床垫。100 多年前，美国有个卖家具的商人叫扎尔蒙·席梦思。他听到顾客抱怨床板太硬，

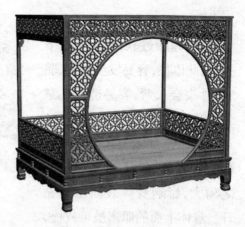

明清的床

睡在上面不舒服。他试了许多办法，比如在床垫中塞进厚厚的棉花，没多久就压实了，还是不舒服。当他见到用铁丝做的弹簧时来了灵感。于是在1900 年，世界上第一只用布包着的弹簧床垫推上市场，立刻受到广大消费者的好评。人们用发明人的姓为它起了名。席梦思床创造了一个全然放松的睡眠情境，让人睡得健康、睡得舒适，是对床的一次革命。

在近代，由于材料的创新，给床的发展提供了可能。比如人们发明了水床、充气床等，充气床是依据"人体力学"原理设计的，利用空气的浮力能将人的身体均匀托持，实现睡床与人体紧密贴合，颈椎、腰椎、腿腕不再悬空，有利于尽快消除疲劳，为人们创造自然、

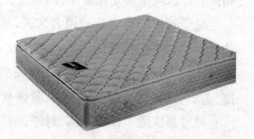

席梦思

舒适、健康的优质睡眠，有着普通床具所无法比拟的舒适。充气床体积小、重量轻，放掉气后的体积跟一般家用床单的体积一样大，可折叠起来装进背包随身携带。对经常搬家的打工一族、家里来客临时铺床、办公室午休小睡、旅游露营、水上休闲等充气床显示了相当的便捷性。

2. 软床不利健康，硬床有益养生

生于忧患，死于安乐。柔软的床睡上去感觉比较舒适，但从养生来看，睡觉的床，并不是越柔软越好，特别是儿童的睡床不能太软，由于他们尚在

发育期,四肢及脊柱骨骼没有发育完成,睡床过软,整个背陷下去,长此以往,容易发生佝偻、驼背,骨头会长弯,容易造成儿童骨骼畸形,甚至会得软骨病。

软床使身体与床面接触的面积加大,被挤压的面积也随之增大,影响身体表面血液循环。身体上面的肌肉虽可放松,

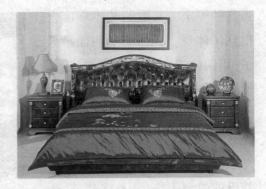

软床

但下面的肌肉受压,患有腰肌劳损、骨质增生、颈椎病的人会加重症状。

床太软,睡觉时腰部得不到有效休息,使人越睡越累,越睡越没劲,睡有一定硬度的床,才能让腰部得到有效的休息。当患上腰部疾病时,通过卧床休息尤其是卧硬板床休息,可消除负重和体重对椎间盘的压力,使症状缓解。

硬板床可以防止脊柱弯曲,支撑腰椎,使得腰部肌肉在晚间得以放松和恢复。医院里都是硬板床,因为硬板床对病人恢复有好处。

对于腰椎间盘老化的患者来说,睡硬板床更有意义,有研究表明80%的患者经非手术治疗能明显缓解症状;如果睡在过于柔软的床上,人体体重的压迫会使床形成中间低、周围高的情况,进而影响腰椎正常的生理屈度,造成腰部肌肉、韧带的收缩、紧张及痉挛,加重症状。

睡硬板床除了保护腰部,对于患有心脏病的老人来说也很重要。一般心脏病猝死的抢救主要在现场,如果能及时抢救常可转危为安,而心脏按压的抢救手法必须在硬板上进行,所以心脏病老人最好睡硬板床。

睡软床的人早上容易赖在床上,睡懒觉,而睡硬板床的人,早上醒后,一般不会赖在床上不起,容易做到早睡早起。历

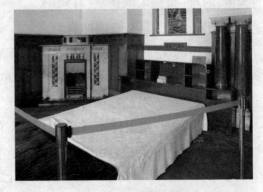

毛主席用过的木板床

史上的一些名人，如毛主席、曾国藩等人一生都是睡的硬板床。

当然，睡硬板床并不是说一定要睡硬木板床，有些老人由于骨质疏松导致脊柱变形，这种情况就不能睡硬板床了。软硬要有个度，适合的床具应该是使人体在仰卧位时保持腰椎正常的生理前凸，侧卧时保持腰椎不侧弯，所以只要是具备一定硬度的床垫就可以了。

（六）制造黑暗、利于睡眠

要睡得舒适平稳，应创造有利于睡眠的必要条件和环境；这包括无光线干扰、吃得不过饱、室内不冷不热，空气清爽。在此五项中光线是第一位的。

睡觉时对光线非常敏感，这是因为在较强的光线刺激下，人体会产生一种抑制睡眠的激素，使得保持比较清醒的状态；相反，在黑暗的环境中，人体内会产生促进睡眠的激素。

有的人晚上睡觉因为怕黑而习惯开着灯，有的则因睡前开灯看书，人睡着了灯还亮着。开灯睡觉不仅是一种能源挥霍，而且影响睡眠质量。人体生物节律，是人类在适应环境中自然形成的，"入夜睡觉"是人类数千年养成的习性。破坏这种习性是逆天行事，违背自然规律，对身体是非常不好的，即古人所讲的"违天不祥"。

夜间开灯睡觉，或在强烈的阳光下睡觉，会使人体承受"光电压力"，使人尤其是婴幼儿表现得骚动不安、情感不宁，难以成眠，睡眠质量不好。同时，长久在灯光下睡觉，会进一步影响他们眼部网状激活体系，使人每次的睡眠时间缩短，睡眠深度变浅而易惊醒。同时也会影响人体正常代谢，包括正常的体内生理生化反应，甚至使人体的心跳、脉搏、血压异常，导致疾病产生。

医学研究表明，睡眠和光照有密切关系，光照又与人体内褪黑素的分泌有关，褪黑素是由人大脑内一个叫松果体的腺体合成的，白天脑内把褪黑素前体贮存起来，晚上，这些前体在各种酶的作用下变成褪黑素，并迅速进入血液和脑脊液

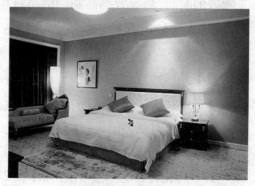

开灯睡觉不利于睡眠健康

中,数量可达白天的10倍以上。褪黑素的主要功能是加速人的睡眠过程,使人很快入睡。褪黑素的分泌,可以克制人体交感神经的兴奋,使得血压降低、心跳速率减慢,心脏得以休息,有益于入睡,具有增强免疫的功效,可是一旦眼球见到光,褪黑素的分泌就会被抑制,因此深夜开灯睡觉者,免疫功能会降低,人就容易患病,患癌率会提高两倍。

长久在灯光下睡眠,对人的视力发育大大不利。眼球长期裸露在灯光下睡觉,光线对眼睛的刺激会连续不断,眼球和睫状肌便不能得到充足的休息,这对于婴幼儿来说,极易造成视网膜的侵害,影响其视力的正常发育,这也是近年来学前儿童视力不好的重要原因。

由于光线对睡眠的影响较大,所以我们要营造一个有利于睡眠的环境,比如睡觉时要关灯睡觉,即使是柔弱的夜灯也不要打开,同时要采用厚重致密的材料制作窗帘,在安装窗帘时要确保不留缝透光,即使是中午睡觉,也要营造出夜间的黑暗,才能睡个有利于健康的安稳觉。

(七) 为了健康的身体,保持高质量的睡眠

高质量的睡眠既是健康的表现,又是保证健康的前提。睡眠的好坏,不仅取决于睡眠的数量,即入睡时间的长短,更取决于睡眠的质量,即睡眠的深度。深沉香甜的睡眠要比足够时间的睡眠更为重要。好的睡眠应该是醒后全身轻松、疲劳消失、思路清晰、精神饱满、精力充沛。睡眠的好与坏,不应简单地以睡眠时间的长短来衡量,而应以是否消除了疲劳,精力是否充沛,是否得到了充分的休息来评判。

高质量的睡眠主要表现在:①睡眠效率高,即躺在床上的时间基本等于睡着的时间,睡眠效率高则睡眠质量相对较好,睡得充分,时间足,质量好,成年人一般应有6.5~8小时的睡眠。②入睡容易,一般睡眠时,快则1~10分钟,慢则15~20分钟即可进入浅睡阶段。③睡眠连续,不会中断。正常睡眠是一种连续的、深浅适度的转换过程,不会半夜醒来,难以入睡,偶尔醒来也会很快再次入睡。④睡眠深沉,即进入深睡阶段的睡眠长,此时睡眠者的肌肉张力消失,感觉功能进一步降低,不易被唤醒。

要能保证高质量的睡眠,需从以下几个方面着手:

(1) 遵循睡眠的生理规律:人体在22~23(儿童在21~22)时进入生物低潮,是睡眠的最佳时间,一般情况下此时睡眠,最容易入睡,睡眠质量较高。对于年龄较大及患失眠症的患者，情况更是如此。而早晨5时左右起床最为合适，早晨5~6时，开始进入人的生物高潮，此时起床人的精力最为旺盛，所以我们应该遵循这种睡眠规律，养成定时睡眠、定时起床的习惯。只有养成良好的睡眠习惯，才能得到充足的、深沉、酣甜的睡眠，才能解除疲劳、改善脑力，这对于保证良好的睡眠有很重要的影响。准时睡眠，才能在大脑建立起时间上的条件反射，调整好自己的"生物钟"。

如果我们坚持良好的睡眠作息制度，定时起床，定时休息，体内的生理性物质到时候就会自动调节，让人轻松入睡。相反，如果一个人长期打乱睡眠规律，经常开夜车、从事夜生活，整夜搓麻将、看电视、跳舞，这样就会破坏原有的睡眠规律，就会扰乱自己的睡眠生物钟，容易引起失眠，发生神经衰弱。而对于有些需要在夜间工作、白天休息的人，一开始会影响睡眠，时间长了，身体就会建立起新的睡眠时间条件反射，调整生物钟，以适应这种变化，但也应该注意要根据自己的工作休息情况，按照自己调整过的睡眠生物钟，按时睡眠按时起床，这是保证睡眠质量的重要措施。

现在一些出租车司机或一些需要晚上轮班的工种，为了追求所谓的公平而每周轮换一次白班与晚班，结果生物钟完全打乱，还不如半年或一年一轮换，上夜班的就上夜班，上白班的就上白班，更利于健康。

（2）创造良好的睡眠环境：睡眠环境的好坏对睡眠的质量有重要的影响，要想拥有高质量的睡眠就要有一个良好的睡眠环境。

① 睡眠时卧室要安静，尽量避免噪音的干扰，身居闹市的家庭应尽量创造一个好的居住环境，采取有效措施以保证睡眠时室内不要有噪音。

② 卧室的温度要适宜，冬天一般以20~22℃为好，夏天空调调到28℃入睡较好。在感到稍有凉意的室温最适宜入睡，过冷过热都会影响睡眠。另外，睡眠时室内空气要新鲜、流通，这样可使大脑皮层能得到充分的氧气供应，所以卧室内最好能开一个小窗户或有通气设备，以保证空气新鲜。

③ 睡眠时，室内光线要暗，不要开灯睡觉，以免影响睡眠，黑暗的环境更有利于睡眠。

④ 选择舒适的被褥，被褥对睡眠的好坏有影响，舒适的被褥可促进睡眠。用做被褥的布料应选用吸水性强、柔软的棉布制作被里、褥里，而不宜用化纤和丝织品。被胎、褥胎应用棉花较好，因其有利于维持被窝的温

度。被褥的厚薄要根据当地的气候、季节、室内温度加以调整厚薄，以盖上后在觉醒状态下不出汗，同时手脚也不感到发冷为好。

⑤ 选择合适的枕头　枕头的选择是否得当，对睡眠的好坏也有很大影响，应该适当选择。枕头的高低应适宜，其高度与每个人的胖瘦、肩的宽窄、颈的长短以及年龄的大小有关，因人而异，以舒适为好，无一定的标准，一般高度以 10~15 厘米为宜。正常人的脊柱有四个生理弯曲，颈腰椎往前凸，胸骶椎向后凸，只有在睡眠中能保持脊椎的这种正常曲线，才有利于健康。枕头过高，无论是仰卧还是侧卧睡，都会使颈椎的正常生理曲度改变，还会引起"落枕"。并使颈部软组织过于紧张，容易疲劳，时间久了，还可使颈椎强直、错位，导致颈部酸痛、失眠、记忆力减退，甚至引起颈部韧带钙化，颈椎骨质增生。枕头过低，睡眠时会使流入头部的血液偏多，使头颈部肌肉不能放松，容易使人产生头胀、烦躁、失眠等症状。一般说来，枕头的高度以不超过肩至同侧颈的距离为宜，以维持睡眠时颈与躯干的正常生理曲度。

⑥ 选择软硬合适的睡床，睡床的选择是否合适，不但影响睡眠，而且对人体的生理功能也有影响。床铺的种类很多，常用的有木板床、弹簧床、棕绷床、竹床、席梦思床等，北方农村以土炕多见。从生理的角度上讲，以木板床较好，睡在床上面可以使人的脊柱保持正常的生理弯曲状态。但因其太硬，睡时不太舒适，可在上面垫以较厚而硬的床垫，这样就软硬适中。

⑦ 正确地摆放睡床，床的摆放要根据房间和周围的环境决定，以躺在床上能容易看到进入房间的门为宜，如果所住小区的周围有大山，则以头部对着大山的方向较好，根据中国人背北朝南的习惯，如果在满足以上条件的情况下，能选择头北脚南更好，或者头东脚西。

（3）正确的睡眠姿势

睡眠有俯卧、仰卧和侧卧三种。从生理角度说，以侧卧

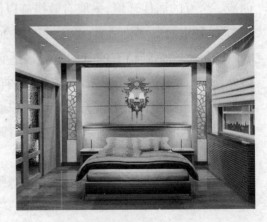

合理摆放床的位置

尤其是右侧卧位最好。这是因为在仰卧时,身体和两腿都是伸直的,肌肉不能完全放松也就不能充分休息,有时两手会不自觉地放在胸前,这样容易做噩梦、睡熟后舌根容易后坠而造成打鼾,口水流入气管引起呛咳。在俯卧时,除身体及腿部肌肉不能完全放松外,还会使胸部和腹部受压,从而影响肺的功能。而在侧卧睡时,脊柱略向前弯,四肢容易放到舒适的位置,使全身肌肉能得到满意的放松,较少引起上面两种睡姿的弊病。向右侧睡,对人体健康更为有利。因心脏位于胸腔偏左侧,向右侧卧位,使心脏受压小,可减轻其负担,有利于排血。另外,胃通向十二指肠以及小肠通向大肠的出口都是向右开,向右侧卧时,有利于胃肠道内容物的顺利运送。再者,肝脏位于右上腹部,右侧卧时它处于低位,因此供应肝脏的血液多,这对食物的消化、体内营养物质的代谢及药物的解毒,甚至对肝脏本身的健康都较有利。笔者从初中开始一直都是右侧睡,现在倒下床平均在 20 秒以内就能入睡,有时甚至在 10 秒左右就完全睡着,被人戏称为婴儿般的睡眠。

(4)保持心理平衡对保证良好睡眠很重要,因为情绪变化对睡眠影响很大,上床睡眠时要排除杂念,思想放松,不紧张、不焦虑、不害怕、不担忧,保持平和的心态、轻松的情绪,这样才容易进入睡眠状态。过度伤悲、紧张、思虑、惊喜是最常见的失眠原因之一,喜怒哀思悲恐惊七种情绪的过度变化,都可能导致失眠,所以睡眠前一定要保持情绪稳定,把白天工作、生活中的事情全部搁置一边,一心只想睡眠,这点对妇女、老年人和神经衰弱者尤其重要。

(5)戒除不良习惯:①古人讲"胃不和则卧不安",所以晚饭饥饱要适宜,太饱或饥饿状态都会影响睡眠。②睡前不要吸烟、喝咖啡、饮酒,茶及咖啡中含有容易使人兴奋的茶碱和咖啡因,影响入睡,应尽量避免。③睡觉时,应尽量减少思考白天的事情。④避免接触一切带刺激性的事情,不看惊险、恐怖小说、电影、电视等。⑤睡前应停止紧张的学习和繁重的工作。

四、吸烟有害健康

(一)健康随烟而逝,病痛伴烟而生

很多人认为"男人不抽烟,白活在人间;男人不喝酒,白在世上走",

"饭后一支烟，赛过活神仙"。有的虽然知道吸烟的危害，但觉得吸一支烟只少活几秒钟，抽一辈子烟也少活不了两年，毫不在乎。其实大量事实说明，吸烟对人们健康的危害，已成为世界公害之一。每天平均吸烟的支数在增多，因吸烟导致各种疾病进而死亡的人数也在增加。

据检测，香烟不完全燃烧过程中要发生一系列的热分解和热合成化学反应，形成大量的新物质，其有害成分达 3000 余种，大致分为六大类：

（1）醛类、氮化物、烯烃类，这些物质对呼吸道有刺激作用。

（2）尼古丁类，可刺激交感神经，引起血管内膜损害。

（3）胺类、氰化物和重金属，这些均属毒性物质。

（4）苯丙芘、砷、镉、甲基肼、氨基酚、其他放射性物质，这些物质均有致癌作用。

（5）酚类化合物和甲醛等，这些物质具有加速癌变的作用。

（6）一氧化碳，能减低红细胞将氧输送到全身去的能力。

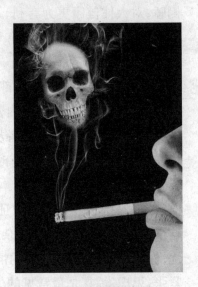

吸烟有害健康

其中致癌、促癌物就多达 30 余种。人们常说的尼古丁、焦油仅是这些有毒物质中的一部分。尼古丁使吸烟者成瘾，从而不断受害，焦油通过在体内特别是肺内的沉积，渐成"超级杀手"。试验证明，一支香烟所含尼古丁可毒死一只小白鼠；20 支香烟中的尼古丁可毒死一头牛；人的致死量是 50~70 毫克，相当于 20~25 支香烟尼古丁的含量。如果将一支雪茄或三支香烟的尼古丁注入人的静脉内，3~5 分钟即可致死。焦油致癌和促癌物为多环芳烃和酚类化合物，这些物质可以沉积于肺内，经多年积累，就有可能发生癌变。年龄 45 岁、烟龄 20 年的人比不吸烟者患肺癌的概率高出 10 倍以上。

一个每天吸 15~20 支香烟的人，其易患肺癌，口腔癌或喉癌致死的概率，要比不吸烟的人大 14 倍；其易患食管癌致死的概率比不吸烟的人大 4 倍；死于膀胱癌的概率要大两倍；死于心脏病的概率也要大两倍。吸烟是导致慢性支气管炎和肺气肿的主要原因,而慢性肺部疾病本身,也增加了得肺炎及心脏病的危险,并且吸烟也增加了高血压的危险。

迄今为止,已知的与烟草有关的疾病已超过 25 种。调查表明:在中国男性人群中,由于吸烟而死亡的人数正急剧增加。如果目前的吸烟状况持续下去,那么中国将面临吸烟所致疾病的大规模流行,三分之一的年轻男性最终将因吸烟而死亡。在中国,目前每天有 2000 人因吸烟而死亡,其中大部分是男性。

吸烟妇女服用避孕药,会使服药怀孕的危险性增大,每天吸烟 15~20 支的怀孕妇女,其流产概率比不吸烟妇女大两倍,而且更容易产下早产儿或体质衰弱的婴儿,吸烟妇女所生的婴儿在产后期的死亡率比不吸烟妇女所生的婴儿大约高 30%。吸二手烟,会增加不吸烟者得肺癌的概率,有些牌子的香烟焦油及尼古丁含量较其他香烟为低,但是,世界上根本没有一种完全"安全"的香烟存在。

吸烟还可以引起急性中毒死亡,我国早已有吸烟多了摔倒在地、口吐黄水而死亡的例子,崇祯皇帝为此曾下令禁烟。前苏联曾有一名青年第一次吸烟,吸一支大雪茄后死去。英国一名长期吸烟的 40 岁的健康男子,因从事一项重要工作,一夜吸了 14 支雪茄和 40 支香烟,早晨感到难受,经医生抢救无效死去。法国一个俱乐部举行了一次吸烟比赛,优胜者在他吸了 60 支纸烟,未来得及领奖即死去,其他参加比赛者也都因生命垂危,到医院抢救。

吸烟造成的社会危害也不可小视。因吸烟点火、乱扔未熄灭的烟头造成火灾的案例屡见报端,最典型的莫过于 1987 年 5 月大兴安岭森林火灾。此次大火共造成 69.13 亿元的惨重损失。事后查明,这次特大森林火灾,最初的五个起火点中,有四处系人为引起,其中两处起火点是三名"烟民"的烟头引燃的。

写到这里,我突然想起一个故事,有一个英国的烟商到埃及做生意,一天他正在广场上大肆宣传吸烟的好处。这时,人群中有一个老人走上讲台大声地说:"吸烟还有三大好处:第一,吸烟的人不怕狗咬;第二,贼不偷吸烟的人;第三,吸烟的人永远年轻。"

烟商听了很高兴,请老人解译原因,这时老人解译道:"为什么呢? 第一，吸烟的人驼背的多，狗以为他是在捡石头打它呢；第二，吸烟的人夜里咳嗽，贼不敢来偷东西；第三，吸烟的人死得快，所以永远年轻！"

(二) 烟绍绍兮肺心寒，被动吸烟兮健康难

被动吸烟是指不愿吸烟的人无可奈何地吸入别人吐出来的烟气和香烟燃烧时散发在环境中的烟雾。被动吸烟又称"强迫吸烟"、"间接吸烟"、"吸二手烟"。

吸烟所散发的烟雾，可分为吸烟者吸入口内的主流烟和烟草点燃外冒的支流烟。支流烟比通过主流烟所含的烟草燃烧成分更多。其中一氧化碳，支流烟是主

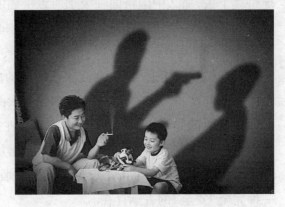

被动吸烟的危害

流烟的 5 倍、焦油和烟碱是 3 倍、氨是 46 倍、亚硝胺是 50 倍。据计算，在通风不畅的场所，不吸烟者 1 小时内吸入的烟量，平均相当于吸入 1 支卷烟的剂量。

1992 年美国环境保护署关于被动吸烟与呼吸道健康的报告，认同了 1986 年美国外科总署和美国国家研究委员会报告的观点，即从当时的证据看来被动吸烟是非吸烟者中肺癌发生的一个原因。1997 年由 Hackshaw 等对 37 个发表了的研究进行了 Meta 分析，结果显示，和吸烟者结婚的非吸烟者，其患肺癌的超额危险度为 24%，调整由饮食引起的潜在偏性和混杂后，此估计值不变。Meta 分析支持 1998 年英国科学委员会有关烟草的报告，认为被动吸烟是肺癌的一个原因。

冠心病是美国和其他工业化国家的首位死因。在很多发展中国家，由冠心病引起的死亡率增长很快，也成为死亡的首要原因。主动吸烟是冠心病最重要的明确的危险因素之一。1997 年，加利福尼亚环境保护署认为，冠心病总的危险度的 30% 是由于被动吸烟引起的。1998 年英国烟草与健康科学委员会也认为被动吸烟不仅能提高心脏病的发病危险，而且是导致心血管疾病和死亡的主要的可预防的原因。

对健康的不吸烟者，被动吸烟还会引起呼吸道症状，如咳嗽、便秘及降低肺功能等。另外，除了直接的健康危害外，大部分的非吸烟者会由于暴露于被动吸烟而产生不适感。这主要是由于环境烟草烟雾会对个体的眼结膜、鼻腔、咽喉以及下呼吸道黏膜产生刺激作用所致。

有充足的证据表明，在家里暴露于被动吸烟的儿童患急性下呼吸道疾病的危险性要比不暴露者高许多，被动吸烟对儿童健康的危害是相当大的，危害主要有以下方面：①可引起支气管炎和肺炎；②在儿童期由于被动吸烟导致的下呼吸道感染或其他疾病，可进一步发展为哮喘，并可加重已有哮喘的严重性；③儿童被动吸烟与中耳疾病有因果关系；④证据亦支持儿童被动吸烟与婴儿猝死综合征之间的关系，无论是出生前暴露还是出生后暴露于被动吸烟，都能够提高婴儿猝死综合征的发病危险；⑤儿童厌食与家长吸烟有关，儿童进食时，家长吸烟，会使儿童发生恶心不适，一旦这种恶心不适与某种食物联系起来，便产生条件反射，拒绝吃某种食物，时间一长就形成了厌食；⑥儿童身高与家长吸烟有关；⑦家长吸烟影响儿童智力发育，据调查，在吸烟家庭成长到 7 岁的儿童，其阅读能力明显低于不吸烟家庭的儿童。

不得已待在有烟环境中需要被动吸烟的人们，可以通过服用维生素 C，尤其多吃水果和蔬菜来保护自己。有研究表明，每天服用含 500 毫克维生素 C 的人处在烟雾缭绕的环境中所受的伤害很小，这是因为被动吸烟会对人体造成氧化损害，但这种损害能被维生素 C 中含有的抗氧化剂所抵消，具有预防肺癌功效的维生素 E 主要来自食物和全麦面包，而并非维生素 E 补充剂，富含维生素 E 的食物包括硬果类、绿色蔬菜、豆类、谷类等。

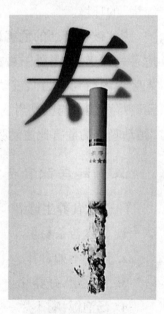

吸烟有害健康长寿

（三）别有用心的误解，被动吸烟比主动吸烟危害更大

每次处在云雾中，笔者就想起曾有人讲的"被动吸烟的危害比主动吸烟的危害大"。被动吸烟是指不愿吸烟的人无可奈何地吸入别人吐出来的烟气和香烟燃烧时散发在环境中的烟雾。由于吸烟时支流烟所含有害物质比主流烟高 3~5 倍，因此有人认为被动吸烟吸入的毒性物质比主动吸烟者的吸入量多几倍到 50 倍，能侵入肺部和损坏动脉内壁细胞，促进粥样硬化，除能引起肺癌外还能引起脑癌、甲状腺癌、乳腺癌、子宫颈癌等，由此得出"被动吸烟的危害比主动吸烟的危害大"。

其实此种说法是欠妥的，吸烟者在吸烟的同时并不是不呼吸了，也吸入环境烟草烟气，也就是说吸烟者不但主动吸烟，而且也被动吸烟，如果从危害角度讲，吸烟者肯定要比被动吸烟者受到的危害大。

"被动吸烟的危害比主动吸烟的危害大"的说法显然是偷换了环境烟草烟气的概念，把环境烟草烟气与支流烟气混为一谈，从而得出了错误的结论，或是主观上夸大了环境烟草烟气的危害。只要我们清楚了环境烟草烟气的形成过程，这种说法就不攻自破了。如果说被动吸烟者比主动吸烟者更忍受不了烟气的"呛"，确是实情，因为吸烟者已经习惯于"烟雾缭绕"的环境。

提"被动吸烟的危害比主动吸烟的危害大"的人，一种人是对吸烟的危害一知半解，另外一种人就是别有用心的吸烟者希望那些不吸烟者加入吸烟的行列。当然被动吸烟对人体的伤害也是很大的，不吸烟者一方面要尽可能少与吸烟者为伍，减少被动吸烟的机会；另一方面不要被人以"被动吸烟的危害比主动吸烟的危害大"诱骗而加入主动吸烟的队伍。

五、起居饮食养生锦囊妙句

（一）饮食养生谚语

1. 久食苦茶易思。
2. 药补不如食补。
3. 常吃素，好养肚。
4. 汤泡饭，嚼不烂。
5. 鼻子不通，吃点火葱。
6. 常常洗澡，虱子不咬。
7. 吃好睡好，长生不老。
8. 臭鱼烂虾，害命冤家。

9. 冬忌生鱼,夏忌狗肉。

10. 饭前喝汤,苗条健康。

11. 饥不暴食,渴不暴饮。

12. 宁可无肉,不可无豆。

13. 千枝连根,十指连心。

14. 若要长生,肠胃常清。

15. 若要长寿,经常吃素。

16. 贪吃贪睡,添病减岁。

17. 甜言夺志、甜食坏齿。

18. 五谷杂粮,营养最强。

19. 一顿吃伤,十顿喝汤。

20. 鱼过千滚,吃肚自稳。

21. 朝食三片姜,犹如人参汤。

22. 吃饭留一口,活到九十九。

23. 吃饭少一口,饭后走一走。

24. 吃了十月茄,饿死郎中爷。

25. 吃馍喝凉水,瘦成干棒槌。

26. 臭虫满墙爬,药罐手中拿。

27. 东西要吃暖,衣服要穿宽。

28. 在家睡靠娘,出门睡靠墙。

29. 寒从脚下起,病从口中入。

30. 核桃山中宝,补肾又健脑。

31. 黄瓜鲜脆甜,常吃美容颜。

32. 尽量少喝酒。病魔绕道走。

33. 萝卜出了地,郎中没生意。

34. 平时省一口,缺时顶一斗。

35. 苹果营养好,赛过灵芝草。

36. 热天一块瓜,强如把药抓。

37. 人要长寿安,要减半夜餐。

38. 入厨先洗手,上灶莫多言。

39. 若要吃得香，饭菜嚼成浆。

40. 三天不吃青，两眼冒金星。

41. 少吃多滋味，饱食坏肠胃。

42. 睡眠，要先睡心，后睡眠。

43. 酸枣加白糖，安眠帮大忙。

44. 洗脸洗鼻窝，扫地扫墙角。

45. 羊肉暖胃肠，败火绿豆汤。

46. 一天三顿粥，郎中朝我哭。

47. 饮食讲卫生，保你不生病。

48. 早吃好，午吃饱，晚吃巧。

49. 汗出莫当风立，腹空莫把茶吸。

50. 喝开水，吃热菜，肠胃少伤害。

51. 红枣黄芪汤，补血养气好药方。

52. 宁吃鲜桃一口，不吃烂杏一筐。

53. 宁可锅碗存放，不让肚子饱胀。

54. 热饭冷茶泡，娘做郎中医不好。

55. 若要百病不生，常带饥饿三分。

56. 若要身体安，常带三分饥和寒。

57. 要健康喝豆浆，要长寿吃大豆。

58. 吃萝卜喝热茶，气得大夫满街爬。

59. 暴食暴饮易生病，定时定量可安宁。

60. 常洗衣，常洗澡，常晒被服疾病少。

61. 吃得慌，咽得忙，伤了胃口又伤肠。

62. 带宜松，鞋宜宽。心宜静，神宜安。

63. 冬吃萝卜夏吃姜，不劳医生开药方。

64. 女子三日不断藕，男子三日不断姜。

65. 人是铁，饭是钢，一顿不吃饿得慌。

66. 肉生火，油生痰，青菜豆腐保平安。

67. 上床萝卜下床姜，不用医生开药方。

68. 头要冷，脚要暖，肚子里边别太满。

69. 未曾吃饭先喝汤，一生到老胃不伤。

70. 屋内屋外勤打扫，开窗通气精神好。

71. 五谷杂粮多进口，大夫改行拿锄头。

72. 夜饱损一日之寿，夜醉损一月之寿。

73. 坐卧防风吹脑后，脑后受风人不寿。

74. 干干净净吃了没病，不干不净吃了生病。

75. 膏粱厚味有损身体，粗茶淡饭延年益寿。

76. 起居有节，饮食有度。疾病难犯，终生享福。

77. 若欲长生，肠中常清。若欲不死，肠内无屎。

(二) 饮食起居养生歌谣

1. 头对风，暖烘烘；脚对风，请郎中。

2. 避风如避箭，坐卧须防患。千万莫大意，中风成瘫痪。

3. 能吃能喝不健康，会吃会喝才健康，胡吃胡喝要遭殃。

4. 若要身体好，吃饭不过饱。吃饭八分饱，胃口好到老。

5. 口中语少，腹中食少。心中事少，夜间睡少。依此四少，神仙必了。

6. 花竹幽窗午梦长，此身与世且相忘。青山绿地溪水长，不觅仙方觅睡方。

7. 七分饱，三分寒，保健养生是关键；食太饱，衣太暖，不生疾病命也短。

8. 人是铁，饭是钢，一天不吃饿得慌，三天不吃倒在床，七天不吃见阎王。

9. 吃了马齿菜，一年无病害；吃了十月茄，饿死郎中爷。吃肉不吃蒜，营养减一半。

10. 经常收缩肛，健肠防瘘疮；治病要忌嘴，省事省药费；坐卧不迎风，走路要挺胸；常洗冷水澡，体强疾病少。

11. 饮食起居六多六少：少肉多菜，少食多嚼。少盐多醋，少烦多眠。少糖多果，少车多步。

12. 早起早睡，精神百倍。贪床贪睡，添病减岁。睡前开窗，一觉都香。贪凉失盖，不病才怪。贪吃撑胀，节食健壮。

13. 要想能长寿，天天吃黄豆；要想能多活，按摩涌泉穴(脚心)；要想身体好，睡前烫烫脚；要想身体健，天天去锻炼。

14. 饭后百步走，一天精神抖；饭后宜制怒，五脏六腑舒；饭后手旋腹，化食易吸收；饭后即漱口，牙齿终生固。

15. 病从口中入，又从心头生；寒从脚下起，又从贼风生。吃饭七成饱，莫令胀胃撑；心态要平静，莫把闷气生。穿衣保温暖，莫令胸背寒；头部要常凉，两脚要常暖。做到这几点，逍遥度百年。

16. 避风歌

避风如避箭，防病如防难。坐卧防风吹脑后，脑后受风人不寿；更兼醉后卧风中，冷风入内招灾病。

17. 睡眠八忌

一是睡姿勿仰俯；二是睡前勿多虑；三是睡前勿恼怒；四是睡前勿进食；五是睡前勿张口；六是睡前勿多语；七是睡前勿饮茶；八是睡前不过喜。

18. 睡诀

先睡心，后睡眼。

能息心，自瞑目。

坐如钟，卧如弓。

睡如猫，精不逃。

睡如狗，精不走。

睡前烫烫脚，胜服安眠药。

19. 健身养生歌

面常擦，血脉流畅，容光焕发。

目常揩，眼疾不染，视物清晰。

耳常弹，耳聪不鸣，听力敏锐。

齿常叩，不龋不松，齿坚牙利。

背常暖，风邪难入，寒咳不犯。

腹常揉，促进运化，胃肠俱佳。

足常搓，祛风除湿，肯履矫健。

津常咽，宣通百脉，益寿延年。

发常梳，气血充盈，脑聪发健。

浊常呵，吐故纳新，身强体壮。

肛常提，扶正固本，长寿有望。

皮常干，外卫强固，皮疾难犯。

睡常曲，固体益精，身心自安。

20. 饮食习惯歌

饭前喝汤，苗条健康。

饭前洗手，饭后漱口。

卫生是妙药，锻炼是金丹。

要想人长寿，多吃豆腐少吃肉。

青菜萝卜糙米饭，瓦壶天水菊花茶。

鱼生火来肉生痰，粗粮淡菜保平安。

读书要深思多研，吃饭要细嚼慢咽。

早饭吃饱、中饭吃好、晚饭吃少，过午(夜)不食。

21. 营养均衡歌

粗细食，配搭当；主副食，重营养。

淀粉糖，盐脂肪；低摄入，控总量。

调体重，防肥胖；身苗条，体健壮。

五谷杂粮，什么都尝，七八分饱，青春不老。

世间万物，皆有其度，多则有害，少则有弊。

把握适中，方可受益，一日三餐，适可而止。

贪吃厚味，体胖高脂，血压升高，血流变细。

血管变厚，小便变甜，诱发百病，损害身体。

食之过少，营养不及，体形消瘦，羸弱多疾。

22. 饮食有节歌

(1) 节食歌

太饱伤神饥伤胃，太渴伤血又伤食。

饥餐渴饮勿太过，免得撑胀伤心肺。

醉后强饮饱强食，未有此身不生疾。

人节饮食以养身，去其甚者自安逸。

(2) 饮食有度歌

饮食有节度，强身又增寿。

食物多样化,宜杂不宜偏。

三餐讲平衡,粗细搭配全。

每餐八成饱,味美切莫馋。

脂肪无过量,少糖不贪甜。

常吃绿叶菜,饭菜少用盐。

可饮低度酒,喝茶不吸烟。

（3）饮食不过饱歌

若要身体好,吃饭不过饱。

过饱则生滞,生滞病来找。

吃饭八分饱,胃口好到老。

吃饭先喝汤,到老不受伤。

23. 饮疗歌

（1）茶咏

一碗喉吻润,二碗破独闷。

三碗气孔散,四碗发轻汗。

五碗肌肤清,六碗通神灵。

七碗轻风生,八碗身轻松。

九碗临仙境,十碗似升空。

（2）茶保健歌

姜茶能治痢,糖茶能和胃。

菊花茶明目,浓茶伤五内。

饭后茶消食,酒后茶解醉。

午茶长精神,晚茶难入睡。

饭后茶漱口,洁齿除垢秽。

空腹茶心慌,隔夜茶伤胃。

过量茶人瘦,淡茶保年岁。

24. 戒酒歌

为了你的肾,为了你的胃,为你有个健康的心肝肺;为了你的家庭和气美,少喝一回是一回。为了你的健康少喝一杯;为了你的亲人少喝一杯。

都说是酒逢知己千杯少,危难时,酒肉朋友见过谁? 别指望,排忧解愁靠一醉,醒来时自己的痛苦还得自己背。

说什么走熟酒场才能走官场? 说什么人生得意时须尽欢? 要当心乐极会生悲! 似这般逢场作戏何时了? 别忘了妻子老少倚门盼君归。

25. 蔬菜食疗歌

谷物菜畜养身宝,四性五味任君调。要想健康身体好,蔬菜疗歌要记牢。
白菜利尿排毒素,荸荠利咽热火消。补中益气马铃薯,常吃菜花癌症少。
常吃生姜治百病,葱椒姜汤治感冒。吃香菇降压抗癌,吃银耳减肥补脑。
大葱活血能化瘀,葱头发汗退高烧;大豆健脑软血管,冬瓜减肥有高招。
大蒜治痢能抗癌,番茄补血容颜娇。海带含碘散瘿结,瓜豆消肿最利尿。
黑木耳清肺降脂,花椒功效有奇妙;猴头菇抗癌养胃,鸡腿菇降脂胖消。
红薯食来好处多,黄瓜减肥美容貌。胡椒驱寒兼除湿,黄瓜美容抗衰老。
胡萝卜降脂抗癌,健脾益肾有山药。黄豆专治糖尿病,豆浆解毒疗效高。
降脂祛斑煮玉米,金针菇能解疲劳。苦瓜明目降血糖,韭菜补肾暖膝腰。
凉血止血有莲藕,绿豆解暑最为妙。萝卜化痰消胀气,灵芝降酶肿瘤消。
木耳补血防癌变,蘑菇抑制癌细胞。荞麦医治糖尿病,南瓜降糖秀身条。
茄子祛风通经络,开胃抗寒红辣椒。芹菜降糖降血压,禽蛋益智营养高。
山药擅长补脾胃,香菇赛过抗癌药;莴笋通乳利五脏,小豆抗癌防三高。
心血管病食木耳,洋葱杀菌是良药。盐醋防毒能消炎,养心健脑吃茼蒿。
养血平肝黄花菜,薏苡熬粥赘疣消。鱼虾猪蹄补乳汁,银耳强身又补脑。
洋葱治痢防流感,油菜化瘀美容貌。芋头散结治瘀肿,猪牛羊肝补血好。
芝麻润肤又乌黑,生姜健胃抗衰老。亭亭玉立荷莲藕,止血安神解酒妙。
紫茄祛风通脉络,清心养肺食百合。十月萝卜小人参,土豆消肿又利尿。
生菜活血壮筋骨,生姜健胃抗衰老。止咳化痰胡萝卜,芹菜降压抗衰老。
萝卜缨子不要钱,止泻止痢赛黄连。萝卜干姜还有梨,治咳有效又便宜。
多吃芹菜不用问,降低血压喊得应。蔬菜疗疾常食用,强身健体寿命高。

26. 水果是宝

苹果健身血管软,生血安神吃葡萄。荔枝安神能养颜,降压通便吃香蕉。
橙子护心软血管,补血养颜吃樱桃。清热化痰吃甜梨,补血益气吃大枣。
花生降压抗衰老,寿星养生靠鲜桃。生津安神数乌梅,润肺乌发食核桃。

柑橘消食化痰液，抑癌首选猕猴桃。止渴益气菠萝蜜，保健补脾吃红枣。
橘子理气好化痰，生梨饭后化痰好。蜂蜜润肺又益寿，葡萄悦色令年少。
生梨饭后能化痰，苹果消食补中焦。西瓜皮肉均入药，解渴消暑又利尿。
调理肠胃无花果，酸奶常饮便秘少。强肾明目枸杞子，养血安神龙眼好。
银杏清血防中风，核桃润肤能健脑。芝麻明目养头发，板栗强骨壮骨腰。
止渴解乏吃菠萝，疏通肠胃益处多。椰子果汁能止渴，既能防暑又清火。
养血明目又生津，益肺平喘食白果。消食降脂是山楂，抗癌健胃降血压。
健胃补脾食草莓，气血和顺力不亏。无花果中有琼浆，能防能治高血糖。
山区佳果数板栗，提神健脑补肾气。藕节止血能散瘀，能治咳血止血痢。
水果各味能疗疾，合理食之收效益。柿饼清热又健脾，止渴补血疏脉理。
吃桃补血并补气，润燥还能健身体。柑橘理气润燥湿，止咳化痰清口气。
李子止渴带生津，多食反而要害身。滑肠补肾强腰身，补肝健肾数桑葚。
枇杷美味治哮喘，孕妇食之能助产。罗汉果小功效大，润喉止咳把痰化。
补中益气数桂圆，干鲜龙眼营养全。阴虚内寒可食杏，补充胃酸食欲兴。
梅子解渴又安神，乌梅可杀痢疾菌。猕猴桃能防癌症，常食也能治胃病。
梨汁止渴润肺心，滋润咽喉有橄榄。既解毒来又化痰，润肺乌发核桃仁。
红枣补脾又生津，调和诸药润肺心。苹果止泻又开胃，辅助消化又补锌。
莲子清心降血压，松子壮骨治咳嗽。桂圆滋阴能安神，枸杞壮阳抗衰老。
橘子通便降胆醇，山楂降压助消化。腰果养心能补肾，榛子健脑忧郁消。
柠檬清暑降血压，草莓养颜治咳嗽。菠萝健胃降血压，西瓜防暑又利尿。
桑葚固精治便秘，乌梅驱虫治咳嗽。木瓜降压软血管，降压抗癌猕猴桃。

27. 花疗歌

花卉飘香疗疾病，四性五味任君选。杏花味苦可温补，梨花润燥可化痰。
兰花去腻清肺热，梅花解郁能疏肝。止血收敛数玫瑰，平肝降压有牡丹。
清暑止血食荷花，桂花暖胃又散寒。烫伤调经选月季，合欢花儿助君眠。
长发香肌茉莉花，腊梅止咳又化痰。醒脑安神夜来香，健胃止呕葛花餐。
痔疮便血槐花验，白菊明目又平肝。妇女停经选红花，月经疼痛有凤仙。
鼻炎服用辛夷花，金银花蕾治黄疸。百合润肺又止咳，迎春消肿可发汗。
治疗中风圣诞花，芍药敛阴又柔肝。槐花味美滋脾胃，桃花润肤美容貌。
参花泡茶可补脑，丁香花治气管炎。清热水肿南瓜花，昙花煎服结核安。

食用桃花能美容，治疗呃逆柿花煎。润肺止咳百合花，合欢花儿助睡觉。

消炎解毒金银花，菊花止晕明目好。祛暑清热食荷花，桂花暖胃寒湿消。

28. 水果食疗歌

花花果果皆是宝，养生保健不可少。板栗强筋又健骨，荸荠凉血解毒高。

腹泻痢疾吃石榴，补血养胃常用枣。柑橘消食化痰液，瓜豆消肿能利尿。

枸杞延年长寿禄，核桃乌发益智高。桂圆健身补中气，红薯抗癌最有效。

花椒胡椒驱寒湿，健脾补虚吃红枣。花生降醇也健胃，抗癌高手猕猴桃。

健脑佳品龙眼肉，苹果健脾容貌娇。橘子理气能化痰，梨能化痰止咳燥。

莲藕滋阴又止血，葡萄悦色令年少。绿豆解暑真上品，驱寒化湿食胡椒。

平喘化痰常吃桔，润肺通便吃香蕉。软梨润肺治咳嗽，润肺乌发吃核桃；

山楂能降胆固醇，山楂降压抗衰老。生津安神吃乌梅，生津安蛔数乌椒。

生梨饭后能化痰，山楂消食化痰好。柿子清热解毒素，西瓜消肿又利尿。

香蕉通便解胃火，抑癌上品猕猴桃。玉米抑制胆固醇，益肾强肝吃核桃。

劝君注意常食疗，必定少向医院跑。

29. 荤菜食疗歌

若问食疗之根本，平衡膳食最重要。蜂蜜润肺又益寿，牛羊乳奶含钙高。

精力衰竭食泥鳅，鸽子蚕蛹强精妙。鸡汤补虚添高寿，动物肝脏明目好。

鱼虾能把乳汁补，禽蛋益智营养高。依据情况选食疗，多样进食营养好。

30. 保健粥谣

（1）保健粥谣一

要使皮肤好，粥里加红枣；若要治失眠，煮粥加白莲。

贫血气不足，粥加桂圆肉；润肺止咳嗽，百合粥能克。

防暑清热毒，多喝绿豆粥；乌发且补肾，粥加核桃仁。

若要降血压，粥里荷叶加；滋阴润肺好，粥放银耳巧。

健脾助消化，楂粥顶呱呱；多梦又健忘，煮粥加蛋黄。

（2）保健粥谣二

世人皆想学长年，不知长年在眼前。

我学宛丘平易法，且将食粥致神仙。

晨食少许淡米粥，甚益人，足津液。

利尿消肿治脚气，赤豆稀粥胜药剂；

伤风感冒闹肚疼,红糖姜粥效验灵;

止泻健脾补五脏,粥中宜把扁豆放。

要想身体常康乐,科学喝粥乐呵呵。

31. 食品六宝

"圣果"核桃果中宝,补肾养肝健大脑;

"百果之王"猕猴桃,营养保健是瑰宝;

海带海藻"水中宝",净化血液保健好;

"黄金"玉米粮中宝,养血防癌健大脑;

黑木耳是"木生宝",稀释血液溶栓好;

胡萝卜是"菜中宝",抗癌降压防感冒。

32. 饮茶歌

姜茶能治痢,糖茶能和胃。

菊花茶明目,烫茶伤五内。

饭后茶消食,酒后茶解醉。

午茶长精神,晚茶难入睡。

饭后茶漱口,洁齿除垢秽。

空腹饮茶心里慌,隔夜剩茶伤脾胃。

过量饮茶人黄瘦,淡茶温饮保年岁。

33. 茶咏

诸药为各病之药,茶叶为百病之药。茶水喝足,百病可除;

茶粥药膳,益寿延年;常喝茶,不坏牙。隔夜茶,毒如蛇;好茶一杯,精神百倍;多茶血通,预防癌症。

早茶一盅,一天威风;午茶一盅,浑身轻松;晚茶一盅,提神去痛;一日三盅,雷打不动。

34. 其他食疗歌诀

(1) 姜的食疗歌诀

冬有生姜,不怕风霜。

一日不吃姜,身体不安康。

早晨吃片姜,赛过人参鹿茸汤。

姜开胃,蒜败毒,常吃萝卜壮筋骨。

冬天一碗姜糖汤，去风去寒赛仙方。

女子三日不断藕，男子三日不断姜。

(2) 萝卜食疗歌诀

吃萝卜喝热茶，气得大夫满街爬。

冬吃萝卜夏吃姜，不劳医生开药方。

萝卜好比顺气丸，能治肚胀能化痰。

胡萝卜，小人参，常吃常服长精神。

红萝卜，显神通，降压降脂有奇功。

(3) 大蒜食疗歌诀

只要三瓣蒜，痢疾好一半。

大蒜不值钱，能防脑膜炎。

大蒜是个宝，抗癌效果好。

一香能驱百臭，一蒜能杀百菌。

(4) 养生长寿歌

养生长寿有秘诀，科学饮食应知晓。

绿茶红酒胜饮料，抗癌通络还健脑。

每周一碗骨头汤，延年益寿骨骼好。

蘑菇木耳经常吃，提高免疫心不闹。

酸奶要比牛奶棒，维持平衡很重要。

豆浆里面含寡糖，钾钙镁比奶蛋高。

早上一碗玉米糊，软化血管血压好。

晚餐喝碗小米粥，呼呼大睡梦还少。

粗粮细粮搭配吃，燕麦大麦少不了。

红薯土豆和山药，抗癌排毒防三高。

西红柿要做熟用，番茄素是抗癌药。

胡萝卜是美容菜，养颜乌发抗衰老。

大蒜头是防癌王，切片生吃效果好。

一周最好一餐鱼，吃鱼别忘吃鱼脑。

鸡鸭鹅肉煮汤喝，有益心脏蛋白高。

核桃杏仁开心果，每天吃点可补脑。

水果每天两三样，榨成果汁营养好。

吃饭只需八成饱，多的两成没用了。

四分主食六分副，四分细粮六分粗；

四分动物六分植，四六比例要记牢。

清晨一杯凉开水，戒烟限酒要做到。

晚上十点按时眠，午间小憩不能少。

户外运动晒太阳，有氧锻炼很重要。

家庭和谐人心畅，阳光心态乐逍遥。

科学养生记在心，健康长寿身体好。

35. 食疗相反歌

饮食主要二十反，注意调配要记好；柿子反白酒中毒，柿子反红薯结石；

柿子反蟹子中毒，栗子反牛肉呕吐；蜂蜜反豆腐耳聋，蜂蜜反洋葱伤眼；

萝卜反水果甲肿，萝卜反木耳皮炎；芹菜反鸡肉伤元，芹菜反兔肉伤发；

香蕉反芋头腹胀，香蕉反白薯面斑；西瓜反羊肉伤元，对虾反维 C 砷毒；

花生反黄瓜伤身，苋菜反甲鱼中毒；鸡蛋反鹅肉损脾，鲤鱼反甘草有害；

菱角反猪肉肝疼，狗肉反红豆伤身；以上食疗要记牢，长期坚持身体好。

（三）饮食养生名言

1. 食不语，寝不言。——《论语》春秋战国·孔丘

2. 凡食，无强厚味，无以烈味重酒。——《吕氏春秋》战国·吕不韦等

3. 阴之所生，本在五味，阴之五宫，伤在五味。——《素问·阴阳应象大论》

4. 谷肉果菜，食养尽心，无使过之，伤其正之。——《素问·五常政大论》

5. 食欲少而数，不欲顿多难消，常如饱中饥，饥中饱。——《养性延命录》南朝·梁　陶弘景

6. 食能排邪而安脏腑，悦神爽志，以资血气。——《备急千金要方》唐·孙思邈

7. 饱食即卧，乃生百病。——《备急千金要方》唐·孙思邈

8. 晚饭少吃口，活到九十九。——《养生要集》唐·张湛

9. 凡食热胜冷，少胜多，熟胜生，淡胜咸。——《养生要录》宋·蒲虔贯

10. 安身之本，必资于食，不知食宜，不足以存生。——《圣济总录》宋·官修

11. 调理脾胃为医中之王道，节饮食乃却病之良方。——《仁斋直指方论》宋·杨士瀛

12. 服饵不备五味四气而偏食之，久则脏腑偏倾，而生其病矣。——《素问玄机原病式》金元·刘完素

13. 节饮自然脾健，少餐必定神安。——《续附·养生要诀》明·胡文焕

14. 五谷为养，五畜为助，五菜为充，五果为益。——《养生四要》明·万全

15. 凡有喜嗜之物，不可纵口，当念病从口入，惕然自省。——《养生四要》明·万全

16. 多饮酒则气升，多饮茶则气降。——《养生肤语》明·陈继儒

17. 食毕，饮清茶一杯，起行百步，以手摩脐。——《昨非庵日纂》明·郑宣

18. 安谷则生，绝谷则亡，饮食自倍，肠胃耐伤。——《养生要诀》明·胡文焕

19. 莫吃空心茶，少食中夜饭。——《类修要诀》明·胡文焕

20. 凡食物不能废咸，但少加使淡，淡则物之其味真性俱得。——《老老恒言》清·曹庭栋

21. 养生之道，莫先于饮食。——《嘉业堂丛书》清·刘承干

22. 粥饭为世间第一补人之物。——《随息居饮食谱》清·王世雄

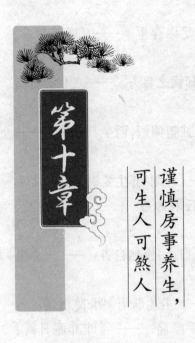

谨慎房事养生，
可生人可煞人

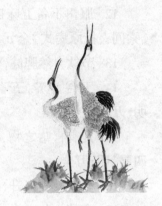

一、合理性爱，健康长在

（一）食色性也，养生必也

《孟子》说：食、色，性也。性，是人的三大本能之一，它和我们的健康有着密不可分的关系。早在两千多年前的《易经》中就有了关于性养生理论的记载。《易经》中讲："男女媾精，阴阳有体。"就是说，人不是上帝创造的，而是男女媾精而来，先有男女，然后才有父子，有父子才有君臣。由此可见，《易经》中把男女看得比皇帝还重要，把人的生命来源看得高于一切。

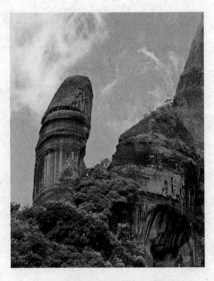

广东韶关丹霞山阳元石

《易经》的八卦其中就蕴含着有关性的内容。郭沫若说，其实八卦本身就代表男女的生殖器；闻一多干脆就说，八卦的阴爻和阳爻就是讲的八种男女交合的动作。《易经》里的乾卦，记载了六个爻,这六句话记载了男女谈恋爱、交合之前的爱抚、相濡以沫的过程,由此可见,《易经》对房事并不避讳,而且提出了很多对我们有启发的养生方法。

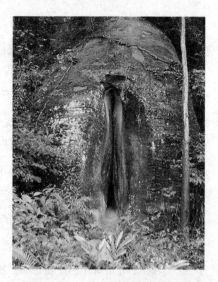

广东韶关丹霞山阴元石

后世在《周易》损益理论以及《黄帝内经》"七损八益"理论的影响下,大胆地创造了具有保健意义的房中术,中医许多名著都有这方面的论述。房中专著据《汉书·艺文志》记载有八家,如《容成阴道》二十六卷、《玉房秘诀》《仙经》《素女经》《玉房指要》等,惜已佚遗。只在《正统道藏》《备急千金要方》、《医心方》《妇人大全良方》《广嗣纪要》中有部分散记载而得以保存下来。

关于房中术,在唐·孙思邈《备急千金要方》中有许多论述。如认为"男不可无女,女不可无男",客观地肯定了性生活的重要性。日本丹波康赖所著《医心方》中也引载了《玉房秘诀》、《玉房指要》、《仙经》、《素女经》等房中术内容。晋·葛洪《抱朴子》也有房中术的不少记载,并提出:"夫阴阳之术……可以治小疾。"

道学之始祖——彭祖,相传高寿八百余,就是通晓养性之术,包括房中还精补脑之术,如《千金方》载曰,"彭祖曰……年至四十,须识房中之术,夫房中术者,其道甚近,而人莫能行…… 是以人年四十以下,即服房中之药者,皆所以速祸,慎之、慎之。"

前苏联和日本对百岁以上老人的调查表明,其配偶多健在。目前也普遍认可有配偶的老人比无配偶者长寿,其中性和谐者又比无性生活或性生活不和谐者寿命更长,故有人讲"坚持性生活,九九仍快活"。

性是本能,它伴生而来,随死而泯。我们"顺乎自然,驾驭自然,不禁不纵,健康长寿",此为性爱养生之道。

(二)女人无夫容憔悴,男人无妻烦事多

莎士比亚说过:"爱情能使人每一个器官发挥出双倍的功能。"适度的性生活的刺激，能使大脑神经系统得到调节，使机体的适应性增强，生理功能保持相对平衡，有益身心健康。因为性腺的分泌不仅对性功能有作用，还对造血、脂肪代谢以及调节水和电解质的平衡都起着重要作用。没有适度的性生活，会使内分泌紊乱，生理平衡受到破坏，反而有碍健康。

不少人受传统观念影响早就分床而卧，大大减少甚至终止了性生活，还自以为是长寿秘诀。西医学研究已经证明，性爱是疾病防治中的一个重要因素，对于中老年人尤其具有积极意义。因为性生活不但能满足其生理需要，还有相互安慰、情绪交流等心理影响，能增强老年人的自信心和生命活力，是老年人健康长寿的一剂良药。

已婚女性在爱情失败与性爱缺失后催人憔悴，除了缺乏正常性爱的抚慰与灌溉而带来的负面影响外，主要由于心情忧郁、情绪消沉、食欲不振、精神萎靡等原因，在生理和心理上耗去心血太多，使她失去了应有的健康。

研究还证明：女性的衰老过程严格地受着性激素的支配和控制，有规律的性生活能使卵巢功能处于健旺的状态，它不仅能保持女性的青春美，而且还能降低女性心血管疾病、骨质疏松等疾病的发病率。同时，健康的性生活能调整女性的月经周期，改善卵巢功能，提高女性的细胞免疫功能，并能阻止或减少阴道炎、子宫内膜炎、输卵管炎等一些妇科病的发生。这些对保持女性的外貌健美无疑也是有益的。

而男的如果无妻，没有和谐的性生活，正常的生理功能会紊乱，影响身心健康，且会想入非非，色胆包天，造出一些不必要的事端。和谐的性生活，不仅能调节和加深夫妻间的情感，而且还有助于女性外貌的健美。凡单身男女都容易衰老，长寿的较少。这是因为阴阳需要结合，阴依阳而生，阳依阴而存，阴阳互为生长。阴阳失调的人易枯竭，所以寿命不长。

已婚男女，如果长期分居，没有性生活，不但影响身体健康，还会影响心理健康，故俗语讲"女人无夫容憔悴；男子无妻烦事多"。

（三）性爱和谐，延年美容

1. 性爱可减少压力。

2. 性爱有助睡眠。

3. 性爱可以保持青春。规律的性生活，可延缓生殖器官的老化，充分体现"用进废退"。一些婚后长期不做爱的人，衰老也快，男的还会因此而性欲退化，造成阳痿。

4. 性爱有利于美容：和谐的性生活，经过拥抱、接吻、爱抚、做爱等过程，起到了相互按摩的美肤美容过程；同时还可促进机体热量的散发，是预防肥胖、保持苗条、留住健美身材的好方法。性生活过程中，血液循环加速，呼吸节奏加快，体温有所增高，脸部皮肤就会显得比平时红润，细胞组织内水分增多，皮肤充盈起来，皱纹自然减少甚至消失，使得芳容更加妩媚可爱。

5. 性爱使伴侣更亲密。和谐的性生活是夫妻两个最为友好、有效的沟通方式，从而使双方更加恩爱。

6. 性爱有助长寿。研究表明婚姻美满的较单身和离婚的更长寿，美满婚姻与性生活有莫大的关系。

7. 性爱可以减少心脑血管疾病。性爱因兴奋可提高心率和血压，如同激烈的运动对心血管系统起的良好作用。偶尔因做爱加速心率是舒展心血管系统的另一种方法，故有"一周做爱三次，心脏病不上门"之说。

（四）气候因四季不同，性爱则养生各异

中医认为，人体与周围环境是一个整体，人体的小环境会因自然大环境的改变而改变，房事养生也因此而不同。如果气候变化太大，超过了人体的调节能力，就会打破人体阴阳平衡，发生气血逆乱现象，此时行房事对身体不利，若此时受孕则不利于男女双方及婴儿。反之，气候平和，温度适宜，环境舒适，身心舒畅，则有利于房事养生。

1. 春季性爱养生

春季阳气上升，万物欣欣向荣，在这样的季节里，人也应和万物一样，勿使思想意识和身心活动受到任何压抑，应让其充分地发生，尽量使身心保持一种畅达的状态。此时，房事次数应当较冬季有所增加，至少不应对其加以过分的制约。这样才能有助于机体各组织器官的代谢活动，增强生命的活力。

2. 夏季性爱养生

夏季各种植物繁荣秀丽，人们也应该心情愉快，使体内的阴阳不受任何阻碍地向外宣通发泄。因此，此季房事亦应是随其意愿，不过度约束，使机体在"阳气浮长"之际，保持苗壮旺盛之势。需要注意的是，大热天气，人体脏腑功能相对减弱，暑气易进入人体阳气，此时房事应适量减少。

3. 秋季性爱养生

秋季天气转凉，万物萧瑟，人也应宁神静志，收敛精气。此时性生活应加以收敛，克制欲望，减少性生活的次数，使体内的阴阳不再向外发泄。

4. 冬季性爱养生

入冬后百虫蛰伏，阳气藏封。此时，人们的性生活需严格控制，尽可能减少性生活的频次。如果在此季屡屡恣情，频频纵欲，则容易导致气弱肾虚，难免得病。

（五）道家性爱养生，尊崇"还精补脑"

道家的性爱养生的精髓是"还精补脑"，其关键就是"交而不泄，弱入强出，还精补脑"十二字。

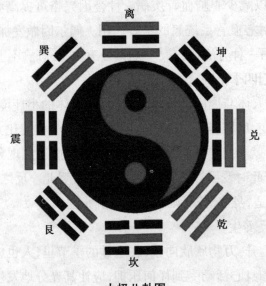

太极八卦图

还精补脑是因为脑为髓，精髓同源，且同源于肾，肾藏精，肾生髓，脑髓皆属于肾，如能还精补脑，则可保肾、脑不受损。

（六）掌握受胎"十机"，优生优育下一代

明代张介宾所著的《景岳全书·妇人规·子嗣类》的"十机篇"，论述了男女交合时应把握好的十个要点。文中认为，行房时若能把握好这十个

要点，不但能使男女双方都获得高质量的房事生活，更能较顺利地怀胎受孕，优生子女。此"十机"的具体内容参见相关文献。

二、房事不节，伤精损寿

(一) 性爱有七损，养生需提防

性爱固然对身体有好处，但一些不节制、不得体的房事，会对身体造成伤害。粗暴快速是谓损，过频过猛皆易导致纵欲精竭，性事毕，大汗出，气喘心乱，头晕眼花甚而阴中拘挛，少腹灼热是谓损。病后、劳累、饥饿、不悦、酒后、悲怒等时交接是谓大损。

(二) 房事不节制，伤肾更伤脑

通常以为房事不节制，纵欲过度，受伤害的只是肾，其实在伤害肾的同时，更主要的是伤脑。中国古代道家提出"还精补脑"观点，意思是做爱时如果不射，它可以返回去补脑。《黄帝内经》告诫一些年轻人"不知持满"，就勉而为之、强而行之，"务以快乐"，结果"半百而衰也"，而且脑子迷糊。

中医认为肾属水脏，位于下焦，藏精，主骨生髓，脑属奇恒之腑，位置最高，为诸阳之会，主认识。一属阴，一属阳，上下升降互济，肾精肾水上滋脑髓，脑固摄升提肾气，相互作用，互生互长。肾亏则脑髓失养，神明清窍失灵，脑神不清，则肾不气化，以致百病丛生。

脑为髓海，由精气所化生，有九宫百节结构，为元神之府，通过经络、脊髓等与全身密切相连，具有主持思维，发生感情，产生智慧，控制行为，支配感觉，统率全身的综合作用，因而脑是人体生命活动的根本。肾藏精，精生髓，肾精充沛，髓海满盈，则生命健康，反之若肾精不足，髓海空虚，脑失所养，则产生病变。

肾主骨生髓，脑是生命活力的根本，生命力就是骨髓和脑髓，有了它们就有了体力和精力。性生活不节制，纵欲过度，首先损伤的是肾，接着损伤的是脑，但最初表现出来的是脑，进而对全身的功能器官均有损害。所以古人讲"淫声美色，破骨之斧锯"，不节制行房，就好比是在用斧锯砍破骨头。

(三) 贪色纵欲，难尽天年

人由于贪色纵欲，造成精气外泄，肾气不足，导致精神不振，腰酸腿软,体虚乏力,头昏耳鸣,口渴盗汗,睡眠质量不高,抵抗力减弱,从而百病滋生,寿命减短。

精气于人,如油养灯,纵欲过度,身体被掏空了,油尽灯灭,不死也残。一些人总是仗着自己身体好,年富力强,对性生活过度迷恋。频繁的性生活,性系统长期处于一种超负荷工作状态,造成性系统负荷过重,没有足够的休息、恢复时间。长期下去,不堪重负的性系统就会出现功能紊乱,进而造成人体的伤害。

青少年不要过早地开始性生活。由于青少年性器官、性心理尚未完全发育成熟,过早性生活,甚至性生活过度,不利于性激素分泌稳定,会加重还未发育成熟的性系统的负担,容易最终导致生殖系统出现各种问题甚至性功能障碍。古代一些不满14岁的人就嫁为人妇,如努尔哈赤、纪晓岚等人都娶了13岁左右的小女孩,在高频繁的性生活下,这些如花似玉的女孩长大后落下一生的病,丧失了生育能力,后来均花开过早,花谢也速。

佛教净土宗十三祖印光大师曾讲:"吾常谓世间人民,十分之中,由色欲直接而死者,有其四分。间接而死者亦有四分。以由色欲亏损,受别种感触而死,此诸死者,无不推之于命,岂知贪色者之死,皆非其命……由是知天下多半皆枉死之人。"

贪色纵欲能让人速死,难尽天命,人应该节欲,固本培元,使自己精力旺盛,抵抗力增强,从而百病不侵,寿命绵长。故彭祖说:"上士各睡一床,中士各盖一被,吃百副补药,不如单睡独卧。"因此每个人都要"节性自好,节欲保命"。

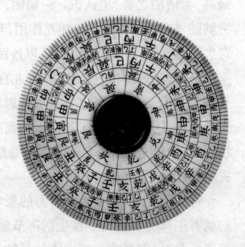

八卦图

三、房事乃天道,交合有禁忌

《玉房秘诀》云:"合阴阳有七忌:第一忌晦朔望弦以合阴阳损气,以是生子,子必形残,宜深慎之。第二忌雷风,天地感动,以合阴阳血脉涌,以是生子，子必痈肿。第三忌新酒饱食，谷气未行，以合阴阳，腹部彭亨，小便白浊，以是生子，子必癫狂。第四忌新小便，精气竭，以合阴阳，经脉得涩，以是生子，子必妖孽。第五忌劳倦重担，志气未安，以合阴阳，筋腰苦痛，以是生子，子必夭残。"

（一）色是刮骨钢刀，贪欢禁忌次数

淫欲过度，会损伤身体。精液里面含有精气、元神，"一滴精水，万滴血水"，精液是比血液更珍贵的东西，因而房事过多会损神折寿的。故俗话说，"色是刮骨钢刀"。

房事多少与年龄的大小、体质的强弱相关，俗谚"惊死暝暝一，不惊死暝暝七"，是说怕死的一晚上只交合一次，不怕死的一晚上交合七次。还有讲"二更更，三暝暝，四数钱，五烧香，六拜年"，意思是，二十岁时每更（两小时）可交合一次；三十岁时一天可交合一次；四十岁就要像一五一十数钱那样，每五天交合一次；五十岁时就要像初一、十五烧香那样，每半月一次；到了六十岁就要像一年一度的拜年那样，一年只能交合一次。现在有人开玩笑将性爱比喻为：二十岁时是广告，随时插播；三十岁时是新闻联播，一日一播；四十岁时是每周一歌；五十岁以后是春节联欢晚会，一年一播。这都是讲年龄与性爱次数禁忌的比喻。

《素女经》中也有此类劝诫："人年二十者，四日一泄；年三十者，八日一泄；年四十者，十六日一泄；年五十者，二十一日一泄；年六十者，毕，闭精勿复泄也。若体力犹壮者，一月一泄。凡人气力，自相有强盛过人，亦不可抑忍。久而不泄，至生痈疽。若年过六十，而有数旬不得交接，意中平平者，可闭精勿泄也。"

在社会上，也禁忌淫欲过度的告诫作用，不少事业心强，成就欲大的人，每每以禁约房事来逼促自我上进。甚至有禁欲、节欲可以直接影响到货币、粮食、物质增长的迷信思想存在，并以为禁绝房事可以使精力得到储存，并因此而影响到其他事物也产生类似的效应。

因此，为了身体健康和长寿，不过贪一时之欢，需要根据年龄和身体状况，在次数上有所节制。

（二）性爱属纯洁，禁忌不洁时

李时珍的《本草纲目》描述："女子阴类也，以血为主，其血上应太阴，

下应海潮，月有盈亏，潮有朝夕，月事一月一行，与之相符，故谓之月水、月信、月经……女人入月，恶液腥秽，故君子远之，为其不洁，能损阳生病也。"所以妇女之月经，历来被视为"血污"，是不洁的，此时不应行房事。把女子的月经视为不洁的血污而不能同房，过去是对女性的一种歧视，现在看来实际上是对妇女的一种保护，在月经期间行房事，会对妇女造成很大的伤害，极易患上妇科病，其至造成终生不育。

过去也有将房事均称为不洁的行为，常常小心避忌之。在农村有"宁承丧，不承双"风俗，即宁可把床借给人办丧事用，也不愿意借人结婚用，认为在让外人在主人家的床上做爱，会脏床，主人家会遭晦气的。如果夫妻外出没办法睡了别人的床，临走时一定要留下一些"买床钱"，是对自己不洁行为的一种赎罪，有人还要求购买鞭炮来鸣放以驱除晦气。中国许多民族都有忌外来夫妇在自家同宿的习俗，包括自家女儿、女婿也是如此。否则便于家不吉利，或说会影响自家后代子嗣的续衍等。在江南，船家也忌讳男女搭客在船上交媾。

此外，还要禁忌孕妇、产妇行房事，在怀孕期间，尤其是怀孕的 1~3 月和 8~9 月忌房事，是恐胎儿受损，怕流产。在怀孕要生小孩的后三个月行房事，认为生下的孩子长大后好淫佚。产后"过月子"期间，也忌房事，产妇身上不干净，会使男女染上疾病。

以上不洁的禁忌种种，都是前人的经验总结，也有部分是经现代科学证明了有道理的行为，需要注意。

(三) 房事本神圣，禁忌交合地

性行为虽是神圣的，但毕竟也是一种不洁的行为，所以性行为场合不当会亵渎神明。古人在鬼神常在的地方，或者鬼神出没的时间里，在与鬼神交往(遭遇)的场合下，或者涉及鬼神意志的方面都是禁忌行房事的，惟恐亵渎了鬼神，使人们遭受不幸。

因此在宗祠里、祖堂上、庙宇内、宫观中、神龛下、井灶旁、坟墓地、棺柩处等位置都是严禁行房事的。因为这些地方都是鬼灵神明常居地或出入处，男女如在此交合，势必会亵渎、触犯了鬼神精灵。如果惹得它们恼怒起来，会给人类降下灾祸。

天地是天神地仙的驻处，所以民间禁忌在露天野合的风俗。男女交合必在避开天地的房间里、床铺上。因而将性交行为雅称为"房事"、"床笫之欢"。不在房中交合的则称之为"野合"。野合是犯忌讳的。野合会污秽天地，冒渎神明。违犯禁忌者会遭五雷轰顶，被劈而死。故行房需避天地，进而避人耳目，性行为忌讳直露人前的观念，还形成了一种道德风尚。俗语讲的"上床夫妻，下床君子"、"君子厅，小人房"即是要求尽量使夫妻之间的性行为、性生活不外露。民间，不但忌讳公开谈论性行为，就是夫妻间在这方面也都讳言极深。一般行房事还要避开日月之光能照耀到的地方，要在黑暗中进行，否则，即使在房中也怕不够隐蔽。

（四）房事太神奇，禁忌交合日

男为阳，女为阴，男女交合，为阴中求阳，阳中求阴，阴平阳秘，阴阳调和，才有利于养生。否则，阴阳不调，不但不利于后代的繁衍，还会生出许多祸患来。所以男女行房事有阴阳时日方面的禁忌。

冬至、夏至前后半月内禁忌房事，因为冬至阳气尚微，夏至阴气尚微，如草木萌生，易于伤伐，阴阳不能调和，这时候行房事难以配合节气而走泄了精血，导致神气疲乏。

每年五月初五，俗称"五毒日"，九月九日，俗称"九毒日"，均忌房事。九月九日称"重阳节"，此时是阳盛阴衰，且"重九"是阳数之巅峰，盛极而衰，过后转而为阴数了，所以禁忌一切冒失的行为，小心慎行，包括房事也在禁忌之列。每日的晨昏，也是阴阳转换交接的时刻，此时亦恐阴阳不调而禁忌房事。

除此之外，本命生辰日正冲甲子、庚申晦朔之日行房事也是忌讳的。

（五）房事本高洁，禁忌交合时

在日蚀、月蚀、暴风、骤雨、电闪、雷鸣、地震、水灾、旱灾、雹灾、蝗灾、瘟疫等情况下会行房事是禁忌。

一些重大的节日，如赛水神活动期间也禁忌夫妻同床，纪晓岚《阅微草堂笔记》"槐西杂志篇"记载，在赛水神活动中，曾经有一名当会首的舵工，因"一夕犯不洁（夫妻同房），方跪致祝，有风刮灰扑其面，骨栗神悚，几不成体。退而拂拭，则额上现一墨画秘戏图，神态生动，宛肖其夫妇，洗濯不去，转更分明，故以膏药掩之也"。

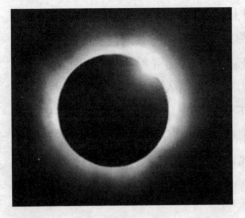

日蚀

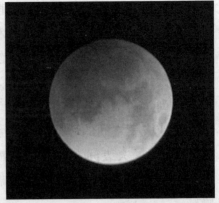

月蚀

（六）房事已劳神，禁忌交合态

古代人的养生十分重视交合忌讳，除对时间、地点有禁忌的论述外，对交合时的身体状态也有禁忌论述。黄帝杂禁忌法曰，人有所怒，血气未定，因以交合，令人发痈疽，又不可忍小便交合，使人淋茎中痛，面失血色，及远行疲乏来入房，为五劳虚损，少子，且妇人月事未绝而与交合，令人成病。"

房事虽不多，如若不当也会损伤身体。在身体劳累困乏时是禁忌房事的，俗语说"百里行房事者病，行房百里者死"，意思就是远行前后禁忌行房事，走远路后再行房事会生病的，而行房事后再走远路就更危险。行房事的危害还与人的情绪有关，一般心情郁闷、愤怒的时候是禁忌房事的，因为情绪闷躁、恼怒是肝火太盛的表现，此时行房事，会火上浇油，伤肝损脾的。

另外，受到惊吓之后，情绪紧张，也不能行房事。还有吃得太饱或空肚腹时也不宜行房事。醉饱后行房事会损伤五脏，醉酒后行房事还常见感冒，空腹时行房事会大伤元神。凡有病，或病未痊愈时都禁忌房事，痨病者最忌行房事，虽已养好痊愈，看上去很强健了，仍要断欲一年以上，否则，将无可救药。生疮出痘后，如未完全复原，千万不可行房事，否则，疮破痘发，无可收拾。眼疾未愈或始愈，不可行房事，否则眼会失明。伤筋动骨的，要养好伤后再断欲两个月才行。俗话说，"伤筋动骨一百天"，即是一百天才能复原的意思，那么行房事则需要再加上七十天才行，否则百日内行房必死，刚过百日就行房也会导致残废。行房的场所忌阴冷，竹席上忌行房事，因竹子性寒冷，犯者易感寒气，将来会落得腰酸腿疼。民间有忌与女阴无毛的所谓白虎女子行房事的禁例。

行房事时男女的精力十分集中，事后，双方都松懈下来，需要休息。此时是本身防御力量最虚弱的时刻，因而也就有许多禁忌，以保障房事后不会发生灾难。民间以为行房后，最忌饮凉水。行房后，暑天不可贪凉，冷天不可冒风雨，否则男缩阳，女缩乳，四脚冰冷，不是落疾病，便是会死亡。妇女行房后，忌马上乳婴，恐血气受损，对婴儿也有不利。

总之在情绪不佳、身体疲倦、患病期间、妇女经期、饭饱酒足、长途跋涉、嫖妓频繁、血压过高、一晚数次、不懂性交、乱服春药、匆忙性交、妊娠前后、子时午时、沐浴之后、场合不分、部下亲友、同事同学、节气不可等均是交合的禁忌。

（七）古有优生学，怀孕有十忌

从优生的出发，我国祖先很讲究种子(受精)时刻，有许多养生、优育的书中都讲到要选择良辰吉日结婚，良辰吉时成对。并总结了不能受孕的情况为：大风大雨忌种子；暴寒暴暑忌种子；阴晦日月食忌种子；大雾大旱忌种子；雷电霹雳忌种子；天昏地暗忌种子；醉酒之后忌种子；丧服未除忌种子；大悲大恐忌种子；方有病忌种子。

违背以上的原则受孕，所生子女有可能：或痴聋、或盲、或病癫、或横生倒产、或四体不全、或五脏有损、或痈疽癌症，或……而就难以做好养生了。所以养生需要从受孕、怀孕开始。

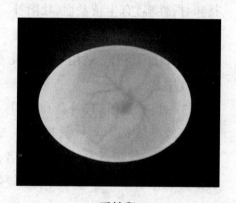
受精卵

四、补肾壮阳，有利养生

性功能障碍是指阳痿、早泄、遗精、少精、性冷漠和不孕症等，绝大多数为功能性的，在采用综合治疗方法的同时，还应注意饮食调理：

1. 多食优质蛋白质。优质蛋白质主要是指各种动物性食物，如鸡、鸭、鱼、瘦肉、蛋类，可提供人产生精子所需要的各种氨基酸。一些动物性食品本身就含有一些性激素，有利于提高性欲及精液、精子的生成。

2. 适当摄入脂肪。调查表明，长期素食的女性，月经初潮年龄推迟，雌激素分泌减少，性欲降低并影响生殖能力。男性由于必需脂肪酸摄入减少，精子生成受到限制，性欲下降，甚至不育。

3. 补充维生素和微量元素。研究证明，维生素 A 和 E 是与维持性功能并延缓衰老有关的维生素。它们在促进睾丸发育、增加精子的生成并提高性欲。

(一) 药补不如食补，食物也可壮阳

药补不如食补，常见的食物中也有不少具有补肾壮阳的功能，以下是常见的具有补肾壮阳功能的食物。

(1) 蚕蛹：含有丰富的营养，能补肝肾、益精气，壮阳治痿，固涩止精。中老年人若有肝肾亏虚、精气不足、阳痿遗精等症，均可食用。

(2) 羊肾：羊肾又名羊腰子。其味甘，性温，有生精益血、壮阳补肾功效。《中华本草》说，羊肾补虚损，阴弱，壮阳益肾。适用于肾虚阳痿者食用。

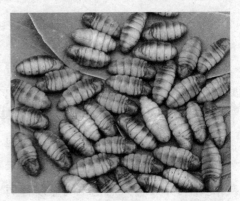

蚕蛹

(3) 虾：味道鲜美，补益和药用作用都较高。中医学认为，其味甘、咸，性温，有壮阳益肾、补精、通乳之功。凡久病体虚、气短乏力、不思饮食者，都可将其作为滋补食品。人常食虾，有强身壮体效果。虾对男的效果较好，而女的吃蟹较好，故有"男虾女蟹"一说。

(4) 驴肉：俗话说："天上的龙肉，地上的驴肉"。驴肉味道鲜美，是一种高蛋白、低脂肪、低胆固醇肉类。中医认为，驴肉性味甘凉，有补气养血、滋阴壮阳、安神去烦的功效。驴肾，味甘，性温，有益肾壮阳、强筋壮骨功效。可治疗阳痿不举、腰膝酸软等症。

(5) 狗肉：狗肉味甘、咸，性温，具有益脾和胃、滋补壮阳作用。《本草纲目》载,狗肉有"安五脏,轻身益气,益肾补胃。暖腰膝,壮气力,补五劳七伤,补血益气"等功效。用黑豆烧狗肉,食肉饮汤,可治疗阳痿早泄。熟附子煨姜烧狗肉能温肾壮阳、祛寒止痛。狗肉性温热,多食可上火。凡热疡及阳盛火旺者,不宜食用。

(6)麻雀:据《增补食物秘方》记载,雀肉能"补五脏,益精髓,暖腰膝,起阳道,缩小便",又治妇人血崩带下。中医学认为,雀肉能补阴精,是壮阳益精的佳品,适用于治疗肾阳虚所致的阳痿、腰痛、小便频数及补五脏之气不足。雀肉烧熟食或酒浸饮,有温阳作用。对阳虚、阳痿、早泄、带下症等有较好的疗效。雀卵和雀脑亦有较好的补益作用。雀脑补肾利耳,熟食,能治男子阳痿、遗精等症;雀卵有助肾阳、补阴精功效。对治疗阳痿、腰痛、精液清冷有效。雀肉大热,春夏季及患有各种热证、炎症者不宜食用。

(7)牡蛎:牡蛎含有丰富的锌及铁、磷、钙、优质蛋白质、糖类等多种营养素。其味咸,性微寒,有滋阴潜阳、补肾涩精的功效。男子常食牡蛎可提高性功能及精子的质量。对男子遗精、虚劳乏损、肾虚阳痿等有较好的效果。

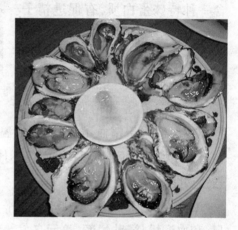

牡蛎

(8)鹌鹑:"要吃飞禽,还数鹌鹑"。鹌鹑肉嫩味香,香而不腻,一向被列为野禽上品。鹌鹑肉不仅味鲜美、营养丰富,还含有多种无机盐、卵磷脂、激素和多种人体必需氨基酸。鹌鹑的肉和蛋是很好的补品,有补益强壮作用。中医认为,鹌鹑肉可"补五脏,益精血,温肾助阳",男子经常食用鹌鹑可增强性功能并增气力、壮筋骨。

(9)鸽肉:白鸽的繁殖力很强,性欲极强,雌雄交配很频繁,这是由于白鸽的性激素分泌特别旺盛所致,所以人们把白鸽作为扶助阳气强身之妙品,认为它具有补益肾气、强壮性功能的作用。

(10)韭菜:韭菜又叫起阳草、懒人菜、长生韭、扁菜等。《本草拾遗》记载:韭菜温中下气,补虚,调和脏腑,令人能食,益阳。《本草纲目》讲,韭菜补肝及命门,治小便频数、遗尿等。韭菜因温补肝肾,助阳固精作用突出。韭菜籽为激性剂,有固精、助阳、补肾、治带、暖腰膝等作用,适用于阳痿、遗精、多尿等疾患。用韭菜籽研粉,每天早晚各服 15 克,开水送服,对治疗阳痿有效。

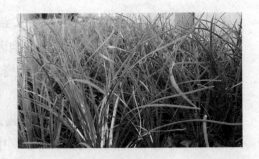

韭菜

(11) 泥鳅:味甘,性平,有补中益气、养肾生精的功效。对调节性功能有较好的作用。泥鳅中含一种特殊蛋白质,有促进精子形成的作用。成年男子常食泥鳅可滋补强身。

(12) 麻雀蛋:麻雀蛋味甘、咸,性温,具有滋补精血、壮阳固

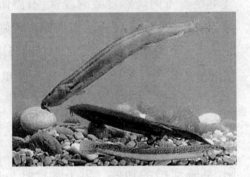

泥鳅

肾功效。适用于精血不足、四肢不温、怕冷等症。由肾阳虚所致的阳痿,精血不足所致的闭经、头晕、面色不佳者,常吃麻雀蛋,具有健体、养颜、增强性功能等作用。

(13) 枸杞子:枸杞子,味甘,性平,入肝、肾、肺经,有滋补肝肾、益精明目、和血润燥、泽肤悦颜,培元乌发等功效,是提高男女性功能的良药。可用于治疗肝肾阴虚、头晕目眩、视物昏花、遗精阳痿、面色暗黄、须发枯黄、腰膝酸软、阴虚劳嗽、老人消渴等症。

(14) 松子:松子是重要的壮阳食品。中医认为,松子仁味甘,性微温,有强阳补骨、和血美肤、润肺止咳、滑肠通便等功效。经常食用有强身健体、提高机体免疫功能、延缓衰老、消除皮肤皱纹、润肤美容、增强性功能等作用。

(15) 荔枝:荔枝味甘,性温,有补益气血、添精生髓、生津和胃、丰肌泽肤等功效。既是健身益颜的保健水果,又可用于治疗病后津液不足及肾亏梦遗、脾虚泄泻、健忘失眠诸症。用于治疗遗精、阳痿、早泄、阴冷诸症,

并可改善机体的贫血状况,以及肾阳虚而致腰膝酸痛、失眠健忘等症。

(二)肾阳亏损虚,需用壮阳药

补阳药是指具有补阳作用,以治疗阳虚证为主的药物。阳虚多与心、脾、肾三脏有关,而肾为一身元阳,为诸阳之本,对人体各脏腑起着温煦生化的作用,所以阳虚诸症往往与肾阳不足有密切关系。

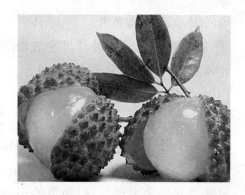

荔枝

补阳药味多甘、咸或辛,性皆温热,多归肾经,主要用于肾阳虚之畏寒肢冷、腰膝酸软、阳痿早泄、宫冷不孕、尿频遗尿、白带清稀、苔白脉迟等。亦可用于脾肾阳衰之腹泻及肺肾两虚的虚喘。

使用补阳药时,除常与补气药、温里药及补肝肾药同用外,还当重视阴阳互根之理,注意配伍滋阴益精血之品,使阳得阴助而生化无穷。补阳药性多温燥,阴虚火旺者禁用。

1. 鹿茸

为鹿科动物梅花鹿或马鹿等雄鹿头上未骨化而带毛的幼角。前者称“花鹿茸”,后者称“马鹿茸”。横切薄片,或劈成碎块,研细粉用。

【功效与应用】

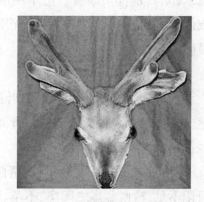

鹿茸

①壮元阳、益精血,用于肾阳不足、精血亏虚之证。本品峻补元阳,作用强而全面,兼能益精血,是壮阳生精益血的要药,临床广泛用于阳虚精亏之阳痿早泄、宫冷不孕、腰膝酸软、遗尿尿频、肢冷神疲、头晕耳鸣、须发早白等。可单用研末服,也可配伍人参、熟地黄、枸杞子等同用,以增强疗效。现代以本品制成鹿茸精,口服肌注均获良效。

②强筋骨,用于肾虚骨痿、小儿发育不良。常与熟地黄、山药、山茱萸

等同用,如加味地黄丸。

③ 调冲任,用于冲任虚寒之崩漏带下。本品有补肝肾,调冲任,固崩止带之功,合当归、乌贼骨、蒲黄等,可治崩漏不止;配伍狗脊、白蔹等可治白带过多。

2. 淫羊藿

为小檗科多年生草本植物淫羊藿、箭叶淫羊藿、柔毛淫羊藿、巫山淫羊藿或朝鲜淫羊藿的地上部分,以地下的根最佳。切丝生用或羊脂炒用最佳。

【功效与应用】

① 温肾壮阳,用于肾阳虚的阳痿、不孕、尿频及妇女冲任虚损之宫冷不孕、性欲冷淡。本品有温肾壮阳,益精起痿之效。可单用浸酒服,也可与熟地黄、枸杞子、仙茅等补肾壮阳药同用。

② 祛风除湿,用于风寒湿痹或肢体麻木,尤其是肾阳虚者。可单用浸酒服。或伍威灵仙、苍耳子、桂心等药同用,如仙灵脾散。

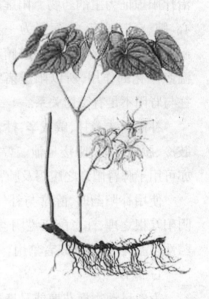

淫羊藿

3. 肉苁蓉

为列当科植物肉苁蓉带鳞叶的肉质茎。主产于内蒙古、新疆、甘肃、青海等地。经盐制者为咸苁蓉。

【功效与应用】补肾阳、益精血,用于肾阳不足、精血亏虚之阳痿、不孕、腰膝酸软、筋骨无力等。治肾虚阳痿,常配伍熟地黄、菟丝子、五味子等同用;治宫冷不孕,常配巴戟天、杜仲等同用。

4. 补骨脂

为豆科植物补骨脂的种子。秋季果

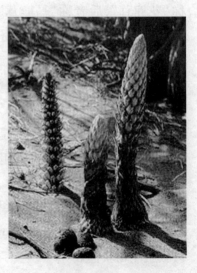

肉苁蓉

实成熟时采收,晒干。生用或盐水炙用。

【功效与应用】

① 补肾助阳,用于肾虚阳痿,腰膝冷痛。治阳痿,可配伍菟丝子、沉香、胡桃肉等,如补骨脂丸。治腰膝冷痛,可配杜仲、胡桃肉同用,即青娥丸。

② 固精缩尿,用于肾虚遗精、滑精及遗尿、尿频。治遗精、滑精,可与青盐等分同炒为末服用。治肾气虚冷、小便无度,可与茴香等分为丸服。

5. 益智仁

为姜科多年生植物益智的成熟果实。生用或盐水炒,捣碎用。

【功效与应用】

① 温脾开胃摄唾,用于脾肾受寒,腹痛吐泻及中气虚寒,食少多唾。治腹痛吐泻,多配伍白术、干姜、党参等同用。治食少多唾,可配伍陈皮、党参、白术等同用。

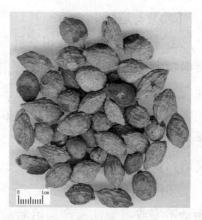

益智仁

② 暖肾固精缩尿,用于肾气虚寒,遗精、滑精、遗尿、尿频。本品既能补肾助阳,又善固精缩尿。治遗尿、尿频,可与山药、乌药同用,如缩泉丸。治遗精滑精,可配补骨脂、龙骨、金樱子等同用。

6. 续断

为川续断科植物川续断的干燥根。生用,酒炒或盐水炒用。传统认为四川产者质量最好。

【功效与应用】

① 补肝肾、强筋骨,用于肝肾不足、腰痛脚弱。常配杜仲、牛膝、萆薢同用,如《扶寿精方》续断丸。

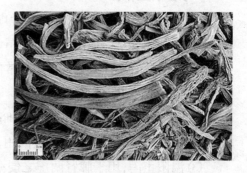

续断

② 止血安胎,用于胎动欲坠、胎漏下血或崩漏经多。本品能补肝肾,调冲任而安胎,兼能止血。治胎动欲坠、胎漏下血,常配阿胶、菟丝子、桑寄生等同用。

③ 续折疗伤,用于跌打损伤、金疮、痈疽肿痛等。本品通利血脉,强筋健骨,兼能活血消肿,为续折疗伤要药,外科、伤科常用之品。治跌打损伤、金疮,可配伍自然铜、骨碎补、血竭、土鳖虫等同用;合蒲公英,可治乳痈。

7. 杜仲

为杜仲科植物杜仲的干燥树皮,盐炙后使用。

【功效与应用】

① 补肝肾、强筋骨,用于肝肾不足的腰痛脚弱、阳痿尿频。杜仲为平补肝肾要药。治腰痛脚弱,常伍补骨脂、胡桃肉同用,如青娥丸。治阳痿尿频,可与山茱萸、覆盆子、菟丝子等同用。合桑寄生、当归、川芎,又治妇女行经腰痛。

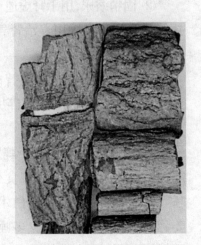

杜仲

② 安胎,用于肝肾不足、下元虚冷之胎动不安或习惯性流产。治胎动不安,可单用本品研末,枣肉为丸服;治习惯性流产,可配伍续断、山药同用。

8. 菟丝子

为旋花科植物菟丝子的干燥成熟种子,生用或盐水炙用。

【功效与应用】

① 补肾固精,缩尿止带,用于肾虚腰痛、阳痿遗精、尿频、带下等。治肾虚腰痛,常配伍杜仲。治阳痿遗精,常合五味子、覆盆子、枸杞子等,如五子衍宗丸。治小便频数或不禁,常配伍桑螵蛸、附子、五味子、鹿茸等;治带下,常配伍莲子、芡实、茯苓等。

② 养肝明目,用于肝肾不足,目暗不明。本品滋补肝肾,为明目要药。常配伍枸杞子、熟地黄、车前子等同用,如驻景丸。

③ 温阳止泻,用于脾肾两虚之便溏腹泻。本品补肾暖脾,有止泻之功。常与茯苓、山药、莲子、白术等同用。

④ 安胎,用于肝肾不足之胎漏下血、胎动不安。常与阿胶、桑寄生、续断等配伍,如寿胎丸。

9. 蛤蚧

为壁虎科动物蛤蚧的干燥体。去内脏及头足,研末或浸酒服。

【功效与应用】

① 补肾阳、益精血,用于肾阳不足、精血亏虚之阳痿。可单用浸酒服,或与人参、鹿茸、淫羊藿等同用,以加强疗效。

② 补肺气、定喘嗽,用于肺气虚或肺肾两虚之久咳虚喘。本品为治虚喘劳嗽要药,尤宜肾不纳气所致者。多配伍人参、杏仁、贝母等同用,如人参蛤蚧散。

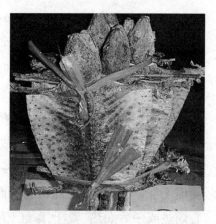

蛤蚧

10. 其他补肾壮阳药

① 巴戟天:补肾阳,强筋骨,祛风湿。用于肾阳虚证及肝肾不足之筋骨痿软,风湿久痹。

② 锁阳:补肾阳,益精血,润肠通便,用于肾阳虚衰,精血津液不足之肠燥便秘。

③ 仙茅:归肾、肝、脾经。温肾壮阳,强筋骨,祛风湿。用于肾阳不足,肾虚腰膝酸软、筋骨冷痛或寒湿久痹。

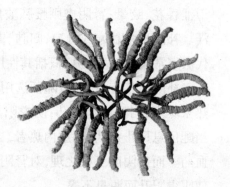

冬虫夏草

④ 冬虫夏草:益肾补肺,止血化痰。用于肾虚腰痛、阳痿遗精,肺虚或肺肾两虚之久咳虚喘、劳嗽痰血。

⑤ 核桃仁:补肾,温肺,润肠。用于肾阳虚证,肺肾两虚之咳喘,肠燥便秘。

⑥ 海马:补肾壮阳,活血散结,消肿止痛。用于肾阳虚证,癥瘕积聚,跌打损伤,阴疽疮肿。

⑦ 紫河车:补精,养血,益气。用于肾气不足、精血衰少之证,气血亏虚之证,肺肾两虚的咳喘。

⑧ 海狗肾:温肾壮阳,益精补髓。用于肾阳衰惫的阳痿精冷、腰膝酸软及精少不育等。

⑨ 沙苑子:补肾固精,养肝明目。用于肾虚阳痿、遗精早泄,肝肾不足之眩晕目昏。

(三) 久劳致阴虚,需用补阴药

阴虚,同阳虚相对,指精血或津液亏损的病理现象,因精血和津液都属阴,故称阴虚。多见于劳损久病或热病之后而致阴液内耗的患者,由于阴虚不能制火,火炽则灼伤阴液而更虚,两者常互相影响。阴虚主症为五心烦热或午后潮热、盗汗、颧红、消瘦、舌红少苔等。

补阴药是指具有补阴作用,以治疗阴虚证为主的药物。

阴虚证多发生于热病后期及慢性病证。多见肺阴虚、胃阴虚、肝阴虚和肾阴虚。肺阴虚则干咳少痰、咯血、虚热、口干舌燥;胃阴虚则舌绛、苔剥、咽干口渴,或不知饥饿,或胃中嘈杂、呕哕,或大便燥结;肝阴虚则两目干涩昏花、眩晕;肾阴虚则腰膝酸痛,手足心热,心烦失眠,遗精或潮热盗汗。补阴药多甘寒或甘凉,归肺、胃或肝、肾经,能滋养阴液、生津润燥,历代医家常以"甘寒养阴"概括其性用。

补阴药各有专长,应随证选用,并作相应配伍。如热病阴液已伤而邪热未尽者,当配伍清热药;阴虚阳亢者,当配伍平肝潜阳药;阴虚风动者,当配伍息风止痉药;阴虚内热者,当配伍清虚热药;阴血俱虚者,当配伍补血药。而据阴阳互根之理,对肾阴虚证,可适当辅以补阳药,于阳中求阴,使阴得阳升而源泉不竭。

补阴药大多滋腻,凡脾胃虚弱、痰湿内阻、腹胀便溏者不宜用。

1. 北沙参

为伞形科植物珊瑚菜的根,切段生用。

【功效与应用】

① 养阴清肺,用于阴虚燥咳、劳嗽咯血或肺热咳嗽。单用即效。亦可配伍麦冬、知母、川贝母、瓜蒌等药物同用。

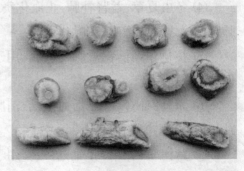

北沙参

② 养胃生津,常用于热病伤津或胃阴虚证。常配伍麦冬、生地黄、玉竹等同用,如益胃汤。

2. 南沙参

为桔梗科植物轮叶沙参或沙参的干燥根,生用。

【功效与应用】

① 清肺养阴,化痰止咳,用于阴虚燥咳,肺热或痰热咳嗽。本品养肺阴,润肺燥,清肺热,并能化痰止咳,可合桑叶、川贝母、麦冬、知母等同用,治阴虚燥热咳嗽,干咳少痰或痰黏不易咳出者。

② 益气,用于热病气阴两伤或脾胃虚弱之证。常与石斛、麦冬、山药、谷芽等配伍。

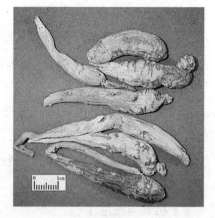

南沙参

此外,可以本品煮猪肉食用,治产后无乳。亦可以本品研末,米汤调服,治七情内伤或下元虚冷而致赤白带下。

3. 麦冬

为百合科植物麦冬的块根,生用。

【性味归经】甘、微苦,微寒。归心、肺、胃经。

【功效与应用】

① 润肺养阴,用于阴虚燥咳。本品为常用的养肺阴、润肺燥的药物,常与

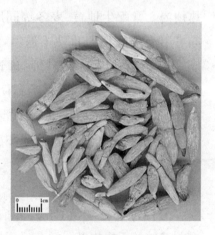

麦冬

天冬配伍,治肺阴虚证,如二冬膏。合桑叶、杏仁、枇杷叶、阿胶等同用,可治温燥伤肺,见干咳少痰、咽干鼻燥、气逆而喘、舌干无苔等症,如清燥救肺汤。

② 益胃生津,用于胃阴不足口渴、消渴,津亏便秘。本品既能益胃阴,又能清胃热,并能生津止渴。治胃阴不足,舌干口渴,多配伍沙参、生地黄、玉竹等同用,如益胃汤。治津液不足,肠燥便秘,多配伍玄参、生地黄等同

用，如增液汤。合乌梅同用，麦冬又治消渴喉干不可忍、饮水不止。

③ 清心除烦，用于温病热扰营血及阴虚有热之心烦不眠。本品既能清心除烦，又能养心安神，常与黄连、竹叶心、生地黄、玄参等配伍，治温病热扰营血，身热夜甚，烦躁不安等症，如清营汤。合清热养阴及安神之品同用，又可治阴虚有热的虚烦失眠。

此外，麦冬与生地熬膏，可治血虚诸证。

4. 石斛

为兰科植物环草石斛、马鞭石斛、黄草石斛、铁皮石斛或金钗石斛新鲜或干燥茎。干后切段，生用；或栽于湿沙内，以备鲜用。

【功效与应用】

① 养阴清热，用于热病后期，虚热烦渴。常配生地黄、麦冬等同用。亦可用治肾阴不足，虚热不退。

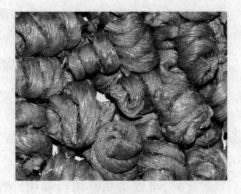

石斛

② 益胃生津，用于胃阴虚证。本品善养胃阴，生津液，是治胃阴不足，食少呕逆，胃脘嘈杂，口渴咽干等的良药。可单用泡服代茶。常配麦冬、白芍、沙参等同用。

此外，石斛还有明目及强腰膝之功，可用治肝肾亏虚，视物昏暗及腰膝软弱。

5. 黄精

为百合科植物滇黄精、黄精或多花黄精的干燥根茎。烫蒸后干燥，切片生用，或酒制用。

【功效与应用】

① 养阴润肺，用于阴虚肺燥、干咳少痰及肺肾阴虚的劳嗽久咳。治阴虚肺燥，可单用熬膏服或与沙参、贝母等同用。治劳嗽久咳，可配伍天冬、熟地黄、百部等同用。

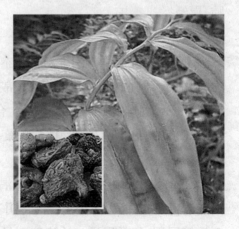

黄精

② 补肾益精，用于肾虚精亏之腰酸脚软、头昏眼花。如《奇效良方》以黄精、枸杞子等份，晒干研末制蜜丸服，用治肾虚精亏之证。

③ 补脾益气，用于脾胃虚弱。本品既补脾气，又益脾阴。如脾胃气虚而倦怠乏力、食欲不振、脉象虚软者，可配伍党参、茯苓、白术等同用。若脾胃阴虚而致口干食少、饮食无味、舌红无苔者，可配伍沙参、麦冬、谷芽等。

6. 枸杞子

为茄科植物宁夏枸杞的干燥成熟果实。主产于宁夏、甘肃等地，生用。

【功效与应用】补肾益精，养肝明目。用于肝肾亏虚，头晕目眩、视力减退、腰膝酸软、遗精消渴等症。本品滋补肝肾常用，且为明目要药。合菊花、地黄等同用，如杞菊地黄丸，为治肝肾阴虚之头晕目眩、视力减退的常用方剂。合干地黄、天冬等，可治肝肾阴虚之腰膝酸软、遗精。单用本品蒸熟嚼食，可治消渴。

7. 龟板

为龟科动物乌龟的腹甲，砂炒后醋淬用。

【功效与应用】

① 滋阴潜阳，用于阴虚内热、阴虚阳亢及虚风内动。龟甲滋阴力强，有较强的潜阳作用，并能退虚热，息内风。治阴虚内热，骨蒸盗汗，常与知母、黄柏、熟地黄等滋阴清热药同用，如大补阴丸。治阴虚阳亢，头晕

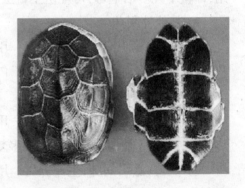

龟板

目眩，常与菊花、石决明等同用。治虚风内动，舌干红绛，常与牡蛎、阿胶、生地黄等同用，如大定风珠。

② 益肾健骨，用于肾虚腰痛脚弱，筋骨不健，小儿发育不良等。常配牛膝、熟地黄等补肝肾药同用。

③ 养血补心，用于心虚惊悸、失眠健忘。可与龙骨、远志、菖蒲同用，即孔圣枕中丹。

④ 固经止血，用于阴虚血热及冲任不固之出血。治崩漏下血，可合牡蛎为散，酒送服；可配伍黄柏、椿根皮、香附等，如固经丸。

8. 鳖甲

为鳖科动物鳖的背甲。蒸后洗净干燥或醋淬用。

【功效与应用】

① 滋阴潜阳，用于阴虚阳亢、阴虚风动。治阴虚阳亢，头晕目眩，常配菊花、牡蛎等同用。治阴虚风动，手足蠕动、舌干红绛，常配龟甲、牡蛎、生地黄等同用。

② 退热除蒸，用于阴虚发热、劳热骨蒸。本品为退虚热要药，常配青蒿、知母等同用，如青蒿鳖甲汤。

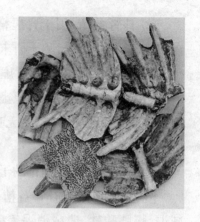

鳖甲

③ 软坚散结，用于癥瘕积聚、疟母。治癥瘕积聚，可配伍大黄、琥珀同用，即鳖甲丸。治疟母，可配伍土鳖虫、丹皮、柴胡等同用，如鳖甲煎丸。

9. 其他补阴药

① 天冬：养阴润燥，清火生津。用于燥咳痰黏，劳嗽咯血，热病伤阴之舌干口渴或津亏消渴，肠燥便秘。

② 百合：润肺止咳，清心安神。用于肺热咳嗽，劳嗽咯血，虚烦惊悸，失眠多梦。

③ 玉竹：滋阴润肺，生津养胃。用于肺胃阴伤，燥热咳嗽，舌干口渴。

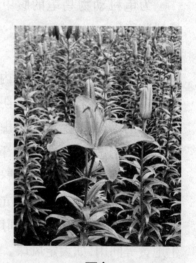

百合

④ 桑葚：滋阴补血，生津润肠。用于阴血亏虚，津伤口渴，内热消渴，肠燥便秘。

⑤ 墨旱莲：滋肾养肝，凉血止血。用于肝肾阴虚，阴虚血热之出血，外伤出血。

（四）补肾壮阳，古有良方

补阳剂，适用于阳虚证。症见面色苍白，形寒肢冷，腰膝酸痛，下肢软弱无力，小便不利，或小便频数，尿后余沥，少腹拘急，男子阳痿早泄，女子宫寒不孕，舌淡苔白，脉沉细，尺部尤甚等。常用补阳药如附子、肉桂、巴戟天、肉苁蓉、淫羊藿、鹿角胶、仙茅等为主组成方剂。同时配伍熟地黄、山茱萸等滋阴之品,以助阳的生化,并可借补阴药的滋润,以制补阳药的温燥;肾阳亏虚不能化气行水,易致水湿停留,故常佐以茯苓、泽泻等淡渗利水之品。代表方如肾气丸、右归丸。

1. 肾气丸

【组成】干地黄240克,山药120克,山茱萸120克,泽泻90克,茯苓90克,牡丹皮90克,桂枝30克,制附子30克。

【用法】上为细末,炼蜜和丸,如梧桐子大,酒下十五丸(6克),日再服。也可以直接泡酒喝。

【功用】补肾助阳。

【主治】肾阳不足证。腰痛脚软,身半以下常有冷感,少腹拘急,小便不利,或小便反多,入夜尤甚,阳痿早泄,舌淡而胖,脉虚弱,尺部沉细,以及痰饮,水肿,消渴,脚气,转胞等。

2. 还少胶囊

【组成】熟地黄、山药(炒)、牛膝、枸杞子、山茱萸、茯苓、杜仲(盐炙)、远志(甘草炙)、巴戟天(炒)、五味子、小茴香(盐炙)、楮实子、肉苁蓉、石菖蒲、大枣(去核)。

【功用】温肾补脾,养血益精。

【主治】用于脾肾虚损,腰膝酸痛,阳痿遗精,耳鸣目眩,精血亏耗,肌体瘦弱,食欲减退,牙龈酸痛,失眠健忘,记忆减退,老年痴呆。

【备注】本品是由宋代《洪氏集验方》之"杨氏还少丹"改剂型而来,常期服用可使精旺、发黑、面色红润、四肢温润,并对治疗不孕不育具有良好作用;并收录入《中国痴呆诊疗指南》中。

(五) 阴中求阳,补阴良方

补阴剂,适用于阴虚证。症见形体消瘦,头晕耳鸣,潮热颧红,五心烦热,盗汗失眠,腰酸遗精,咳嗽咯血,口燥咽干,舌红少苔,脉细数等。常用补阴药如生地黄、麦冬、阿胶、白芍、百合、石斛、玉竹等为主组方。阴虚则阳亢,水不制火而生内热,故组方亦常配知母、黄柏等以清虚热。代表方如六味地黄丸、大补阴丸、一贯煎、百合固金汤。

1. 六味地黄丸

【组成】熟地黄24克,山萸肉12克,山药12克,泽泻9克,牡丹皮9克,茯苓 9 克。

【用法】上为末,炼蜜为丸,如梧桐子大。空心温水化下三丸(现代用法:亦可水煎服)。

【功用】滋补肝肾。

【主治】肝肾阴虚证。腰膝酸软,头晕目眩,耳鸣耳聋,盗汗,遗精,消渴,骨蒸潮热,手足心热,口燥咽干,牙齿动摇,足跟作痛,小便淋沥,以及小儿囟门不合,舌红少苔,脉沉细数。

2. 左归丸

【组成】熟地 240 克,山药 120 克,枸杞 120 克,山茱萸 120 克,川牛膝 90 克,鹿角胶敲碎,炒珠,120 克,龟板胶切碎,炒珠,120 克,菟丝子 120 克

【用法】上先将熟地蒸烂,炼膏,炼蜜为丸,如梧桐子大。每食前用滚汤或淡盐汤送下百余丸(9 克)(现代用法:亦可水煎服,用量按原方比例酌减)。

【功用】滋阴补肾,填精益髓。

【主治】真阴不足证。头晕目眩,腰酸腿软,遗精滑泄,自汗盗汗,口燥舌干,舌红少苔,脉细。

3. 大补阴丸(大补丸)

【组成】熟地黄酒蒸、龟板酥炙各 180 克,炒黄柏、知母酒浸各 120 克。

【用法】上为末,猪脊髓蒸熟,炼蜜为丸。每服七十丸(6~9 克)空心盐白汤送下(现代用法:上为细末,猪脊髓适量蒸熟,捣如泥状;炼蜜,混合拌匀和药粉为丸,每丸约重 15 克,每日早晚各服 1 丸,淡盐水送服;或作汤剂,水煎服,用量按原方比例酌减)。

【功用】滋阴降火。

【主治】阴虚火旺证。骨蒸潮热,盗汗遗精,咳嗽咯血,心烦易怒,足膝疼热,舌红少苔,尺脉数而有力。

(六) 阴阳两虚,阴阳双补

阴阳双补剂,适用于阴阳两虚证。症见头晕目眩,腰膝酸软,阳痿遗精,畏寒肢冷,午后潮热等。常用补阴药如熟地黄、山茱萸、龟甲、何首乌、

枸杞子和补阳药如肉苁蓉、巴戟天、附子、肉桂、鹿角胶等共同组成方剂，并根据阴阳虚损的情况，分别主次轻重。代表方如地黄饮子、龟鹿二仙胶等。

1. 地黄饮子（地黄饮）

【组成】熟地黄12克，巴戟天、山茱萸、石斛、肉苁蓉、制附子、五味子、官桂、白茯苓、麦门冬、菖蒲、远志，各15克。

【用法】上为粗末，每服9~15克，水一盏，加生姜三片，大枣二枚，打破，同煎七分，去滓，食前温服（现代用法：加姜枣水煎服）。

【功用】滋肾阴，补肾阳，开窍化痰。

【主治】下元虚衰，痰浊上泛之喑痱证。舌强不能言，足废不能用，口干不欲饮，足冷面赤，脉沉细弱。

2. 龟鹿二仙胶

【组成】鹿角用新鲜麋鹿杀角，拾的不用，马鹿角不用，去角脑梢骨二寸绝断，劈开，净用十斤（5000克），龟板去弦，洗净，五斤，捶碎（2500克），人参十五两（450克），枸杞子三十两（900克）。

【功用】滋阴填精，益气壮阳。

【主治】真元虚损，精血不足证。全身瘦削，阳痿遗精，两目昏花，腰膝酸软，久不孕育。

五、房事养生名言

（一）房事养生谚语

1. 治身者以积精为宝。
2. 若要不老，还精补脑。
3. 精少则病，精尽则亡。
4. 想活九十九，山妻长得丑。
5. 恣其精欲，则命同朝露也。
6. 过了夏至节，夫妻各自歇。
7. 若要身体好，结婚莫要早。
8. 青壮就节欲，到老宜分居。
9. 千层纱，万层纱，难当一层花。

10. 酒是穿肠毒药，色是剐骨钢刀。

11. 酒是烧身硝焰，色为刮骨钢刀。

12. 女子无夫人憔悴，男子无妻烦事多。

13. 王孙莫作多情客，自古多情损少年。

14. 伤生之事非一种，而好色者必早死。

15. 劝人美色且莫贪，美色好比上刀山。

16. 少私寡欲可以养心，绝淫戒色可以养精。

（二）房事养生歌谣

1. 上士异床，中士异被，服药百裹，不如独睡。

2. 病从口入，福从色败，子若戒之，命同天在。

3. 肾精人之宝，不可轻放跑，惜精即惜命，精固人难老。

4. 人之好色谓之可乐也，不知可乐者在一时，可哭者在一世。

5. 精者身之本也，众人重利，廉士重名，贤士尚志，圣人贵精。

6. 树有根即荣，根绝则枯；人有精则活，保之则寿，损之则夭。

7. 若孤阳绝阴，独阴无阳，欲心炽而不遂，则阴阳交争，乍寒乍热，久则成痨。

8. 谨游于房，积精为宝。天有三宝日月星，地有三宝水火风，人有三宝精气神。

9. 《戒好色》词

红颜虽好，精气神三宝，都被野狐偷了。眉峰皱，腰肢袅，浓妆淡扫，弄得君枯槁。暗发一枝花箭，射英雄，应弦倒。病魔缠绕，空去寻医祷。房术误人不少，这烦恼，自家讨。填精补脑，下手应须早。把凡心打叠，访仙翁，学不老。

（三）房事养生名言

1. 御女之法，能一月再泄，一岁二十四泄，皆得二百岁。——《备急千金要方》唐代·孙思邈

2. 饱暖安乐，纵情恣意，如是夭折者多。——《猗觉寮杂记》宋·朱翌

3. 人年五十者，精力将衰，大法当二十日一次施泄。——《泰定养生主论》元·王珪

4. 元气实，不思食；元神会，不思睡；元精足，不思欲；三元全，陆地

仙。——《养心要语》明·胡文焕

　　5. 酒色之类，使人志气昏酣荒耗，伤生败德。——《食色绅言》明·陈继儒

　　6. 若耗散真精不已，疾病随生，死亡随至。——《遵生八笺》明·高濂

　　7. 聚精之道，一曰寡欲，二曰节劳，三曰息怒，四曰戒酒，五曰慎味。——《摄生三要》明·袁坤仪

　　8. 男贵寡欲养精，女贵平心养血。——《广嗣纪要》明·万全

　　9. 酒色之类，使人志气昏酣荒耗，伤生败德。——《食色绅言》明·陈继儒

　　10. 纵欲戕生，古今同慨。——《退庵随笔》清·梁章钜

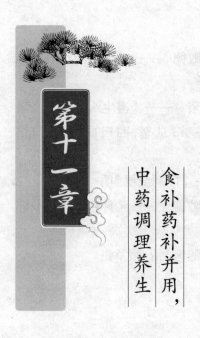

第十一章

中药调理养生

食补药补并用，

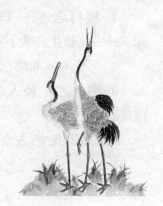

在中医辨证施治理论的指导下，选用相关中药组方配药，或与食疗相结合，组方配膳，调养身体，以达到增强体质，补虚治病，健身防病，促进康复，延缓衰老，益寿延年的目的，这种保健方法称之为中药调理养生。

药物养生的历史悠久，经历了不同的阶段：从《神农本草经》增强体质、延年益寿的上品药物到魏、晋延寿药物，炼丹服石，隋、唐、宋、元补充、丰富、发展了药物养生，明、清时药物养生达到了一个高潮。

一、中药调理养生的原则

中药调理养生的原则：预防为先、审因施补、三因制宜、补勿过偏、补勿滥用、补泻结合、食药并举。

（一）预防为先

《黄帝内经》讲："是故圣人不治已病治未病，不治已乱治未乱，此之谓也。夫病已成而后药之，乱已成而后治之，譬犹渴而穿井，斗而铸锥，不亦晚乎。"

临床调查研究表明，许多老年病，如高血压、冠心病、慢性支气管炎、溃疡病、糖尿病、脑血管意外等，60% 以上开始于中年时期。从 40 岁以后，可开始有针对性进行一些药饵保健，重在脾肾调养。旨在固护先天和后天,补虚泻实,调理气血阴阳,达到动态平衡。

(二)审因施补

运用补养药可分为无病强身和有病调养两类,不管哪一种情况进补,不可盲目进补,一定要根据自身情况审因施补,合理选择药物。

1. 对证施补:虚证的种类很多,但归纳起来,可分为气虚、血虚、阴虚、阳虚四类,因此,应选择相应的补气、补血、补阴、补阳的药物。

2. 审证施法:根据脏腑功能虚损的性质和体质特点,选用不同的进补方法。

根据脏腑功能虚损的性质和体质特点,选用不同的进补方法。①平补法:是针对一些慢性虚弱体质,选用平和温良之品,用药缓图,以求长效。②清补法:是补而兼清的方法,多用于阴虚内热体质或热病后期。③温补法:适用于虚寒体质或虚寒证,多用性味温和,不燥不烈之品。例如里虚寒证可选用党参、白术、砂仁、干姜、甘草之类。④峻补法:适用于虚极和危重症,是用药专力宏,高效、速效药物补救危重症之法。如大出血后,或大汗、大吐、大泻后的虚脱者,可选用独身汤或参附汤等。

(三)三因制宜

1. 因时制宜

①春季,阳气生发,进补用药应顺应生发之气,如选用党参、当归、黄芪、白术等;②夏季,昼长夜短,酷暑外蒸,宜选用一些清补之品,如西洋参、菊花、麦冬、佩兰等;③秋季,燥气当令,易伤津液,宜选用滋阴润燥生津的药物,如银耳、玉竹、百合、石斛、麦冬等;④冬季,气温偏低,阳消阴长,宜温补元阳,并且养阴,可选用何首乌、龙眼肉、杜仲、菟丝子、阿胶等。

2. 因地制宜

根据不同地区的地理、气候特点和生活习惯,选用适宜的药物和补品。

3. 因人制宜

小儿的生理特点主要是"生机蓬勃,发育迅速","脏腑娇嫩,形气未充"。应适当选用助消化之品和补肾的药物,如肥儿丸、核桃仁、桑葚、黑芝麻及排骨之类。

青少年时期,是生长发育的高峰期,因此应注重蛋白质和热能的补充。药物调养可适当选用调养心肾和心脾的药物,如枸杞子、菟丝子、柏子仁、百合、莲子、大枣等。

成年妇女，在生理上有经、胎、产、育等特点，又感情丰富，易产生气血两亏之证，宜注意调养气血，疏理气机。可选用八珍益母丸、当归补血片、乌鸡白凤丸等。

中年时期，生理上开始由盛转弱，因此，应全面调理，再振根基。宜选用补气健脾、宁心安神、补肾益脑的药物。如黄芪、党参、茯苓、白术、远志、菖蒲、柏子仁、枸杞子、杜仲、胡桃仁等。

老年时期，在生理上呈退行性改变，常患有一些慢性病，宜选用药性平和、补而不滞、滋而不腻的药物，如黄芪、党参、太子参、龙眼肉、桑葚、枸杞子、女贞子、西洋参、山药、肉苁蓉、何首乌、杜仲、丹参、百合、玉竹、龟甲等。

（四）补勿过偏

进补的目的在于协调阴阳，宜恰到好处，不可过偏。保健用药组方法度严谨，配伍得当，补泻升降，温清合理，互相协调，有机配合，防止药物的偏颇之弊。

（五）补勿滥用

补是针对虚而采取的方法。因此，要有针对性的进补，缺什么补什么，缺多少补多少。要防止盲目进补，"无虚滥补"和"虚不受补"几种情况。否则，将会导致疾病，或诱发痼疾。

（六）补泻结合

"补"的主要作用在于"扶正"，其含义有二：扶正祛邪，此为攻补兼施，做到扶正而不碍邪；纯补益之法，用药不宜急于求成，而宜缓图其功。"泻"的主要作用在于"祛邪"。盛者宜泻，这是延年益寿的一个重要原则。临床常用降血脂的药物如泽泻、山楂、何首乌、决明子、三七、荷叶、大蒜、丹参、人参、黄芪、杜仲、灵芝、菊花、枸杞子、茵陈、桑寄生、绿豆、黄豆、黑芝麻等。在药物调养中补泻结合，以补虚不碍泻，泻实不伤正为原则。

（七）食药并举

中医养生学中早就有"药食同源，药食同理，药食同用"的思想。历代医家和养生家在养生保健的食疗和药疗相结合方面，已积累了丰富的经验。中医药膳已成为中医一个组成部分。尤其是老年保健，应因势利导，方法多样化,以药效食品制成饮料、菜肴、汤类、粥食、药酒等,有良好的保健价值。

常入药膳的中药有一百多种,中药中有些药物本来就是饮食中常食之品,如山药、百合、薏苡仁、赤小豆、山楂、杏仁、木瓜、枸杞子、莲子、龙眼肉、芡实、荷叶、桑叶、决明子、菊花、茯苓、红花、陈皮、薄荷、桑葚、高良姜、昆布、海藻等。

二、常见的延年益寿中药

(一) 补气药

人参、西洋参、黄芪、党参、太子参、白术、茯苓、薏苡仁、山药、黄精、灵芝等。

(二) 补血药

何首乌、当归、熟地黄、阿胶、龙眼肉、桑葚、紫河车等。

(三) 补阴药

麦冬、石斛、玉竹、龟甲、枸杞子、女贞子、银耳、蜂王浆等。

(四) 补阳药

鹿茸、鹿角胶、蛤蚧、冬虫夏草、肉苁蓉、淫羊藿、巴戟天、菟丝子、杜仲、狗肾等。

三、益寿延年方的组方原则

益寿延年方剂大多是针对年老体弱者而设的。综观历代医籍所载益寿延年之方,针对老年人脾肾易虚之特点,多以补脾肾为主。从总体上讲,方剂的组成是以辨证为依据,药物间的配伍有君、臣、佐、使之分。益寿延年具有保健作用的方剂要遵照一定的法度,有机配合,互相协调,共同达到预期的目的。

(一) 动静结合

补益之品多壅滞凝重,守而不走。例如,补气多甘味,但甘味过浓,则易壅气;养阴血多用阴柔之味,然阴柔者易黏腻凝重,此所谓药之静者。气血以流通为贵,故在用静药的同时,宜加行气活血之味,此乃药之动者。

动静结合,亦补亦理,亦养亦行,相得益彰,达到补而不滞,补而无弊,补得其所。例如,四君子汤中用茯苓,四物汤之用川芎,皆属动静结合之配伍。

(二) 补泻结合

药物养生是以抗衰防老、延年益寿为目的,用药补、泻,都是为了调节人体的阴阳气血平衡,使之归于阴平阳秘的状态。

老年人的生理特点,既有虚的一面,又有火、气、痰、食、瘀的一面。应根据具体情况,虚者补虚,实者泻实,补泻结合。具体方法是补中有泻,以防止补之太过,补之有偏;泻中有补,以防止泻之太猛,泻之有伤。从而达到补而不偏,泻而不伤的目的。例如,六味地黄丸中,以熟地黄、山药、山萸肉为补,用茯苓、丹皮、泽泻为泻,"三补三泻"以共奏补益肝肾之功。

(三) 寒热适中

在配伍组方时,要寒热相伍而用。在寒凉药物中,配以少许热药;在温热药物中,加少许寒凉之品,使整个方剂寒而无过,热而无燥,寒热适中,即得其中和,有养生益寿之功。例如,交泰丸,黄连和肉桂相配,就是寒热并用的代表方剂。

(四) 相辅相成

益寿延年的方剂是以补益为重点,其组方都有其调治的重点,即主治方向,但也必须考虑到与之有关的其他方面。药物的有机配合,可以突出其主治功效,兼顾相关症状,做到主次分明,结构严谨。其组方特点为:

① 开、阖、补、泻合用,组方有补有泻,有升有降,有开有阖,达到补而不滞,滋而不腻,流通畅达的效果;

② 升、降、通、塞并用,用药有升有降,有塞有通,清浊运行有序,出入得宜,各循其常;

③ 寒、热、温、凉同用,用药各有侧重,但寒热温凉兼顾,可纠太过、不及之弊,寒热过偏之害。

四、常用食疗奇效秘方

(一) 治疗高血压秘方

1. 菊楂决明茶

菊花5克,山楂(切片)10克,决明子(打碎)10克,用开水浸泡20分钟,可加适量白糖调味。有降血压、降血脂、强心明目的作用，适用于高血压、高血脂及冠心病患者。

2. 钩藤足疗

钩藤 20 克，剪碎，用布包好（可加入少量冰片），于每晚睡前放入盆中，加温水浴脚，每次 30~45 分钟，可不断加热保持水温，每包用一天，10 天为 1 个疗程，连续 1~2 个疗程后显效。

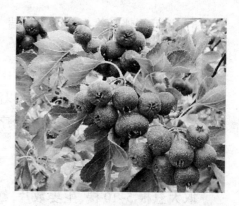

山楂

3. 山楂茶

山楂 15 克，用开水浸泡 20 分钟，加适量白糖调味。有降脂强心、消食开胃的作用，适用于高血压、高血脂、冠心病及食欲不振者。西医学研究证实，山楂具有降血压、降血脂的作用，并有强心和增加心脏冠状动脉血流量的作用，还能抗心律不齐和助消化的作用，而且安全无毒，也可加 10 克丹参同泡，效果更好。

（二）治疗头晕秘方

1. 天麻钩藤鸽子汤

天麻 30 克，当归头 20 克，与洗净的鸽子一起炖，约一小时后，鸽肉炖熟，加入 20 克钩藤，再用文火炖 15 分钟，喝汤吃肉，用于治疗头晕目眩。

2. 独活炖鸡蛋

独活 20 克，鸡蛋 3 个，将独活、鸡蛋加适量水煮 40 分钟，轻轻敲破鸡蛋，再煮 10 分钟，吃鸡蛋，喝汤。每次 2 个鸡蛋，每日 3 次。

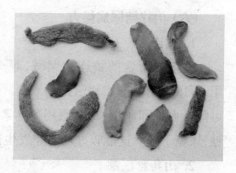

天麻

（三）治疗哮喘秘方

1. 冬虫夏草治哮喘

中医认为，哮喘是由于素有宿痰引起，分为发作期和缓解期，一般难以根治，并可能伴随终生。得了哮喘，可在每年冬天每天吃一根冬虫夏草，连续食用三个冬天而治愈哮喘。

2. 虫草鸭子贝母鸡。一只鸭子，用约 10 根虫草，文火炖至烂熟，服用后可以提高人体免疫力，也可以用以治疗哮喘。用母鸡一只，加川贝母 20 克，文火炖至烂熟服用，可以用于治疗哮喘。

（四）治疗感冒秘方

1. 大葱根

取大葱根 5~10 棵，生姜数片，红糖适量，煎汤饮服，上床睡一觉，可治伤风感冒。

2. 姜汤

生姜 10 克，红糖 3 克，煎汤趁热服下，可治风寒感冒。

（五）除臭脚秘方

1. 取白酒 250~300 毫升加冰糖 50 克冲热水 2000 毫升，调匀之后适温浸洗臭脚，每晚 1 次，3~5 次即愈。

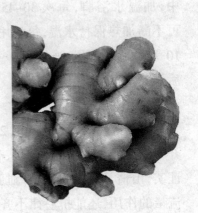

姜

2. 用半颗白萝卜切片，煮半小时后，加入切好的半斤韭菜，再煮 10 分钟，倒入脚盆中，泡脚，可以除去脚臭。

（六）治疗糖尿病秘方

1. 黄连素

黄连中所含的黄连小檗碱，即所谓的黄连素，具有治疗糖尿病的作用，可以服用黄连素片治疗糖尿病。动物实验和临床实践均表明，黄连素可降低血糖和尿糖，每次服用黄连素 0.4 克，每日 4 次，1~3 个月后可使血糖，尿糖下降。这能较好地防止发生糖尿病并发症。

2. 山药薏仁粥

山药 100 克，薏仁 200 克，梨 100 克，南瓜 100 克，加适量水熬粥，每餐服用，连续服用三个月，可见成效。

（七）畏寒怕冷方

1. 鹿肾红参粥

鹿肾（或羊肾）1 只，红参 3 克，桂皮 5 克，大米 100 克，调料少许。将鹿肾切开，剔去内部白筋，切为碎末，红参打为碎末，大米洗净，加入适量水及调料，煮1小时食用。有益气壮阳，填精补髓的作用。适用于老年人虚弱无力，腰膝酸软，畏寒怕冷，耳聋耳鸣，性功能减退等症。

2. 参归羊肉

红参10克，当归头20克，羊肉500克，调料少许。将羊肉洗净切块，与红参、当归、调料放入砂锅中，加水适量，用文火炖煮1~2小时，待水耗干，羊肉熟烂时停火食用。有益气补血，强体抗寒的作用。适用于老年人体质虚弱，面色苍白，四肢无力，畏寒怕冷等症。

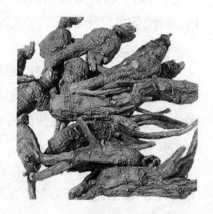

当归头

（八）治疗腰膝酸软疼痛

制杜仲15克，制首乌20克，白芍25克，怀牛膝15克，制延胡索12克，细辛5克，独活12克，羌活12克，川芎12克，当归12克，红花12克，苏木15克，三七12克，巴戟天15克，贯众18克，续断15克，桂枝12克。加10倍量水煎服或泡药酒服用，连续使用1个月即可。

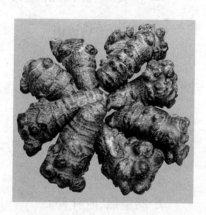

三七

（九）治疗痛经秘方

1. 制延胡索15克，郁金18克，制香附12克，柴胡10克，白芍20克，川牛膝15克，枳壳12克，酸枣仁15克，加10倍量水煎服。

2. 服用延胡治痛片或芬必得。

（十）养心安神，治疗失眠症秘方

1. 桂圆莲子粥

桂圆肉15克，莲子15克，大枣10枚，粳米100克，同煮成粥，加适量白糖。有益心宁神、养心健脾的作用，适用于心血不足、脾气虚弱所致的心悸、失眠健忘、大便溏泄等。

2. 酸枣仁粥

酸枣仁(打碎)10克，粳米100克，同煮成粥。有养阴宁心，补肝安神的作用，适用于心肝血虚所致的心烦失眠、心悸、体虚自汗等。

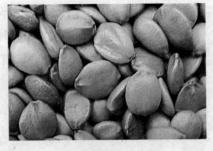
酸枣仁

3. 龙眼肉粥

龙眼肉15克，大枣7枚，粳米100克，同煮成粥。有养心安神、健脾补血的作用，适用于心血不足所致的心悸心慌、失眠、健忘、贫血等。

4. 小麦粥

浮小麦30克，粳米100克，大枣10枚，同煮成粥。有养心神、补脾胃、止虚汗等作用，适用于心气不足所致的心悸不安、失眠等。

五、食补养生锦囊妙句

(一) 防病治病谚语

1. 撑痢疾，饿伤寒。
2. 得病容易治病难。
3. 干血痨，不用瞧。
4. 老怕伤寒少怕痨。
5. 偏头痛，吃川芎。
6. 伤筋断骨一百天。
7. 腰腿痛，吃杜仲。
8. 治疮不能怕挖肉。
9. 百病一针，病情要分。
10. 不干不净，吃了得病。
11. 疮大疮小，出头就好。
12. 干干净净，吃了没病。
13. 红肿高大，大夫不怕。
14. 三月三，荠菜当灵丹。
15. 三肿三消，预备铁锹。

16. 通则不痛，痛则不通。

17. 针灸拔罐，病去一半。

18. 病人怕肚胀，落雨怕天亮。

19. 打石看石纹，医病看病根。

20. 刀闲易生锈，人闲易生病。

21. 疗疮先出血，内毒以寒泻。

22. 饭后行百步，不用上药铺。

23. 饭前一碗汤，不用开药方；

24. 人有四百病，医有八百方。

25. 药方无贵贱，效者是灵丹。

26. 饿不死的伤寒，吃不死的痢疾。

(二) 药食治病歌谣

1. 药名治病歌

常山与草果，摆子无处躲。

吃了萝卜菜，啥病都不害。

吃了马齿苋，到老无病患。

打得满地爬，快用祖师麻。

跌倒地上爬，快用八厘麻。

家有地榆皮，不怕烧脱皮。

家有地榆炭，不怕皮烧烂。

家有刘寄奴，不怕刀砍头。

七叶一枝花，深山是我家。

若要睡得好，常服灵芝草。

识得半边莲，不怕和蛇眠。

铁脚威灵仙，骨见软如棉。

细辛不过钱，过钱命相连。

暴饮暴食易生病，定时定量保安宁。

不喝酒，不吸烟，病魔见了都靠边。

不怕到处痛得凶，吃了元胡就轻松。

穿山甲，王不留，产妇服了奶长流。

冬吃萝卜夏吃姜,不劳医生开处方。

管你伤风不伤风,三片生姜一根葱。

甘草外号叫国老,解毒和药本领高。

家有七叶一枝花,无名肿毒一把抓。

屋有七叶一枝花,毒蛇不敢进我家。

马齿苋,地锦草,痢疾腹痛疗效好。

三月茵陈四月蒿,五月割了当柴烧。

三月茵陈四月蒿,五月六月作柴烧。

生吃瓜果要洗净,吃得卫生少生病。

夏天常喝绿豆汤,防暑解毒保安康。

有人识得半边莲,夜半可伴毒蛇眠。

有人识得千里光,全家一世不生疮。

知母贝母款冬花,专治咳嗽一把抓。

2. 药名食疗歌

若要不失眠,煮粥加白莲。

若要皮肤好,米粥加红枣。

若要双目明,粥中加旱芹。

若要肝功好,枸杞煮粥妙。

血压高头昏,红萝卜粥灵。

便秘补中气,藕粥很相宜。

夏令防中暑,荷叶同粥煮。

欲得水肿消,赤豆煮粥好。

欲增血小板,花生衣煮饭。

口渴心烦躁,猕猴桃粥好。

血虚夜不眠,米粥煨桂圆。

若要补虚损,骨头与粥炖。

3. 食疗好歌赋

食疗好,食疗好,各种食品都是宝。水果之王是苹果,生梨止咳痰水消。

一年四季轮流食,滋肺润肠食香蕉;莲藕强心又安神,身健体康百病消。

利尿特灵玉米须,泥鳅消肿有显效;鸡肉美味益五脏,慈菇解毒有成效。

芋芨化痰消郁结，蘑菇能抑癌细胞；猪蹄鱼虾增乳汁，芦根消热防"乙脑"。

柑橘消食又顺气，禽蛋增智助思考；紫茄祛风通脉络，板栗强壮腿和腰。

菊花枸杞可明目，黄瓜减肥有成效；土豆益气解痉挛，耳聪肾舒吃核桃。

白果补肺又固肾，韭菜补肾助膝腰；维A最多胡萝卜，桂圆健心又强脑。

番茄辣椒维C高，蜂蜜性温和百药；辛辣蒜头杀病菌，黄酒暖身助药效。

食盐坚齿强筋骨，葱根姜汤治感冒；菠菜护脏含铁质，常吃瓜子美容貌。

软化血管多用醋，清血养心用蓬蒿；收敛虚汗蒸山药，多食芝麻抗衰老。

海带含碘治水肿，豆芽不让血脂高；新鲜蔬菜富营养，甘蔗解酒除烦恼。

山楂化食人人知，每天进食实在好；萝卜化痰除胀气，绿豆消火有特效。

赤豆解毒医疗疮，冬瓜消肿又利尿；卷心菜能抑胃癌，健胃补脾煮红枣。

香榧驱肠寄生虫，药芹可降血压高；人人牢记保健歌，多福多寿身体好。

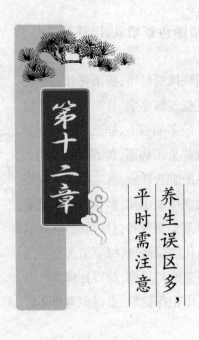

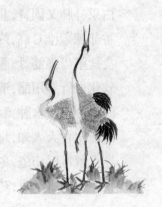

第十二章　养生误区多，平时需注意

一、养生时机的误区

1. 认为养生是中老年人的事

一些人认为养生是中老年人的事，自己年轻，身体好，是不需要养生的。其实千万别以为养生只是中老年人的事，养生应该贯穿于整个人的生命过程，从怀孕、胎儿、婴幼儿、少年、中午、老年，都应该重视养生。

"文王胎教"是典型的胎教对于养生的重要性。传说周文王的母亲太任怀孕后"目不视恶色，耳不闻淫声，口不出傲言"，眼睛里看到的都是花鸟游鱼等美好的事物，耳朵里听到的是悦耳动听的声音，自己讲话温文尔雅。她每天"焚香诵读，观礼听乐"。因为恪守胎教，周文王出生后聪慧过人，教一而知百，品德高尚，健康长寿，享年 97 岁。

中医养生理论认为，影响寿命的因素很多，关键是"养能合道"，主要包括先天禀赋、精神情志、后天调摄、气候与地理环境。张景岳在讲先天禀赋时说"夫人生器质既禀于有生之初，则具一定之数，似不可以人力强者第禀得其全而养能合道，必将更寿；禀失其命而养复违和，能无更夭"。所以，养生与怀孕时的先天禀赋有关，也与小孩出生后到长大的过程中的"后天调摄"，以及生长环境的"气候地理"等有关。试想一个人，如果在年轻时不注重养生，将身体搞垮了，到了中老年才补救还来得及吗？到那时就悔之晚矣。

人生自古百岁少，前除少年后除老。

中间光景时不多，阴晴烦恼又打搅。

到了中秋月倍明，过了清明花更好。

花前月下且高歌，保健养生须趁早。

因此，养生应从娃娃抓起，应该说是从准备受孕怀胎就开始了，并贯穿于整个生命的始终。

2. 认为锻炼是浪费时间

在读书期间，经常有同学抱怨说学习任务重，没有时间锻炼；工作后，也常常听到人讲，平时工作那么忙，哪有时间锻炼呀？

其实身体是革命的本钱，身体好，工作效率才高，锻炼并不会影响学习和工作。

我在读博期间写了三本书，发表了20余篇文章，申请并获得了3个专利，并参与研究了7个新药、还获得省级和国家级科学技术奖各一项……

曾有其他学校的领导问我为什么能在短短的三年取得如此多的成绩，我觉得最为关键的因素是我有一个好身体，早在初中、高中时我就知道锻炼身体的重要性，当那时的同学把锻炼身体看做是一种可有可无的苦差事、是浪费时间时，我就把每天的早操和课间操都当成是一种非常有益的锻炼，而认真去做。

我从初中到大学毕业，即使是下雪，每天早上都是穿着短裤背心跑步。在高一那个冬天，还养成了冬天洗冷水澡的习惯（这也是锻炼毅力的一种方式），高中几年，我每年大年三十都下河游泳。直到现在我还坚持常常爬紫金山，白天没有时间，有时就晚上将车开到山下，摸黑去爬山。只有身体好，精力才旺盛，才能学习好，才能工作好，才能承担更多更重的工作。决定一个人成功与否的十大要素中，养生是其中重要的一条，如果身体不好，一切都是零。

所以，不要把锻炼身体当成是浪费时间！

3. 工作太忙，退休后再养生保健

有些人认为现在工作太忙，没有时间养生，养生保健等到退休以后再说。其实不管什么人，生命过程大致都是相同的：人总是从健康变成亚健康，然后出现躯体的功能紊乱，再变成器质性病变，最后发生脏器损害、脏器衰竭，最终走向死亡。世界上有两件事情往往是一去不复返的：一是青春，二是健康。"没有时间养生，就有时间生病"，或者不注重养生保健，可能会住进医院。因此，养生应该从没有病的时候开始，要"治未病"，有了病再养生就来不及了。

通过养生，让自己身体好，气色好，给客户留下很好的印象，客户也乐于与您打交道。如果一个不注重保健养生的人，每天萎靡不振，有气无力，在与人打交道时，肯定会给人一种不信任的感觉，而影响工作。相反如果注重养生，每天精神饱满，精神抖擞，精力旺盛，工作效率也高，所以，养生是有助于工作的。

一些人认为"动脉硬化是老年病，我还年轻，等我老了再说吧。"其实动脉硬化不是老年人的"专利"，年轻时不"护心"，到年老后再保养就来不及了。现在高心压、高血脂、心脏病等心脑血管疾病正随着人们生活水平的提高和锻炼的减少越来越年轻化，最近有报道说有人不到 30 岁就因心脑血管疾病而去世。

因此，磨刀不误砍柴工，养生需要从小开始，才有利于工作。

二、看病就医的误区

1. 小病也去医院

一些人，特别是小孩，只要有点不舒服，就去医院找医生治疗。其实频繁看病吃药会降低人体自身的免疫能力，而且"是药三分毒"，吃药还有一定的毒副作用。特别是现在的一些医生，只要是患者来了，无论有病没病都会开很多药，这样既是对身体的伤害，又是对钱财的浪费，真是得不偿失。

此外，由于医院人流量大，病人多，其间难免会有一些传染病或流行感冒病毒存在，结果本没有病的，反而有可能会传染上了病，特别是小孩抵抗力差，更容易被传染。所以，不要轻易去医院，最好能懂得一些医疗、保健知识，小病自行调养，或备一些常用的药物，一些伤风感冒在家里吃点药就可以了。

2. 盲目相信医生

现在一些不懂医学常识的患者往往对医生无限崇拜，而盲信医生，只要医生讲的，都认为是对的，医生让做什么检查就做什么检查，医生让吃什么药就吃什么药，这样既浪费钱财，还有可能贻误病情。

特别是个别医生为了降低"药占比"，而对来就诊的患者开很多不必要的检查费，甚至到了不检查就不开药的地步，遇到这样的情况，要问一下是否有检查的必要性，是否有重复的检查。此外，现在个别医生为了某种不可告人的目的，而滥开药品，多开药，开贵药，此时要注意看一些药是否有必要，是否超剂量使用，是否超适应证使用。

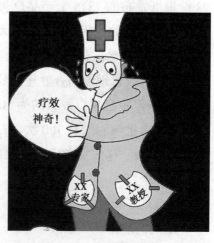

浮夸的药品广告

因此，相信医生，但不要盲信。

3. 经常被广告忽悠

现在打开一些电视栏目，打开收音机，几乎都可以看到、听到一些治疗各种疑难杂症的广告，在街上、小区里或者知名医院的附近，都有一些发送就医的广告。这些广告中也许有真的能看病治病的，但更多的是游医在某个医院承包一个科室而拉客，到这样非正规的医院就医，破财是小事，更多的是贻误病情，或者造成终生残废甚至终结生命。

目前，虚假医药医药广告盛行，各种虚假违法医药广告充斥着各大媒体，已经泛滥成灾。违法医药广告的危害极大，据有关部门统计，每年至

位次	关键词	广告数目	位次	关键词	广告数目
1	权威认证	15	6	新疗法	4
2	根治、不复发	14	7	保密配方	4
3	见效快	13	8	无副作用	3
4	无效退款	7	9	几十年研发、祖传	3
5	低成本	5	10	大量临床验证	3

虚假医药广告中的关键词

少有 250 万人深受其害。

有数据表明,违法发布药品广告的问题已经十分严重:2004 年 1 月至 11 月,国家食品药品监督管理局监测了 50 个电视台(频道)发布的 41281 次药品、医疗器械电视广告,违法发布率为 59%;2004 年 6 至 8 月共监测 98 份报纸发布的 7315 个药品广告,违法发布率为 95%;由于虚假医药广告误导等方面的原因,我国每年大约有 250 万人吃错药。2005 年 9 月至 10 月,各省、自治区、直辖市食品药品监督管理部门依法通报批评并移送同级工商行政管理部门查处违法药品广告共 11 198 次。在这些违法药品广告中,未经审批擅自发布的为 10345 次,占违法发布广告总数的 92.4%;擅自篡改审批内容的有 790 次,占总数的 7.1%;禁止发布广告的 63 次,占总数的 0.5%。违法发布广告次数在 5 次以上的有 232 家药品生产企业的 305 个品种。

因此病了就到正规医院就医。

4. 到医院用药就输液

我有个在海南某家药物研究所当所长的大学同学,有时打电话问她在忙什么,她经常抱怨说:"这段时间太忙了,小孩又生病了,天天都要带她去挂水。"挂水,就是很多人讲的"打点滴",或者又叫"输液"。

几次接到这样的电话后,我终于忍不住对她讲:"你也是学药的,还做了那么多的新药研究,难道不知道,几乎所有打针或输液的药,不都有口服的吗? 如片剂、胶囊剂,也有适合小孩用的口服液、颗粒剂或干混悬剂,甚至分散片,你为什么不给小孩用口服的剂型,却要去输液呢? 输液不仅仅麻烦,浪费时间,浪费金钱,更主要的是安全性差。生产过程中,稍有不慎,净化、纯化不好,澄明度不合格,污染了细菌,在

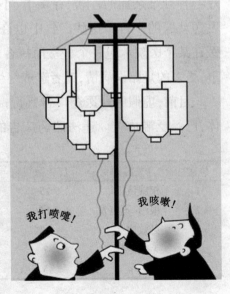

小病也输液

输液过中就会出问题，如果带入了热原，那更是短期内就有生命危险的事！"

我那同学很不好意思地说："就是，怎么就没有想到这层了，小孩生病了，心急，到医院就完全听医生的了，他们开什么药，我就用什么药，都没有想这些问题，今后要尽可能少输液了。"

在用药过程中，很多人因为想病快点好，一到医院就要用输液，其实输液是很不安全的。因为在输液时，医生会将三五种药放在一起输入人体，几种药物混合使用，稍不注意就会产生药物的配伍反应，给生命带来危险。同时由于生产过程控制要求在百级无菌的状态下生产，如果控制稍有不慎，输液就会有很多不安全的因素，在医院输液过程中，由于一些护士对净化不了解，本来在百级无菌状态下生产的输液，在医院里可能会在毫无净化的环境中使用，使原本清洁无菌的输液受到污染。我看过一篇学术文章，讲美国曾对较长期住院死亡者进行解剖分析，发现75%左右都存在不同程度的微循环堵塞，其中部分死者不排除是由于输液中所带进去的细小微粒对心、肾等重要器官的毛细管堵塞造成的死亡。国内也有很多报道，在输液过程中，患者由于药物过敏或异常的冷、热而死亡，甚至有些只是小感冒到医院去看病，因为输液的过敏反应而没有再走出医院。

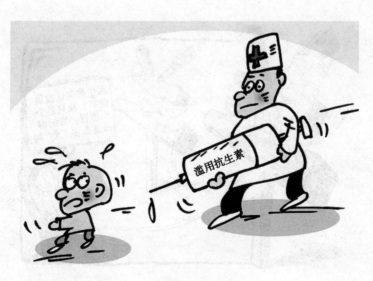

抗生素滥用

虽然口服制剂好像不如输液药物直接到达血液循环系统,起效比较慢,但实际上,口服药物时如果"首量加倍",一样能快速起效。所谓"首量加倍"就是在服用时,按说明书规定的剂量加倍服用,这样药物到消化系统分解后,药物浓度高,能迅速被吸收进入血液循环达到有效血药浓度,而快速起效。

5. 小感冒就用好药

我有个当医生的朋友,她说:"当一些小孩感冒了到医院,不用好药,比如头孢曲松、头孢哌酮,还要加上一些中药,以及其他一些化学药,还真的控制不住感冒,一个小感冒,不开上一两千元的药,好像不行。"

其实感冒并不需要开那么多药的。记得1995年,我在四川省中医药研究院工作时,有次有人带小孩来找吴姓的儿科老主任治感冒,因为吴主任是大专家,挂号费5元,看病后,吴主任给开了一些中药,到药房去划价,药费仅1.5元。那个家长很是生气,到医务科去告状说:"我们的小孩病了,全家人担心得不得了,结果那个医生很不重视,只开了1.5元的药,还没有挂号费贵,这显然是对患者不重视嘛!"当时医务科的工作人员给他解释,吴主任是全国知名专家,他看病是很有经验的,给你开了这么多药,是有道理的,你回去用了看看再说嘛。第二天那个家长来医院道歉,并感谢吴主任,说小孩吃了一天药后,感冒基本好了。

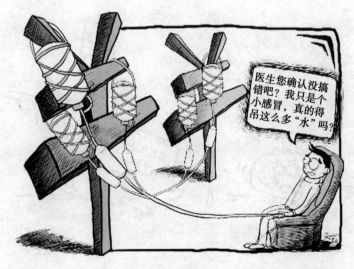

小感冒大输液

近十年来，我一旦感冒，几乎都用 VC 银翘片，有时也服用复方锌布颗粒，一般都是首量加倍，将感冒扼杀在萌芽状态，常常吃一两天，感冒就好了。前段时间有个朋友，因感冒到医院看病服用了七八天药，感冒仍不见好，后来服用了我推荐的 VC 银翘片和复方锌布颗粒，过两天就好了。

6. 生病了就用高级的抗生素

目前我国滥用抗生素已泛滥成灾，国家是屡禁不止，因滥用抗生素造成的耐药后果已相当严重，目前滥用抗生素的情况主要表现在：一是伤风感冒时无论有无细菌或病毒感染都会大量使用抗生素；二是住院病人一律用抗生素；三是抗生素越用越高级，甚至一些小孩到医院，医生也给用上第三四代头孢、美洛培南、比阿培南、头孢哌酮 / 他唑巴坦等最先进的抗生素。抗生素用得太多，导致住院病人耐药性不断增加，现在发现，医院获得性感染类疾病的抗生素耐药率会更高，一般三代头孢和喹诺酮类的耐药率达到 30%~40%。

抗生素耐药性的产生没有严格的时间，一般是药品使用的频率越高，耐药情况的出现就越快。在泌尿系统感染治疗中，目前世界上只有中国的病人才会因用喹诺酮类包括如环丙沙星、泰诺必妥等而出现耐药情况，主要就是因为药品用量太大所致。

抗生素用得越好，其实对人体的伤害越大，如大量使用高级抗生素会引起肠道菌群出现紊乱，过多杀死人体正常的细菌，男性精子的数量和质量下降，导致不育症发病率越高，而且更为严重的是，平常使用高级的抗生素，出现耐药，如果病人一旦出现严重感染就会无药可治，只能忍受病痛的折磨甚至等死。

因此，不要轻易使用抗生素，特别是不要轻易使用高级抗生素。

7. 养生就是吃补药

有人认为养生就是吃补药，只要多吃些补药就能延年益寿。于是。冬虫夏草、人参、鹿茸、阿胶、天麻、熊胆、鱼翅、燕窝等，有病没病都吃。

虽然补品不能说不是好药，但是用药也和做其他事情一样，不可过之，更不可乱用。中医治病的理论有"实则泻之、虚则补之"之说。只有虚者才可用补药，实者或者不虚者则不可用补药，那些不考虑自己身体虚实，认为只要是补药就会对自己身体有好处的观点是错误的。就对虚证而言,尚有阳虚、阴虚或气虚、血虚之不同,也是不可乱补。

身体健壮者,用了补药不仅对身体没有好处,反而可能造成危害,有的补药用得太多太久甚至会中毒。例如:人参的主要作用是补气生津,错补了就会胃部胀闷不适;鹿茸的主要作用是温补肾阳,强健筋骨,错补了就会造成流鼻血,烦躁不安甚至虚脱等后果;大量服用维生素 B 类保健品,可以发生胃肠道症状,血管改变及过敏反应等症状,大量服用维生素 C 类,也可促使草酸盐结晶往尿道凝聚,造成肾结石。古籍《医学源流论》就明确指出:"虽(即使)甘草、人参,误用致害,皆毒药之类也。"看来古人早就认识到了滥用补药的危害。

在用补药时,要注意几点:一是忌滥用补药,应以有病时治病为主。二是阴虚内热者忌服补阳药,以免伤阴助火。三是痰湿较重、脘腹胀痛,大便溏者忌服补血药,以免妨碍消化。四是阳虚畏寒或痰湿内阻,腹胀便溏者忌服补阴药,以防伤阳助湿。五是忌在饭前半小时或饭后立即服补药,应在饭前或饭后 1~2 小时服用。

吃补药不等于养生,补药不可以乱吃。

8. 认为小孩在长身体,所以需常吃补品

实行计划生育后,一对夫妻只育一个孩子,现在经济发展了,人们富裕了,为了让小孩长得更好,许多家长常常给自己的孩子买一些人参蜂王浆、阿胶口服液、鹿茸口服液,还有"什么一号"之类的等补品。其实青少年吃了过多的营养药、滋补药,对儿童发育是不好的,会造成早熟。而一个人的成熟跟寿命是有关系的,成熟的越快,生命就越短。依赖营养品、滋补品,是一种拔苗助长的行为,违背了人体的生长发育规律,养生要顺其自然,要遵循天道。所以古人讲"少年进补,老来吃苦"!

其实正常的饮食,是完全可以满足小孩的生长发育,不需要吃什么补品,现在的小孩关键是缺少锻炼,缺少有规律的生活。俗语讲:"吃饭细嚼,穿衣少着,跑走跳跃,都是补药。"

9. 人参是补药而随便用

不少人以为,天天吃人参等补品就是养生。其实人参为五加科植物人参的根,它能改善循环系统,纠正人体糖代谢异常,预防糖尿病,增强性腺功能,改善视力,且具有大补元气的作用。适量服用人参还能显著改善由于工作或学习过度紧张所产生的疲劳现象，可使高血压下降，低血压上升。人参还能解除酒精、水合氯醛、巴比妥类和氯丙嗪的毒性。人参是滋补强壮药，已为世人所共知，并为医药界所公认。

人参虽为良好的滋补强壮药，但并不意味着人参的使用有百利而无一弊。如果长期大量服用也有许多副作用，称为"人参滥用综合征"，主要表现为兴奋、烦躁忧虑、失眠，出现人格丧失或精神错乱等类似皮质类固醇中枢神经兴奋和刺激症状。

人参主要用于气虚者，阴虚而火不盛者可以使用，而阴虚火盛者则少用。至于阴虚而火大盛者则要忌用。因为人参有助火益气作用，阴虚者用之更耗阴。人参益气健脾，适当使用可改善消化功能。如果长期大量使用，可出现脘腹胀满症状，反而壅滞作饱、食量减少。虚人外感无虚象时，有表证而头胀、头痛、发烧、便结、恶心、呕吐、舌苔厚腻者，当以不用人参为好，用后可使表邪久滞不去，加重病情。

使用人参进补，关键在于是否对证，在于如何服用，服用剂量的多少，以及时间的长短。

人参服用的剂量，没有固定的要求。对于危急重证，非量大不足以救急解危。如抢救心源性休克，可以用至 30~50 克；而作为补虚扶正使用，以 1~2 克或者 5 克以内为一日量，服用半个月或一个月，然后休息一周左右，必要时再服。这样做就可以避免毒性反应。

10. 怕感冒就多穿衣服

我读高中时，有个同学很怕感冒，每年夏天都会穿两件衣服，特别是高考前更是非常注意保暖，怕感冒了影响考试成绩，结果他参加了三次高考，次次感冒，而没能考上大学。

中医认为，感冒一般可以分为风寒感冒和风热感冒，即感冒有可能是由于寒冷造成的，也有可能是由于炎热造成的。

风寒感冒是风寒之邪外袭、肺气失宣所致。症状可见：恶寒重、发热轻、无汗、头痛身痛、鼻塞流清涕、咳嗽吐稀白痰、口不渴或渴喜热饮、苔薄白。治法应以辛温解表为主。常选用麻黄、荆芥、防风、苏叶等解表散寒药。代表方剂为葱豉汤、荆防败毒散。服中成药可选用感冒清热颗粒、正柴胡饮颗粒、感冒软胶囊、川芎茶调散、通宣理肺丸等。服药后可喝些热粥或热汤，微微出汗，以助药力驱散风寒。

风热感冒是风热之邪犯表、肺气失和所致。症状表现为发热重、微恶风、头胀痛、有汗、咽喉红肿疼痛、咳嗽、痰黏或黄、鼻塞黄涕、口渴喜饮、舌尖边红、苔薄白微黄。治法应以辛凉解表为主。常选用菊花、薄荷、桑叶等。代表方剂为银翘散、桑菊饮。服成药可选用银翘解毒丸(片)、羚翘解毒丸、桑菊感冒片、板蓝根颗粒等。如发热较重、咽喉肿痛明显，可以配服双黄连口服液(颗粒剂)、清热解毒口服液。这些药具有较好的清热解毒作用。患风热感冒要多饮水、饮食宜清淡，可以喝萝卜汤或梨汤。

孩子如果穿得过多，会使汗液分泌频繁，动不动就出汗。长此以往将使皮肤上的毛孔长期处于开放的状态。这样不仅会损害体内的津液，而且遇到气温突降容易着凉感冒，甚至诱发其他疾病。

所以，穿衣服要适当，不要因怕感冒而多穿衣服，结果多穿衣服恰恰反而会更容易感冒。

三、食疗的误区

1. 以为食疗可以代替用药

一些人认为既然"药食同源"，那人生病后，就不需要吃药，而只用食疗治病即可。其实食疗是不可以代表药疗治病的。

"药食同源"，又称为"医食同源"，这一理论认为：许多食物既是食物也是药物，食物和药物一样同样能够防治疾病。在原始社会，人们在寻找食物的过程中发现了各种食物和药物的性味和功效，认识到许多食物可以药用，许多药物也可以食用，两者之间很难严格区分。这就是"药食同源"理论的基础，也是食物疗法的基础。

但是食物和药物还是有所区别的，就在于它们的"效力"不一样。

食物性质平和，不像药物那样偏性强，其药性低，这样才可以作为食物日常食用。米、面、青菜、苹果这样的食品人人都能吃，正是因为它们性质平和，没有那么强的"生理调节"作用。所谓饮食养生改善体质，通常都是长期食用才会明显见效，而很少是三天两天就有明显效果。

药品一般都有偏性，"是药三分毒"，毒就是指的药物的偏性，即偏重于调节人体的某种功能，人体的"阴、阳、寒、热、虚、实"等各种功能是平衡的、人的"电解质、水分、激素"等也是平衡的，当这种平衡打破后，人就生病了，不同的平衡打破了，就得不同的病，平衡打破的严重程度不一样，所得病性的轻重也不一样。而药物是有偏性的，不同的偏性和不同的偏性程度，对不同的病也就有了不同的治疗作用。

而食物，即使是药食同源的食物，由于偏性太弱，所以不能起到明显的治疗作用，所以不能依靠食疗来治病，治病还需用药物。

2. 食疗都安全无毒

很多人热衷于"食疗"的原因，是因为觉得食物安全，心理上好接受。其实，那些所谓"药食两用"的食物之所以有治疗效果，是因为其中含有一定的药效成分。无论是食物还是药物，只要其中的药效成分多到一定水平，就有毒性。这就是毒理学的基本原则：剂量决定毒性。

食物在正常剂量的时候是安全的，但吃得足够多，可能就会存在安全问题了，即便是水，喝得足够多也会引起人体电解质平衡打乱，导致水肿甚至死亡。

鹿茸有滋补作用，也是食疗常用之品，但也不是所有人都能受补，中医认为鹿茸是大热补品，适合"畏寒、手足发凉、胃脘冷痛等症状"的体质虚寒之人服用。鹿茸虽补，但凡是身体常感燥热、口干、口苦、大便干燥、目赤以及易怒、患高血压、糖尿病的人，大多都属于热性体质，不宜食用鹿茸。如年轻而无阳虚者服用本品，可能引起全身燥热、口干唇裂甚至鼻出血、口舌生疮等副作用。

食疗也有偏性，要对症方能有效，并要掌握度，过度会引起一些副作用。

3. 食疗方法都可以通用

一些人认为食疗都是可以吃的，所以是通用的，什么样体质的人都可以吃。

中医食疗都是要辨别体质之后才能用的，而且药物配伍也要非常谨慎地调和寒热虚实，对不同的人，由于存在个体差异或者是由于季节的变化，需要通过食疗有针对性地调节脾胃功能，或增强人体免疫力，或补肾壮阳，或补肾益气，或调理肝脾功能，或润肺止咳，而绝不可能像一些"现代养生大师"那样给所有的人都开同一个方子。

从营养学角度来说，也是要辨别不同人的生理状况和营养状况，按照每个人的个体情况来安排食谱。有些人应少吃肉类，有些人则适宜多吃肉类，有些人适宜多吃蔬菜，有些人则不适宜多吃，有的人需要多吃银耳润肺，湿寒重的四川一带需要多吃麻辣的以发散湿寒，而炎热且干燥的江浙一带则需要多吃甜咸的食品以收验，防止身体内的水分挥散太多。

一年四季气候不同，所用的食疗也不一样。春季阳气升发，易致阴虚阳亢，宜用养阴柔肝的食物调理。夏季天气炎热，气候潮湿，易致伤暑脾湿，宜用解暑化湿的食物调理。秋季气候干燥，易致肺燥津伤，宜用润肺生津的食物调理。冬季气候寒冷，易致阳虚内寒，宜用温肾助阳的食物调理。因此食疗也需要因人、因时、因地而异。

4. 食盐加碘防病

近二十年到超市去买食盐，几乎买不到正常的传统食盐了，都是一些"加碘"、"加锌"、"加硒"、"加锰"的食盐，也不管人们缺不缺，也不考虑这食用加碘、加锌食盐对人体有没有危害，都一股脑儿地加上了。虽然碘是人体必需的营养素之一，但碘过量与碘缺乏一样都会对人体造成危害。

碘缺乏在人类不同生长发育阶段的表现形式不一，成人碘缺乏会患甲状腺肿大、甲状腺功能减退、智能和体能低下等病症；儿童和青春期碘缺乏会影响其骨骼、肌肉、神经和生殖系统的生长发育。孕产妇碘缺乏会影响胎儿的脑发育，严重者还会引起流产、胎儿畸形和死亡。婴幼儿碘缺乏易患"克汀病"（也叫呆小症）。胎儿期至出生后的三个月内是大脑发育

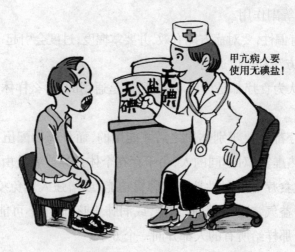

勿乱补碘

的关键时期,此时碘缺乏将导致甲状腺衰竭,进而造成大脑功能出现不可逆改变,这种不可逆性智力低下是碘缺乏所引起的最严重危害。地方性甲状腺肿及地方性克汀病是两种最明显的碘缺乏病。对于较严重的碘缺乏病,人们常用"一代肿(甲状腺肿),二代傻(地方性克汀病),三代断根芽(人口无法繁衍)"来形容。

但长期、连续的碘过量会扰乱甲状腺的正常功能,既可以导致甲状腺功能亢进,也可以导致甲状腺功能减退,孕妇暴露于高碘可导致新生儿甲状腺肿和甲状腺功能减退。WHO收集到的证据表明:①较高的膳食碘摄入量,可能显著降低非中毒性弥漫性甲状腺肿和中毒性结节性甲状腺肿的发生;②较高的膳食碘摄入量对中毒性甲状腺肿和淋巴细胞性甲状腺炎的发生无影响。碘过量还可以诱发或促进甲状腺功能减退和自身免疫性甲状腺炎的发生和发展。食盐加碘或者碘摄入过量也有可能导致甲状腺肿瘤的发生。

纵观补碘历史,补碘中不发生甲亢病人增加几乎是不可能的。在20世纪90年代后期,我国不少地区曾因服用"碘营养品"使大批学生出现恶心、呕吐、发热、腹痛、头痛、胸痛等急性中毒症状。杭州自食用碘盐后,甲状腺功能亢进病人的门诊病人比例从原来的0.9%增加到1.47%;常州自食用碘盐后甲状腺炎住院率增加52.0%;福州、吉林、丹东等地甲亢病人分别较以前增加0.3~3.0倍。

中国只有部分山区因缺碘有克汀病,大部分地区不需要特别补碘,饮食中本身就够了,现在甲状腺结节、甲亢、甲状腺肿瘤(癌症)等病人大量增加、体检也发现上述疾病的人大大量增加。多吃碘容易引起甲亢,推广碘盐以后,甲亢等甲状腺疾病患者明显增加了。补碘要有针对性,不是人人都需要,况且中国大部分地区不缺碘。2006年的"中日甲状腺外科论坛"公布的信息表明:我国甲状腺癌发病率是10年前的3倍,特别是沿海地区。"巧合"的是这10年正好是自1996年开始在全国范围内全面推广碘盐时期,据报道,天津近10年甲状腺癌从0.8/10万增加到2.5/10万,增加了3倍,女性是男性的3倍,达10.39/10万;上海市2003年甲状腺癌的发病率为5.87/10万,而目前是6.89/10万。一般认为女性因多吃含碘高的海鲜诱发了甲状腺疾病的高发。

我国有一些地区因当地的水和食品中含碘量太高而出现"流行性地方性高碘甲状腺肿"。例如河北黄骅县张巨河大队的 2889 名居民在喝浅井水时，甲状腺肿是 2.83%（水碘含量为 34.5 微克 / 升），1978 年改喝深井水，水碘达 306.5 微克 / 升，甲状腺肿上升到 9.87%；在河北省的一项调查结果显示甲亢发病率是随水碘含量增加而增高：水碘为 42.18 微克 / 升，甲亢发病率 9/10 万；水碘 104.60 微克 / 升，甲亢发病率为 22/10 万；水碘 431.67 微克 / 升，甲亢发病率为 33/10 万。这些结果均提示摄入高碘与碘性甲亢关系密切。正常人，当每天摄入的碘量不足 50 微克时，就可能患碘缺乏病，需要增加碘的供应，如果每天从外界能获得 100~150 微克的碘就足够了，超过太多的后果同样是严重的。

　　大量调查研究还证实，高碘区儿童智力水平低于碘水平正常区，除智力水平外，对儿童心理功能测定也证明高碘组学生在反应速度、动作技能、动作的稳定性、准确性等方面的表现都低于对照组。

　　普遍吃碘盐的前提应是该地区存在缺碘，对不缺碘的地区没有必要"挤入"补碘的群众运动中。不缺碘地区的居民，尤其是经常吃海带、紫菜等海水产品的人，建议还是吃非碘盐为好。由于甲亢有遗传性，因此凡家族中有甲亢病史和本人曾有过甲状腺疾病史的人，吃碘盐和海货会加重症状，所以，这些人千万不要吃碘盐。

四、衣食住行养生误区

1. 要风度不要温度

　　很多女生为了漂亮、爱美，即使在寒冷的冬季，为了保持曲线美，也是"只要风度不要温度"，这对身体是非常有害的。

　　入秋后，自然界阳气渐收，阴气渐长，只有聚足阳气，才能"正气存内，邪不可干"，冬天就不怕寒邪侵袭了。可是如果穿着太少，不仅无法存正气还会对女性的身体造成很大的伤害，虽然爱美之心人皆有之，可是危害到身体健康，这样的美就不美了。

　　腹部对女性而言，私密重要的器官都归这里管，风寒入侵会诱发痛经等妇科疾病，而女性的短衣短裤恰恰会让这种风寒毫无阻碍的侵入身体，由于穿得太少，就会造成妇女的"宫寒不孕"。

同时还要注意足部的保暖，脚上有很多穴位，如足三阳经的起点，掌管着肝脾肾等重要器官，受风着凉自然会影响这些器官的正常功能。热水泡脚、入秋不再穿凉鞋都是暖脚的好习惯，女性在秋天穿凉鞋，一定要穿上袜子再穿凉鞋。

俗话说，"冬不藏精，春必病温"。冬季，人体阳气内藏、阴精固守，是机体能量的蓄积阶段，所以冬季养生的重要原则是"养肾防寒"。而且冬季气候寒冷，寒气凝滞收引，易导致人体气机、血运不畅，而使许多旧病复发或加重。特别是那些威胁生命的疾病，如中风、脑出血、心肌梗死等，不仅发病率明显增高，而且死亡率亦急剧上升。

穿着要适应，不可穿得太少。

2. 为显身材而穿紧身衣

现在很多人喜欢穿紧身的衣裤。紧身内衣的广告说紧衣能显示出女性特有的美、使女性活动更加自如、形体更加挺拔等，但实际上绝大多数紧身内衣，只能在一段时期内塑造出女性的形体美，它所塑造出来的苗条身段是暂时的，并不能真正起到减肥的作用。反而还会给身体健康带来伤害。

有调查数据显示，60%的妇科病与穿着紧身内衣有关，特别是腹部内脏神经系统疾病，同时紧身内衣还会压迫乳房，如果女性每天穿紧身内衣超过4小时，则会对健康很不利。长时间穿着紧身内衣，在皮肤和外界不能有足够的扩张空间，使之正常地进行气体交换时，造成皮肤毛孔堵塞，色素沉着，引起皮肤病。尤其是弹力越大的内衣，其透气性能更差。此外，瘦身内衣会使人产生缺氧反应，引起乳房肿胀、疼痛等。

女性的阴道口、尿道口、肛门靠得很近，内裤穿得太紧，易与外阴、肛门、尿道口产生频繁的摩擦，使这一区域污垢（多为肛门、阴道分泌物）中的病菌进入阴道或尿道，引起泌尿系统或生殖系统的感染。

有研究表明与纯棉内裤相比，化纤内裤、半棉半化纤混纺紧身内裤都会让睾丸温度急剧上升，血液内激素水平也显著不正常。穿着此类内裤14个月后，男性精子数量明显减少，性欲也会降低。可见，紧身内裤成了男性不育的一大凶手。从内裤形状来看，无论年纪大小，宽松的平角裤都是有利于生殖健康的选择。

现在一些人为了所谓的美，喜欢穿瘦身衣服，由于瘦身衣将腹部紧紧包裹,腹腔内的肾、脾、肝、胃、肠等器官受到压迫,使内脏及其神经系统长期处于紧张状态,导致消化系统功能减弱,从而造成便秘。很多人在一定时间内,突遇食欲不佳,可能也是由穿着的内衣过紧造成的。穿着紧身内衣进食,人们很容易就有饱胀感,没有胃口,同时还会影响胃肠的蠕动,破坏吸收。对于皮肤敏感人群,紧身内衣的面料成分很复杂,过敏情况容易出现,严重者还会引发哮喘等病症。穿紧身的衣服,就像浑身用细线捆着,穿了一天下来,会感觉浑身疲倦或疼痛。有报道束身衣太紧使爱美新娘晕倒在去喜宴的路上。

古人特别是春秋战国时的人们,都喜欢穿宽松的衣服,那样可以与宽松自然,实在对养生有利。牛仔裤穿着贴身,能勾画出体形的线条美,呈现阳刚之气,颇受青壮年人的欢迎。但是,牛仔裤把下身包裹得太紧,容易引起皮神经炎、女性阴部发炎、男性不育症,不宜久穿。

所以内衣要选择宽松以及棉织品,最好是纯棉制品。青春期发育阶段的少女不能穿紧身内衣,尤其是束胸对少女的心脏、肺脏和大血管形成压迫,影响身体内脏器官的正常发育。束胸压迫乳房的发育,可能也会给将来哺乳造成困难。

3. 以为洁白巾纸洁净无害

有些女性患者,平时具有良好的卫生习惯,没有混乱的性行为,却不明不白得了真菌性阴道炎,究其原因,其实是卫生纸惹的祸。

卫生纸、餐巾纸、纸手帕、盒装面纸、擦手纸……我们几乎每天都需要使用这些卫生制品,但现在市场上这些卫生制品却常常不卫生。

根据国家相关规定,餐巾纸的生产环境和原料的选用都要高于卫生纸,对产品的卫生标准和消毒效果的要求则更高,当然成本也同样比卫生纸的成本要高出许多。

不少小企业为了降低成本,用毫无卫生保证甚至是含有细菌、有害物质的废旧垃圾、纸张、污染物、医院回收的废旧物资,不做严格的消毒处理,就用来制作各种卫生纸,这样的纸,细菌、病毒、真菌严重超标。为了让产品光滑、亮白,他们往往私自添加了荧光增白剂、漂白粉等。荧光剂作为一种荧光染料,含有一种致癌的复合有机化合物。很多造纸厂为了增加纸的卖点,在卫生纸中私自添加国家标准中严禁使用的镉、汞重金属及二噁英等有毒染料，添加不符合规定的含有有害物质的香味剂。这些化学物质对人体的危害不是短时间内能够显现的，往往需要累积到一定程度，很可能把致病因素遗传给下一代。曾有人做试验，用这些看上去洁白卫生纸、餐巾纸擦嘴后，在荧光灯下可以看到嘴唇上发出点点荧光，说明一些含有荧光的材料残留在了嘴唇上。

在一些小餐馆，用卫生纸替代餐巾纸的现象十分普遍。这类卫生纸通常看起来颜色洁白，干干净净，可一拉就破，而且直掉毛。擦完嘴，稍微沾点儿唾沫或茶水，纸巾就融化了，一揉就是一团浆。还有的消费者在吃饭前总要用所谓的餐巾纸、消毒卫生巾擦擦餐具再开始吃饭。其实很可能越擦越不卫生。

长期使用这些不合格的卫生纸会刺激皮肤，导致皮肤过敏。其中所含的大肠杆菌、幽门螺杆菌、痢疾杆菌等多种病菌，会引起肠炎、伤寒、痢疾等疾病，还有可能使就餐者患上肝炎，及其他传染性疾病。

4. 图方便将卫生间设在卧室里

现在很多人都喜欢住主卧带有卫生间的房间，这样洗浴、如厕不用出卧室，特别是寒冷的冬天比较方便。但是卫生间再讲究，异味和潮湿都是难免的，在洗手间里用水，特别是冲抽水马桶，会有一些污秽之物散布在空间，并随着空气流动带入卧室，给人的身心健康带来损害。

多数主卫都没有窗户，只有一个通风口，卫生间的湿气也难免进入卧室，床上用品吸收了潮气，铺盖起来不舒服。空气太过潮湿，有利于一些细菌、真菌、病毒的繁殖和传播，潮湿的环境最容易产生真菌，而真菌吸入肺部，容易引起肺炎或肺部真菌病；潮湿的环境会让湿疹、皮炎以及一些真菌类的疾病如皮癣、手足癣的发病率提高。更为严重的是，久处潮湿的环境中，容易导致风湿病甚至类风湿性关节炎。

中医理论讲肾属水，肾与发相为表里，如果房间中的湿度过大，会导致肾功能减退、头发早白、失眠多梦等。

洗手间的门正对床不好，即使卧室里有洗手间，也尽可能不要将洗手间的门正对床头，进洗手间时，要注意关门，冲抽水马桶时，一定要记得将盖子盖上，并要注意保持洗手间的干燥、整洁。

主卧里最好不要设洗手间，即使设洗手间也不要正对床头，并保持洗手间的干燥整洁。

5. 以为吃得越多对身体越好

一些人认为，吃得饱、吃得好，身体才好。现在富裕了，家里条件好，常常鸡、鸭、鱼、肉，山珍海味的大吃；有的应酬多，为了显示豪放，整天大碗喝酒、大块吃肉，吃喝没有节制，吃得油光满面、肥头大耳、大腹便便。其实这些做是很不利于养生的。

吃得太好，人容易肥胖，容易得高血压、高血脂、高血糖（糖尿病）等富贵病。吃得太饱，暴饮暴食易损害胃的自我保护机制，胃壁过多扩张，食物停留时间过长等都会促成肠胃损伤，还会将肠胃撑大，由将军肚，到孕妇肚，有损形象，同时人肥胖后，更不想锻炼身体，结果身体会越来越差。

现在一些人、喜欢过夜生活，半夜了还去吃夜宵或睡前吃东西，俗语讲"马无夜草不肥"，人半夜吃东西也会导致肥胖，此外还会造成睡眠不实，还可因半夜食物刺激胃黏膜使胃酸分泌过多而诱发溃疡形成。

饱食终日而又缺乏运动，会造成能量过剩，引发心脑血管疾病，心脑血管疾病目前已成为第一杀手，对人类健康构成巨大威胁。

古人懂得养生的会"节食惜福"，并有谚语讲"少吃多知味，多吃活受罪"。

6. 节食太过伤害健康

我有个同事，她本来已经是"瘦骨嶙峋、骨瘦如柴"，但为了保持所谓的"苗条身材"，她还一日只吃午餐，晚餐只吃一个苹果。吃得太少，其实对身体很不好，在饥饿时，胃内的胃酸、蛋白酶无食物消化分解，浓度较高，易造成黏膜的自我消化，容易得胃炎。

长期处于饥饿状态，由于没有食物需要消化，"用进废退"，消化系统的分泌、消化、吸收功能会逐渐退化甚至丧失。

有规律的适量进食才有利于健康

7. 以为不吃早餐无碍健康

现在城市越变越大，路上车越来越多，上班越来越堵，在北京、南京、上海、广州等大城市，早上上班在路上的时间平均需要 1 个多小时，需要两三个小时的不在少数。因此很多人在早上来不及吃饭，而节假日，为了补充平时的睡眠，常常一睡睡到中午，所以也几乎不吃早餐。

不吃早餐其实对身体很不好。晚上吃的食物，到早上经过 12 小时的消化，早已消化殆尽，如果早上不及时进食，胃肠道中的消化液就会消化胃黏膜和肠黏膜，这是造成胃炎、十二指肠炎的主要原因。大家试想，一天 24 小时，晚餐一般在六七点，到早上七点已是 12 小时，如果不吃早餐，到中午 12 点才吃饭，那相当于有 17 个小时没有进食，而午餐与晚餐的间隔时间只有 6 个小时，是何等的不均衡？在人类社会的发展过程中，形成的一日三餐，古人以及现在一些农村里三餐的时间大致为早上 6、7 点（因要出早工），中午 2、3 点，晚上 9、10 点（因落日后才回去做饭），用餐时间间隔相对平均。而现在城市里由于工作的需要，一日三餐用餐时间已是不均衡，如果再一日两餐，规律和平衡打破，对身体健康更为不利。

为了身体健康，请一日用三餐。

8. 以为吃生鸡蛋营养好

在 20 世纪 70~80 年代，社会上突然流传说"吃生鸡蛋易吸收，营养好"，这种误传直到现在还深深地影响着一些人。觉得鸡蛋煮熟后营养成分就被破坏了，以为生吃比熟吃补身体。其实，这种吃法非但无益反而有害。

鸡蛋的蛋白质中含有丰富的人体必需氨基酸，其组成比例适合人体需要，是一种营养价值很高的食品。

但生鸡蛋的蛋白质结构致密，没有变性的蛋白质在胃肠道不易被蛋白水解酶水解。胃肠道只能吸收蛋白水解后产生的氨基酸，不能直接吸收蛋白质，因此，吃生鸡蛋营养不容易吸收。只有做熟后的鸡蛋，其蛋白质因为受热而变性，致密的结构被破坏，蛋白质才能在胃肠道中消化、分解、吸收。

生鸡蛋蛋清中还含有约 0.05% 的抗生物素蛋白，它是一种有害物质，阻碍人体对生物素的吸收。因人体肠道内能合成生物素，故一般不会缺乏，若长期大量吃生鸡蛋，生鸡蛋清内的抗生物素蛋白与体内生物素结合成一种稳定的化合物，使生物素不能被肠壁吸收，则可导致生物素缺乏病，产生一系列症状，如精神倦怠、肌肉酸痛、毛发脱落、皮肤发炎、食欲减退、体重下降等。

生蛋中含有抗胰蛋白酶和抗生物素蛋白，不易与消化液混合，影响营养物质的消化与吸收，同时，生鸡蛋经过肠道时，容易发酵变质，有时可能产生亚硝基化合物。这种化合物具有致癌作用。

另外，生蛋中的蛋白质抗原进入人体后常常引起胃肠痉挛，出现急性肠绞痛、呕吐等不良反应。生鸡蛋往往有可能遭细菌侵入，吃了被污染的生鸡蛋，容易得胃炎。

最后生鸡蛋还有一股腥味，能抑制中枢神经，使人食欲减退，有时还能使人呕吐。

有报道称，人体消化吸收最好的是煮鸡蛋，消化吸收的比例约为100%，煎荷包蛋则为92.5%，炒鸡蛋为87.5%，炸鸡蛋为81.1%，生鸡蛋大约只有50%。因此，吃生鸡蛋是不科学的，要将鸡蛋做熟后吃。

9. 以为生吃蛇胆是大补

2002年底临近春节前夕，我到北京出差，请朋友吃饭，当时我们点了蛇。我那朋友讲，蛇胆是好东西，吃蛇时一定要生吃蛇胆，将胆汁与蛇血一起放在酒里吃，对身体很好。因为蛇胆具有清热明目、祛风化痰、止咳、疗痔杀虫的功能；蛇血具有活血、祛风、镇痛的作用，吃蛇肉能消除疲劳、延缓衰老。当时我年轻气盛，觉得没有什么可怕的，吃就吃，于时与他一起分喝了兑有蛇胆汁和蛇血的酒，当时还吃了甲鱼的生胆汁。

在北京待了两天，飞抵成都出差时，我就感觉胃里空空的，总有饥饿感，随后到广州出差，饥饿感更强烈，并伴有便血，回到海南时，便血加重。但我那时年轻、一向自诩为国防身体，虽然便血逐渐加重，由以前的黑色变为红色，也没有去找医生吃药。大约在海南工作了二十多天，春节放假到广州，走出机场都比较吃力，那时脸色苍白、浑身无力，上楼梯几乎都走不动了。第二天到医院去做胃镜，发现是胃溃疡出血，查血发现血红蛋白只有6克左右，而正常值是12克以上，真是差点就将自己报销了。

那段时间我对为什么会突然得胃溃疡，为什么会胃出血而百思不得其解，大约过了半年，我才终于想明白，应该是吃了蛇胆汁造成的。俗语讲"人心不足蛇吞象"，蛇吃青蛙、老鼠、鱼、鸟等食物，是不嚼碎就吞咽的，而这些食物吞下肚后主要靠蛇的胆汁中的酶消化。因此，蛇的胆汁具有很强的消化食物的作用，当我们服用生蛇胆汁后，蛇胆汁在我们的胃里，不仅仅消化我们吃下去的食物，还有可能消化我们的胃，破坏胃黏膜，造成溃疡和出血。

蛇胆除了具有超强的消化作用外，还含有蛇舌状虫病以及传染病致病菌如沙门菌等，人在食用后很容易引起中毒，近几年还有报道说有人因饮服生蛇胆、蛇血，出现高烧、腹痛、腹泻，最后导致死亡。我老家有个邻居，他认为蛇胆是很好的补药，小时候就看过他几次抓到蛇后，生剥蛇胆吞服，让我们佩服他的胆量不已，但他的胃一直不好，在十多年前，终因胃癌而去世。

蛇胆、甲鱼胆、熊胆等一切动物的胆，都不宜生吃。

10. 少吃脂肪多吃糖和蛋白质就不会长胖

人们都知道肥胖是由脂肪摄入过多引起，所以认为只要少吃脂肪类食物，即使多吃糖类和蛋白质，也不会长胖，这其实是对三大营养物质的代谢不了解所造成的。

糖又称碳水化合物，包括蔗糖（红糖、白糖、砂糖）、葡萄糖、果糖、半乳糖、乳糖、麦芽糖、淀粉、糊精和糖原等。在这些糖中，除了葡萄糖、果糖和半乳糖能被人体直接吸收外，其余的糖都要在体内转化为葡萄糖后，才能被吸收利用。糖的主要功能是提供热能，也是构成组织和保护肝脏功能的重要物质。

人体内的蛋白质是通过摄入的植物和动物食品补充蛋白质。植物蛋白质主要由粮食提供，一般粮食中含有 4%，稻米含 8%~9%，面粉含10%~11%。在植物中含蛋白质最丰富的食物是黄豆，100 克黄豆含蛋白质35 克，豆制品含蛋白质也都比较丰富。在动物食品中一般瘦肉类食品蛋白质含量在 15%~20%，鱼虾类及软体动物类食品中蛋白质含量在 15%~20%，鸡蛋是 12.8%。蔬菜、水果中蛋白质含量一般不高，大约在 3% 以下。

糖类可以直接转化成蛋白质和脂肪，蛋白质也可以直接转化成糖类和脂肪，糖类与脂肪之间的转化是双向的，但它们之间的转化程度不同，糖类可以大量形成脂肪，所以吃米饭、馒头等含淀粉、多糖内的食物，也是容易长胖。人和动物不容易利用脂肪合成氨基酸，但是可以将蛋白质转化成脂肪贮存起来，所以多吃蛋白质类食物也可以变胖。

11. 渴不渴早上都喝一杯凉开水

从 20 世纪 90 年代，就开始流传一种早上喝一杯凉开水的养生方法，认为早上饮用一杯凉水可降低血液黏度，增加血液循环容量，并能润肠通便，让整个人看上去水灵灵的。我一直都在怀疑这种养生方法的可靠性，在我的记忆中，就从来没有早上起来喝一杯白开水的习惯，而实际上我的身体一很好。

前段时间我有个邻居老太太，她的心脏一直都有问题，去医院也没有检查出病因，同时她感觉头晕，失眠，脸色晦暗。原来她奉行"晨起不喝水，到老都后悔"，认为早上起来的第一杯水是救命水，人体经过一夜代谢之后，身体的所有垃圾都需要洗刷一下。我发现她舌边有齿痕，舌苔薄白，面白形寒，少气懒言，倦怠食少，腹满便溏，脉虚缓、迟弱。是水饮痰湿阻滞，水湿潴留舌体致舌体胖大之症。

早晨人体的阳气随着天体阳气的上升开始生发，就像小火苗一样，到了中午的时候最旺，早晨人体的阳气较弱，喝一杯凉水下去，会将小火苗浇灭，严重地影响阳气的生发。

人体的器官，一天不同时间，体温是不同的，刚刚起床，此时的体温叫基础体温，各个器官开始运动，准备工作，此时人为地降低一个器官的温度，会抑制其功能。比如凉水下去，会降低胃部和心脏部位的温度，抑制其功能，这与冬泳或冷水澡是不同的，那些冷气来自体表，我们的体表调节能力强，可以抗寒，但是内脏则没有体表那么强的调节能力，往往会受到很大的影响。

早上喝一杯凉开水，是老外提出来的。老外无论是夏天还是冬天都有喝冰水的习惯，这是因为他们常常吃牛肉、牛奶等高脂肪、高蛋白类的食物，平常火气重，体质和我们不同，看欧美人的舌质，是鲜红的居多，这就是他们的体质，所以他们早上或餐前餐后喝冰水可以适应。但中国人素来体质相对较弱，脾胃的也弱，不考虑体质的差异，就盲目的学外国人早上喝凉水，这是不利于养生的，特别是对胃伤害较大，并有可能造成水饮痰湿阻滞之症。

早晨起来根据口渴与否决定是否喝水，但最好喝温水，不要喝凉水。

12. 为方便而喝饮水机里的水

现在很多人为了方便，都喜欢用饮水机或电热炉烧开火，水烧开后，温度只要稍微降低七八度，电源又会自动接通加热，使里面的水基本都保持在沸腾状态。

喝久沸或反复煮沸的开水对身体不好，因为水煮沸次数多了，会生成很多亚硝酸盐，那是致癌物质。

我们平时喝的水，尽管干净透明，但它仍含有微量的硝酸盐和重金属盐离子，如铅、镉等。实验证明，如果水长时间加热，不断沸腾，不断蒸发，水中的硝酸盐浓度和重金属离子的浓度就会增加。会使水中的"硝酸盐"转变成"亚硝酸盐"，而"亚硝酸盐"会使人体里面的血红蛋白变成"亚硝酸基血红蛋白"，会让红细胞失去了携带氧气的功能。可能会造成组织缺氧、呼吸急促、胸口沉闷、嘴唇及指甲呈现紫色，或是容易困乏等现象。"亚硝酸盐"进入体内之后，经过胃酸作用，很可能再转换成致癌物质"亚硝胺"。

因此，少用饮水机，不要喝反复烧开的水。

13. 每天都在干活，所以无需锻炼

现在一些人认为每天都在从事一些体力劳动，如搬运重物、买菜做饭，洗衣拖地，身体活动的强度大、体力消耗也很大，因此不需要做体育锻炼了。

其实"干体力活"不等于"锻炼身体"。劳动是一种身体活动，对增强体力有一定的效果，特别是体力劳动，是可以起到一定锻炼身体的作用。但体力劳动大都是限于身体局部的反复活动和固定姿势的动作，对身体的影响只能局限在某些部位的组织和器官，往往只能有一个或数个肌肉群得以活动，长年累月单一重复的劳动很容易使人感到疲劳，甚至损伤元气。长时间局部劳动的结果很可能造成职业性的缺陷或疾病，例如，长期单调的弯腰动作，容易使腰背肌群疲劳、腰肌劳损，严重的甚至会引起身体的畸形发展、单纯从事体力劳动的人到了中老年时期，常会感到体力明显不足，健康状况下降。

对于长期从事体力劳动的人来说，经常参加自己力所能及的体育活动是很有必要的。这些活动可以使人体大部分部位的组织和肌肉得到锻炼，持之以恒，可使肌纤维增粗，健壮有力，还可以增强心肌的收缩力，改善呼吸，提高心脏功能和血管弹性，使肺活量增大，神经系统更加灵活，反应机敏。坚持长期锻炼，还可以使人的中枢神经系统、运动系统以及消化系统、呼吸系统等内脏器官产生潜移默化的良性刺激和影响，增强体质，改善和提高健康水平。

因此，劳动不等同于体育锻炼，也不能替代体育锻炼，坚持体育锻炼对健康有好处。

14. 按摩越痛越好

2003年左右看到一则新闻，有个男孩带了做按摩的女朋友第一次回家，那个女孩为了表现一下，到家后就给她未来的婆婆按摩，为了追求按摩的效果，在胸部按摩时，用劲太大，结果将老太太的肋骨按断了。

南京某张女士，感觉脖子又酸又痛，就去了一家按摩馆。按摩师告诉她感觉越胀痛，效果越好。开始张女士还觉得很舒服，可是按摩师傅使的劲越来越大，掐得张女士痛得叫出声来，按摩师却说："感觉越痛越好，痛就表示穴位通了。"张女士回家后发现自己整个后颈高高肿起，又红又热，连扭头都十分困难，晚上睡觉更是苦不堪言，只能趴着睡。第二天去医院检查，被诊断为"颈椎移位"。

赵先生睡觉落枕，感到脖子有些不舒服。就到一家美容保健中心，想通过"按摩"来疏通一下筋骨、缓解自己的病症。按摩师在按摩过程中，常让他"品尝"到火辣辣滋味。按摩治疗后，他却发觉，不但自己的脖子比原来更加酸痛了，而且就连原来好好的肩膀也开始隐隐发痛。按摩小姐让赵先生别担心，回家睡一觉就会好的。可是，第二天起床后，赵先生发现自己整个右肩又麻又痛，头颈根本不能上下转动。吓坏了的他急忙赶到医院，医生诊断为造成了颈肩部斜方肌肉软组织损伤，整个右肩部肿起了一大块，需要及时进行正规的推拿治疗。

一般的保健按摩正常的感觉是有一定的酸胀感，如果令人出现刺痛或疼痛到难以忍受甚至大叫出来，都是不正常的，极有可能已经造成软组织的挫伤以及皮下出血，当时可能看不到症状，可是第二天症状就会显示出来。

按摩并非越痛越有效，还得要有度。对于那些经常做按摩的，皮厚肉多的人，可以按重一些，对于细皮嫩肉，不经常做按摩的，则轻点好。

15. 睡觉睡到自然醒

有很多人，平时工作忙，一到节假日就蒙头大睡，认为人生的乐趣就是"数钱数到手抽筋，睡觉睡到自然醒"。往往一睡就睡到中午，以为这样可以将平时的不足的睡眠补足。

其实睡觉睡到中午的自然醒，对养生是不利的。①白天睡到中午，到了晚上该睡觉时，又不能入睡了，结果影响了晚上的睡眠；②平时上班需要早上七点左右起床，节假日睡到中午，会打破生物钟，不能养成良好的睡觉生活习惯；③中医讲，"久卧伤气"，睡久了，头昏脑涨的，对身体不好；④卧室空间小，长时间在卧室里，该起床时不起床，没有呼吸到新鲜空气，不利于身心健康。

"冬不恋床，夏不贪凉。"冬天更不要贪睡，我从初中开始，每天早上醒后想在床上赖一会儿，但想到"温暖的被窝是埋葬青春的坟墓"，就立刻弹跳起床，直到现在，也是每天六点左右起床，"呼吸呼吸新鲜空气，抖擞抖擞精神"！既不耽误工作和学习，也有利于身体健康。

16. 睡觉与养生无关

一些人，不重视睡觉对养生的作用，想熬夜就熬个通宵达旦，或者蒙头大睡至中午，其实无规律的睡觉，对人体的伤害很大。

人们常说"睡美人"，就是说美丽是睡出来的，再好的药物与化妆品也比不上充足的、有规律的睡眠。研究发现，人体最佳睡眠时间是晚上 10 点至凌晨 3 点，这段时间被称为睡"美容觉"的时间，也是睡眠的"黄金时间"，把握好休息的最佳时间，对于美丽和健康都很重要。为了自己的健康和美丽，从今天起就要多注意自己的睡眠情况了。

睡眠不足不仅会引起早衰，长期缺乏睡眠，对于发育中的儿童和青少年影响更大。这是因为，儿童、青少年的生长发育和智力发展与睡眠之间关系密切，科学研究发现：脑的发育、脑功能的恢复，记忆力的增强和巩固，生长激素的分泌等过程主要都是在夜间睡眠中进行的。长期睡眠不足，会影响到脑的发育、脑功能的恢复和生长激素的分泌，从而影响到青少年的身体和智力发育，造成学习成绩下降，智力发育、生长发育减慢等问题，因此，儿童及青少年更需要保证每天充足的睡眠。

虽然提倡睡眠要充足，但睡眠时间却不是越长越好，睡眠过多对人体也是有害的。中医认为"久卧则伤气"、"凡睡至适可而止，则神宁气足，大为有益，多睡则身体软弱，志气昏坠"，意思是说，适可而止的睡眠，可使人精力充足、神志安宁，而过多的睡眠则会令人身体乏力、精力不济、缺少生机。

因此，按时睡觉，早睡早起，保持充足的睡眠对养生至关重要。

17. 导致有碍健康的睡觉误区

睡觉本应是缓解疲劳，让身体得到充分休息的一种养生方法，但是由于睡觉不得法，可能会"越睡越累"、"越睡越晕"、"越睡越没劲"，甚至还可能沉睡不醒。

"露肩"睡：有些人睡觉习惯把肩露在被子外面，夏天还无所谓，但如果到了冬天，房间里又没有暖气，风寒极易入侵肩关节，导致局部经络骨节气血瘀滞，不易流通，造成风湿，关节炎，关节酸胀疼痛。受风寒侵袭也易造成感冒，流鼻涕，引起呼吸不畅，头晕头痛。

带"妆"睡：一些喜欢化妆的女性，在外面玩得太晚回家，太累了，睡觉前不卸妆。皮肤上残留的化妆品堵塞毛孔，造成汗腺分泌障碍，不仅容易诱发粉刺，而且时间长了还会损伤皮肤，使其衰老速度加快。此外古人讲带妆睡觉，如果做梦，灵魂不认识而难以回归本体。

带"胸罩"睡：胸罩对乳房是起保护作用的，但戴着胸罩入睡，乳房长时间受压，淋巴回流受阻，气血不畅，或因摩擦，会诱发乳腺肿瘤，小心胸罩变凶罩！

"相对"睡：有的家人如夫妻、母子等，常常相对而睡。这会导致一方吸入的气体大多是对方呼出的废气，大脑缺少新鲜的氧气或是氧气供应不足，也易造成失眠、多梦，醒后头晕乏力，精神萎靡。由于每个人的睡觉习性不一样，拉被子，蹬腿，打呼噜等，易造成被子滑落，感冒着凉，影响睡眠。

"坐着"睡：不少人工作太累，回到家后感觉十分疲倦，吃饱饭往沙发上一坐就睡着了。坐着睡会减慢心率，使血管扩张，加重脑缺氧，导致头晕、耳鸣现象的出现，也会引起感冒。

"对风"睡：人体睡眠时对环境变化的适应能力降低，对着风睡，易受凉生病。所以，睡觉的地方应避开风口，床与门窗要保持一定距离。

"蒙头"睡觉：由于天冷，许多人害怕头部着凉，喜欢用被子蒙着头睡觉，殊不知蒙头而睡易引起呼吸困难，随着棉被中二氧化碳浓度升高，氧气浓度不断下降，长时间吸进潮湿空气，对大脑危害极大。时间长了，就会导致缺氧，造成睡不好觉，易做噩梦。醒后则会感到头晕、乏力，精神萎靡。

睡前"饱餐"：睡前吃得过饱，胃肠道中充满食物，易致肠胃不和，而磨牙齿。也有可能因为分泌的一些帮助消化的酶或激素过多而刺激大脑，使人不能安然入睡，正如中医所说"胃不和，则卧不安"。

枕头过高：从生理角度上讲，枕头以8~12厘米为宜。枕头太低，容易造成"落枕"，或因流入头脑的血液过多，造成次日头脑发胀、眼睑水肿；枕头过高，会影响呼吸道畅通，易打呼噜，而且长期高枕，易导致颈部不适或驼背。

枕着手睡：睡时两手枕于头下，影响血液循环、引起上肢麻木酸痛，也会使腹内压力升高，久而久之产生"反流性食道炎"。

"带饰物"入睡：一些人在睡觉时没有摘卸饰物的习惯，这是很危险的。在睡梦中，人会有很多无意识的动作，一些饰物可能会划伤自己的皮肤或眼睛。特别是颈上戴绳索状的饰物，有可能睡觉翻身时，勒着颈部，造成出气不畅，甚至窒息死亡。

五、美容保健误区

1. 舍却自然之美，人造美女

现在很多年轻女孩子，为了追逐所谓的美，而不顾身体能否承受，舍身取"美"。

好端端的睫毛拔了安上假睫毛，漂亮的眉毛刮了重新描眉，不喜欢单眼皮就割成双眼皮，为了笑起来更迷人就在脸上"挖"个人工酒窝，嘴唇形状不如意就去漂漂唇，嘴唇厚了就去削薄，脸宽了就削削骨，鼻子矮了就去隆隆鼻，个子矮了就断骨接肢，乳房小了就去丰胸，头发黑了就去染黄，头发白了就去染黑，头发直了的把它烫卷，头发弯了的去把它拉直等，诸如此类的美容术不一而足。有的通过手术变得美了一些，所以爱美之人趋之若鹜；但更多的却不那么幸运，往往弄巧成拙，反不如从前，还有的留下终生的痛苦和遗憾，甚至付出了生命的代价。

2009年6月，邹小姐在某美容院用500元办理了一张会员卡，并在该店接受了水晶美甲服务，费用为306元。邹小姐说，当时商家承诺美甲可以维持一两个月，但水晶钻在两天后就出现大量脱落的现象，她的指甲也渐渐变得越来越黄，容易折断，她被诊断出患有灰指甲。

香港一妙龄女子2010年5月在一知名医务所内接受隆胸手术，疑对麻醉药出现药物敏感昏迷入院，在医院深切治疗病房留医11日后终告脑干死亡。

2006年4月，北京的黎女士也在美容院里亲身体验了一次大变身，只不过，她没有变得更美，而是变得惨不忍睹，用她自己的话来说，就是"变成了一个怪物"。

爱美是人类的天性，追逐美是每个人的权利，但为美丽而付出惨重的代价却得不偿失。如果一定要去整容，首先要认识到整容的风险，整容是外科手术，是手术就有可能成功，也有可能失败，术后出血、感染发炎、血肿更是常常发生。其次要有正确的审美观，不要盲听那些整容师，美容师的话，美没有固定的标准，每个人的审美观念不一样，美还与个人的身份地位相适应，和谐才是美、自然才是美。最后美容一定要选择正规美容医疗机构进行整容手术，同时要考虑他有没有承担美容失败后承担责任的能力和可能性。

2. 别以为越瘦越好

现在一些人盲目的一味追求瘦，节食减肥的人越来越多。广州有个20岁的学生，因在学校有男生偶尔说她的腿粗，她就过度减肥，现在是吃什么、吐什么，近1米6的身高仅有29公斤，芦柴棒般的身体犹如是裹了一层皮的骷髅，让人看了胆寒。身体严重衰弱到不得不休学在家，整日躺在床上。她的父母带她去了几家医院，医生看了后讲，她得的是典型的厌食症，需尽快输入营养液，增强体质，并在此基础上借助药物和食物治疗，但最关键的是心理治疗。

现在一些人为了别人一句"腿粗"、"脸大"、"小肚腩"就开始减肥。为了不吸收吃下的食物，吃完食物会去厕所抠喉。由于催吐导致胃酸腐蚀咽喉、腮腺、牙齿，以致口腔黏膜、肠胃黏膜受到严重伤害，容易出现腹泻、习惯性呕吐、营养不良，还有厌食症。也有些人采用吃泻药的方法减肥，但慢慢地，人体对泻药产生依赖性，药吃少了就无法排泄，只能越吃越多。许多人节食过度转变成厌食。

过度的减肥造成厌食症，身体会急剧消瘦，营养严重不良，各项生理指标明显下降，甚至危及生命。如果连起码的健康都没有了，美又从何而来？"命之不存，美将附焉"？

事实上过分追求外形瘦弱、完美而酿成的悲剧屡见不鲜。乌拉圭名模露西尔·拉莫斯 2006 年在走秀后因心力衰竭而死亡，此事曾引发社会各界对骨感模特成风的强烈批评。谁料刚刚过去半年，类似的悲剧竟然于 2007 年年初在露西尔妹妹的身上再度上演，年仅十八岁的埃利安娜·拉莫斯由于营养不良而心力衰竭而死亡。2009 年 9 月，为了在婚礼前迅速瘦身，英国一名准新娘萨曼塔疯狂节食，最终在 11 周里减重 19 公斤之后因心律失常而死亡。

法国曾拍摄裸照抗击厌食症的"皮包骨"模特伊莎贝尔·卡罗已于 2010 年 11 月去世，时年 28 岁。为追求骨感身材，15 岁英国少女在参加了一个圣诞节节食活动后，便患上严重厌食症，2010 年 9 月，已形似干尸的她因心脏病突发而亡。21 岁韩国女模特儿金宥利在家中离奇死亡，金宥利身高 178 公分，体重却仅有 48 公斤，属于皮包骨体型。验尸报告显示，她可能因过度减重，断送了美好青春……

女人太瘦，脂肪太少，就会出现内分泌紊乱，此时女人的卵巢难以分泌出正常水平的雌激素，而引发月经周期性紊乱甚至闭经，造成不易怀孕。

有人用"环肥燕瘦"来说明有人喜欢杨玉环式的丰满，也有人喜欢像赵飞燕一样瘦弱的美女。但事实上，唐玄宗一直都宠爱着丰满的杨玉环，但赵飞燕进宫不几年就失宠于汉成帝，虽然赵飞燕跳舞美妙绝伦，但对男人来讲，更喜欢略显丰腴的女人，丰腴的女人更有女人味，而瘦削干瘪的女人哪里还有妩媚和质感？所以一般而言，女人瘦弱的家庭中都会因性生活不和谐而出现家庭危机。

所以，自然才是美，健康才是美，不要牺牲健康而盲目地追求瘦。均衡、节制而有规律的饮食，再加之定期、适量的运动才能科学减肥。

3. 千金难买老来瘦

因为人长胖后，容易得高血压、高血脂、高血糖以及冠心病、脑血栓等心脑血管疾病，所以中国有句"千金难买老来瘦"的养生谚语，其意思就是："身体肥瘦与养生大有关系，老来清瘦一些，有利于健康长寿"。

但事实也不完全尽然，其实人的体重和肥胖以适中为好。中老年人过于消瘦，营养状况较差，机体免疫力下降，容易并发一些疾病，且显得苍老。"丰满"的人一般营养状况比较好，对恶劣环境的耐受力和对疾病的抵抗力较强，显得年轻、健康，平均寿命也长。

老人太瘦，容易导致骨质疏松，容易骨折。也有研究报道，老年病人体重减轻4%，死亡危险性就增加3~4倍。而目前老年人中营养不良的比例仍然很高，对于营养不良的老年人，应设法增进食物摄取，加强营养和锻炼，才是养生之道。

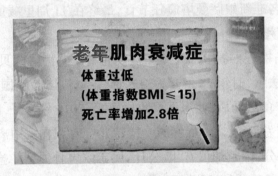

别以为越瘦越好

4. 因为爱美而染发、烫发

2014年春节同学聚会，许多同学已没有大学时"书生意气"的"恰同学少年，风华正茂"，一些同学头发已秃顶，呈"聪明绝顶""地方支援中央"状，更有一位当年班上最年轻的帅哥，以前的一头乌发现在已是半白，让人感慨不已。

而我的头发还一直黑如故，许多同学问我的头发是否处理过，我说我的头发不需要处理，近二十年来，我从没有打过发胶、没有用过摩丝、没有染过发，就连理发洗头后，我都不用电吹风吹，而是让其自然干燥。

讲到这里，我突然明白为什么那个同学的头发会半白了，在读大学时，他最帅，也最注意形象，经常主持一些节目、参加演讲什么的，每次活动，他都会做头发、打发胶、打摩丝，说不准就是这些现代"科技产品"让他"早生华发"。

现在一些小年轻，也是经常将自己的头发染黑、染黄、染白、染绿、染花，却不知道氧化剂是染发剂的重要组成部分，它对头发角质蛋白的破坏力极大，易对头发造成损伤，经常使用会让头发枯燥、发脆、开叉、脱落。

经常用电吹风、火钳、电热器烫发，也会造成脱发。在烫发的过程中，药水中的碱性成分和氧化作用，会致使头发表层的鳞片遭到破坏，头发的角质蛋白发生变性，头发内部结构处于无保护状态，内部的水分和营养成分流失，有害于头发、头皮和毛囊，头发因而容易发黄、发脆，没有光泽、失去弹性。

虽然环境的污染及长期熬夜是造成现在很多人白发的主要原因，但近三十年来人们广泛使用发胶、摩丝、染发、烫发，或许才是黑发变白发的罪魁祸首。

"道法自然"，自然才是美，尽可能少的染发、烫发。

5. 长期使用"丰乳膏"丰乳

现在的一些年轻的女性，因为自己的乳房不大，而长期使用"丰乳膏"丰乳。健美乳房常用的丰乳膏一般都含有较多雌性激素，涂抹在皮肤上可被皮肤慢慢地吸收，进而使乳房丰满、增大，短期使用一般没有什么大的弊病。但如长期使用或滥用，就会带来以下不良后果：①会引起月经不调；②会引起色素沉着，乳头变黑；③会产生皮肤萎缩粗糙；④使肝脏酶系统紊乱，胆汁酸合成减少，易形成胆固醇结石，甚至造成肝功能损害。

少女正处在生长发育的旺盛时期，卵巢本身分泌的雌激素量比较多，如果选用雌激素药物，虽然可以促使乳房发育，但却同时潜伏着一些极不利的危险因素。女性体内如果雌激素水平持续过高，就可能使乳腺、阴道、宫颈、子宫体、卵巢等患癌瘤的可能性增大。常用的雌激素有苯甲酸雌二醇、己烯雌酚等，滥用这些药，不但易引起恶心、呕吐、厌食，还可导致子宫出血、子宫肥大，月经紊乱和肝、肾功能损害。

自然才是美，合理的饮食加上适量的锻炼，就会有健康的美。

6. 整天浓妆艳抹

《围城》中讲，现在一些年轻女孩，在学校里什么都没有学到，只学到了粉刷墙壁的技术，将这种技术用在她们自己的脸上，涂了一层又一层。也有句俗语讲"上帝给女人造了一张脸，她们还会自己给自己造一张出来"。

浓妆艳抹，以为化浓妆，人就漂亮了，甚至不惜金钱地买化妆品，我见过一个女孩，她说她收入的一多半都用在买化妆品、美容保健上。但是正应了一句戏文里的话："这样打扮，那样打扮，打扮出来还是难得看"。

化浓妆不仅不一定好看，更为严重的是，还有害健康。

化妆品都是化学合成品，虽然有美化的功能，但也含有各种有害物质。在化妆品中，为了增加祛斑美白的功效而添加了汞、铅、砷等化学成分。砷对蛋白质及多种氨基酸均具有很强的亲和力，汞是唯一在常温下以液态形式存在的金属，由于它的特殊物理性质，表现出容易为生物体吸收的特点，被用于各类美白祛斑产品。长期使用含汞化妆品会导致色素脱失、皮肤刺激、造成的皮肤损伤、在体内的蓄积，从而引起肌体各种不良反应，最主要的就是中枢神经系统，如失眠乏力，记忆力不好等。砷的毒性也很大，使用后被吸收，会引起神经系统中毒，使大脑反应迟钝，皮肤也可能黑变，色素沉着。铅对人体的危害除了对皮肤有影响外的，还会造成神经衰弱的表现，另外吸收以后，消化系统也会有一些症状，比如说便秘，食欲不振，肝功能损害等。

每天使用的化妆品就会由表皮吸收，再到真皮，最后到皮下组织，甚至被吸收进入血液循环。而那些金属化学分子，同时也进入到了体内，对身体造成伤害。

更为关键的是，由于整天浓妆艳抹，阻隔了皮肤与空气的接触，使皮肤不能自由呼吸，不能见到阳光，不能自由的吸收和散发水分，长久以往，皮肤会损害、腐烂、变坏，卸妆后让人惨不忍睹。

六、养生误区锦囊妙句

(一) 养生误区谚语

1. 病急不要乱投医。

2. 有病最怕乱投医。

3. 饱不洗澡，饿不剃头。

4. 吃人参，不如睡五更。

5. 经常失眠，少活十年。

6. 勤吃药，不如勤洗脚。

7. 热水洗脚，如吃补药。

8. 剃头洗脚，赛过吃药。

9. 小病不治，大病难医。

10. 新病好医，旧病难治。

11. 要离药罐，洗手吃饭。

12. 饮前洗手，饭后漱口。

13. 吃药不忌嘴，跑断大夫腿。

14. 感冒不是病，不治要了命。

15. 喝茶不洗怀，阎王把命催。

16. 三天不吃青，两眼冒金星。

17. 无事勤扫屋，强如上药铺。

18. 饭饱不洗澡，酒后不剃脑。

19. 要想身体好，吃饭别太饱。

20. 宁吃鲜桃一口，不吃烂杏一筐。

21. 牙齿不剔不空，耳朵不掏不聋。

22. 铁不冶炼不成钢，人不运动不健康。

23. 一只苍蝇一只虎，飞到谁家谁家苦。

24. 捂捂盖盖脸皮黄，冻冻晒晒身子强。

25. 话传三遍假成真，药方子抄三遍吃死人。

26. 汗要出透，水要喝够，便要排清，才能长寿。

（二）时尚吃法有八怪

一怪吃素能长寿；二怪劳累补鱼肉；

三怪水果当主餐；四怪晚餐可劲填，

五怪酒后喝浓茶；六怪喝醋血管滑；

七怪不吃胆固醇；八怪果汁可劲饮。

（三）养生误区名句

1. 治身养性谨务其细，不可以小益为不平而不修，不可以小损为无伤而不防。——《抱朴子》晋·葛洪

2. 食欲少而数，不欲顿多难消，常如饱中饥，饥中饱。——《养性延命录》南朝·梁·陶弘景

3. 虽常服药物，而不知养性之术，亦难以长生也。——《养性延命录》南朝·梁·陶弘景

4. 衣服厚薄，欲得随时合度。是以暑月不可全薄，寒时不可极厚。——《养生要录》宋·蒲虔贯

5. 养性之道，莫久行、久坐、久卧、久视、久听。——《养生要录》宋·蒲虔贯

6. 与其救疗于有疾之后，不若摄养于无疾之先。——《丹溪心法》元·朱震亨

7. 养心莫善于寡欲。欲不可纵，欲纵成灾；乐不可极，乐极生衰。——《丹溪心法》明·万全

8. 纵欲戕生，古今同慨。——《退庵随笔》清·梁章钜